全国卫生专业技术资格考试（中初级）辅导用书

护理学（师）单科一次过

（第1科）基础知识

HULIXUE（SHI）DANKE YICIGUO

（DI 1 KE）JICHU ZHISHI

主　编　卜秀梅　王文刚

副主编　吴文颖　符宁宁　杨庆辉

编　者（以姓氏笔画为序）

卜秀梅　王　雪　王文刚　石亚男　刘　曼

刘艳霞　刘桉泽　刘静姝　孙　铭　李　娜

李　辉　李金曼　李悦玮　杨庆辉　吴　浩

吴文颖　张　巍　尚　菲　郑　瑾　赵炳南

项　阳　袁　华　符宁宁　綦　丹

中国科学技术出版社

·北京·

图书在版编目（CIP）数据

护理学（师）单科一次过（第1科）基础知识 / 卜秀梅，王文刚
主编. —北京：中国科学技术出版社，2017.11
　ISBN 978-7-5046-7773-0

　Ⅰ.①护… Ⅱ.①卜… ②王… Ⅲ.①护理学—资格考试—自学参考
资料 Ⅳ.①R47

　中国版本图书馆CIP数据核字（2017）第263819号

策划编辑	陈　娟	
责任编辑	张　晶	
装帧设计	石　猴	
责任印制	马宇晨	

出　　版	中国科学技术出版社
发　　行	中国科学技术出版社发行部
地　　址	北京市海淀区中关村南大街16号
邮　　编	100081
发行电话	010-62173865
传　　真	010-62173081
网　　址	http://www.cspbooks.com.cn

开　　本	787mm×1092mm　1/16
字　　数	314千字
印　　张	13
版　　次	2017年11月第1版
印　　次	2017年11月第1次印刷
印　　刷	三河市春园印刷有限公司
书　　号	ISBN 978-7-5046-7773-0 / R·2187
定　　价	59.00元

出版说明

为科学、客观、公正地评价卫生专业人员的技术水平和能力，目前，全国中初级卫生专业技术资格考试仍实行全国统一组织、统一考试时间、统一考试大纲、统一考试命题、统一合格标准的考试制度。

为帮助广大考生在繁忙的工作之余做好考前复习，我们组织了具有丰富卫生专业技术资格考试辅导经验的专家对近年考试的命题规律及考试特点进行了精心分析及研究，并按照相应专业最新考试大纲的要求及科学、严谨的命题要求编写了这套《全国卫生专业技术资格考试（中初级）辅导用书》。本套丛书共162个品种，涵盖了临床、护理、口腔、药学、检验等100多个专业，分为7个系列：《应试指南》系列、《模拟试卷（纸质版）》系列、《模拟试卷（网络版）》系列及针对护理和药学等考生人数较多的《考前冲刺》系列、《同步练习及解析》系列、《单科一次过》系列、《急救书/包》系列。

《应试指南》系列，共12本书，涵盖了临床、护理、药学、检验的近40个考试专业。全书根据应试需求，在总结了近年考试规律的基础上结合最新考试大纲的要求编写而成，内容精练，重点突出，对重要的知识点及考点予以提示并加以强调，便于考生在有限的时间内进行有针对性的复习。

《模拟试卷（纸质版）》系列，是针对专业人数较多的39个专业出版的，共有33个品种。这个系列的突出特点是编写贴近真实考试的出题思路及出题方向，试题质量高，题型全面，题量丰富。题后附有答案及解析，可使考生通过做题强化对重要知识点的理解及记忆。

《模拟试卷（网络版）》系列，共有100个品种，对应100个考试专业。其特点是专业齐全，可满足考生数量较少专业考生的需求。同时，针对有些专业采用人机对话考试形式的情况，采用了真实考试的人机对话界面，高度仿真，考生可提前感受与适应考试的真实环境，从而有助于提高考试通过率。

《考前冲刺》系列，在全面分析了历年考题的基础上精选了部分经典试题编写而成，作为考生考前冲刺练习使用。

《同步练习及解析》系列，与《应试指南》系列相对应，精选了部分经典试题，供考生进行针对性的巩固训练，目的是使考生在复习理论知识的同时，通过做同步练习题加深对易考知识点的理解。

《单科一次过》系列，是专为单科知识薄弱的考生及上一年度单科未通过的考生准备的。分为知识点串讲和试题精选两部分。

《急救书/包》系列，是专为参加护理学专业初级资格考试的考生准备的。本系列书紧紧围绕应试需求，准确把握考试精髓，覆盖面广，重点突出。精选试题的考点选择均紧扣最新考试的特点，针对性强；附赠网络学习卡，采用真实考试的人机对话界面，使考生复习更加便捷。

本套考试用书对考点的把握准确，试题的仿真度非常高。在编写过程中，编者进行了大量的研究、总结工作，并广泛查阅资料，感谢在本套丛书编写过程中付出大量心血的专家们！

由于编写及出版的时间紧、任务重，书中的不足之处，请读者批评指正。

· 中国科学技术出版社

内容提要

　　本书是全国护理学（师）资格考试的指定辅导用书，全书按照护理学（师）最新考试大纲科学、客观、严谨的要求编写。专为在上一年度考试中单科（第1科）——基础知识未通过的考生而编写。全书分为三部分：知识点串讲、试题精选、模拟试卷。知识点串讲部分既考虑到知识点的全面性又突出重点，对需要重点记忆的知识点用波浪线的形式加以突出，重要的关键词以黑体字表示，以强化考生对考点的认识，方便考生理解和记忆。试题精选部分根据该部分内容的重要程度，酌情精选部分相关知识点的经典试题，以加强考生对该知识点的记忆。书末精选3套本科目的模拟试卷，每卷100题，供考生实战演练。本书紧扣考试大纲，重点突出，准确把握考试的命题方向，有的放矢，是复习考试的必备辅导书。

目　录

第1部分

内科护理学

第1单元　呼吸系统疾病病人的护理

一、概论

（一）呼吸系统的结构与功能

1. **呼吸道**　以环状软骨为界，分为上下呼吸道。①上呼吸道由鼻、咽、喉组成。鼻对吸入气体加温、加湿、净化；咽是呼吸系统和消化系统共同通路；喉由甲状软骨和环状软骨等构成，是发音主要器官，在咳嗽反射中起重要作用。环甲膜连接甲状软骨和环状软骨，是喉梗阻时行环甲膜穿刺部位。②下呼吸道由环状软骨以下气管、支气管组成。气管在隆突处（位于胸骨角）分为左右两主支气管，在肺门处分为肺叶支气管。右支气管粗、短而陡直，左支气管相对较细长且趋于水平。因此，异物吸入易进右肺。气管向下分级为主支气管（1级），向下逐渐分支为肺叶支气管（2级）、肺段支气管（3级）直至终末细支气管（16级），呼吸性细支气管（17级）以下直到肺泡囊。施行气管切开的部位是第2～4软骨环处。隆突是支气管镜检时重要标记。

2. **肺泡**　肺泡上皮细胞包括Ⅰ型细胞、Ⅱ型细胞和巨噬细胞。Ⅱ型细胞产生表面活性物质，维持肺泡表面张力，防肺萎陷。

3. **肺血液供应**　有肺循环和支气管循环双重血供。肺循环有低压、低阻、高血容量特点；支气管静脉收纳各级支气管的静脉血，血量丰富，一旦破裂易咯血。

4. **肺和胸膜**　①肺位于胸腔内纵隔两侧，左、右各一。左肺分上、下两叶，右肺分上、中、下三叶，肺表面被胸膜覆盖。肺叶支气管再分为肺段，肺泡是气体交换场所。②胸膜分脏层、壁层，正常胸膜腔内为负压，内有少量浆液起润滑作用，病变累及壁层胸膜时致胸痛。

5. **肺的通气和换气**　肺通气是指外环境与肺之间气体交换，呼吸肌运动使胸腔容积改变，气体有效进出肺泡；肺换气是利用肺泡毛细血管与血液之间气体分压差交换，通过肺泡内呼吸膜，以气体弥散方式进行。

呼吸系统能防止有害物质入侵。上呼吸道加温、加湿和过滤作用能调节和净化吸入空气；呼吸道黏膜和黏液纤毛运载系统参与净化空气和清除异物；咳嗽反射、喷嚏和支气管收缩等反射性防御功能避免吸入异物；肺泡巨噬细胞为主的防御力量对各种吸入性尘粒、微生物等有吞噬或中和解毒作用。

（二）咳嗽与咳痰的护理

【病因】①感染：病毒、细菌感染呼吸道；②机械性刺激：气管异物、支气管肺癌等气管受压或牵拉及痉挛；③胸膜疾病：胸膜炎、自发性气胸；④心血管疾病：肺水肿；⑤理化因素刺激：吸入各种烟雾、过冷或过热空气等。

（三）咯血的护理

【病因】常见于呼吸系统疾病，以支气管扩张症、肺癌、肺炎、肺结核最常见；心血管疾病，如风心病二尖瓣狭窄、左心衰竭、肺梗死等。

（四）肺源性呼吸困难的护理

肺源性呼吸困难是指呼吸系统疾病引起病人自感空气不足、呼吸不畅，表现为呼吸用力，呼吸频率、深度及节律异常。分三类，常见病因及发生机制见表1-1。

表1-1　肺源性呼吸困难各型常见病因及发生机制

类　型	常见病因	发生机制
吸气性呼吸困难	喉头水肿痉挛、气管异物、肿瘤压迫上呼吸道	与大气道狭窄梗阻有关
呼气性呼吸困难	慢性喘息型支气管炎、阻塞性肺气肿、支气管哮喘	肺组织弹性减弱及小支气管痉挛狭窄
混合性呼吸困难	严重肺炎、肺结核、大量胸腔积液、气胸	广泛肺部病变使呼吸面积减少

（五）胸痛的护理

胸痛指因胸内脏器或胸壁组织病变引起的胸部疾病。常见病因有胸膜炎、自发性气胸、肋间神经痛、冠心病等。

试题精选

吸气性呼吸困难见于

A. 气胸　　　　　　　　　B. 肺脓肿　　　　　　　　　C. 气管异物

D. 肺炎链球菌肺炎　　　　E. 支气管扩张

答案：C。

二、急性上呼吸道感染病人的护理

急性上呼吸道感染是指鼻腔、咽或喉部急性炎症的总称，具有较强传染性，多数预后良好，少数引起严重并发症。

【病因】　常见**病毒感染**，少数细菌感染所致，以溶血性链球菌最常见。

【发病机制】　当机体免疫力下降时，病毒或细菌从外界侵入或原驻者繁殖引起，成人多为**鼻病毒**感染。冬春季节好发，起病急，以鼻部卡他症状为主要表现。

试题精选

急性上呼吸道感染最常见的病原体是

A. 病毒　　　　　　　　　B. 细菌　　　　　　　　　C. 真菌

D. 衣原体　　　　　　　　E. 支原体

答案：A。

三、支气管哮喘病人的护理

支气管哮喘是一种以嗜酸性粒细胞和肥大细胞反应为主的气道变应性炎症和气道高反应性为特征的疾病。

【病因】未完全清楚，一般认为哮喘是多基因遗传病，受遗传和环境因素双重影响。环境因素包括：①过敏原：吸入性为主，如花粉、尘螨、动物毛等。②感染：呼吸道感染（尤其病毒感染）是哮喘急性发作常见原因。③其他：环境、气候因素；某些食物如鱼、虾蟹、蛋类、牛奶等；某些药物如阿司匹林、β受体阻滞剂（普萘洛尔）等、精神因素、剧烈运动均可诱发哮喘。

【发病机制】①变态反应，哮喘主要由接触变应原触发或引起，过敏体质者在接触过敏原后立即发作，为速发型哮喘反应，属 IgE 介导 I 型变态反应。②气道炎症，哮喘实质是气道慢性炎症，病人在接触抗原后数小时哮喘才发作或再次发作、加重，称迟发型哮喘反应，系气道变应性炎症所致。③神经机制，β_2 肾上腺素受体功能低下、迷走神经张力增高、α肾上腺素受体功能亢进，引起支气管痉挛。④气道高反应性：气道对各种变应原或非特异性刺激反应性增高。

试题精选

红红，女，10岁。接触宠物犬后，即出现咳嗽、咳痰伴喘息发作，诊断为哮喘。引起该患儿哮喘发作最可能的过敏原是

A. 寄生虫　　　　B. 尘螨　　　　C. 毛屑
D. 原虫　　　　E. 真菌
答案：**C**。

四、慢性阻塞性肺疾病（COPD）病人的护理

【病因】①吸烟；②病毒感染（鼻病毒、流感病毒、腺病毒及呼吸道合胞病毒）或细菌感染（肺炎球菌和流感嗜血杆菌）；③大气污染；④气候（冷空气刺激）；⑤遗传因素（α_1抗胰蛋白酶缺乏）。

【发病机制】①慢性支气管炎：机体抵抗力和气道防御功能减退，气道反复感染和理化因素刺激的结果。②慢性阻塞性肺气肿：多由慢性支气管炎发展而来，其次为支气管哮喘、支气管扩张、肺纤维化等。当慢性支气管炎和阻塞性肺气肿发展到气流受限并且不完全可逆时，临床上称谓慢性阻塞性肺疾病。

试题精选

1. 关于阻塞性肺气肿的病因及发病机制，不正确的是
A. 职业粉尘　　　　B. 化学物质　　　　C. 氧化应激
D. 长期抽烟　　　　E. 抗蛋白酶增多
答案：**E**。

2. 两侧胸廓呼吸运动减弱见于

A. 肺气肿   B. 胸腔积液   C. 支气管哮喘

D. 支气管扩张   E. 气胸

答案：**A**。

五、慢性肺源性心脏病病人的护理

慢性肺源性心脏病（简称慢性肺心病）是由于肺组织、肺血管或胸廓慢性病变引起肺组织结构和（或）功能异常，产生肺血管阻力增加，肺动脉压力增高，使右心室扩张和（或）肥厚，甚至发生右心衰竭的心脏病。慢性肺心病主要由 COPD 引起。

【病因】支气管炎、肺疾病、胸廓运动障碍性疾病、其他肺血管疾病引起。以慢性支气管炎伴发 COPD 为最多见。

【发病机制】**缺氧**、高碳酸血症、呼吸性酸中毒使**肺血管痉挛**；支气管慢性炎症引起邻近肺小动脉炎症，致管壁增厚、管腔狭窄甚至闭塞；增高的肺泡内压力压迫周围毛细血管以及肺泡破裂后**肺毛细血管床数目减少**，这些均增加肺血管阻力，导致**肺动脉高压**。低氧血症致红细胞计数增多致血液黏稠；缺氧使醛固酮增加，引起水钠潴留和肾小动脉收缩，导致尿量减少、血容量增多；**血液黏稠度增加和血容量增多**，均导致**肺动脉高压**。肺动脉高压增加右心室压力负荷，一旦失代偿则右心室肥大，即可诊断慢性肺心病。

试题精选

1. 慢性肺心病最常见的病因是

A. 肺动脉痉挛   B. 支气管哮喘   C. 慢性阻塞性肺疾病

D. 间质性肺炎   E. 支气管扩张

答案：**C**。

2. 慢性肺心病发病的关键环节是

A. 气管阻塞   B. 肺泡膨大   C. 右心室肥大

D. 肺动脉高压   E. 右心房肥大

答案：**D**。

六、支气管扩张症病人的护理

支气管扩张症是由于急慢性呼吸道感染和支气管阻塞后，反复发生支气管炎症，破坏直径＞2mm 支气管管壁肌肉和弹性组织引起慢性异常持久扩张。

【病因与发病机制】

1. 支气管-肺组织感染   儿童期麻疹、百日咳、肺炎等致支气管-肺组织感染，破坏支气管壁平滑肌和弹性纤维，管壁抵抗力减弱，管腔内长期积存大量分泌物，加重其炎症和破坏，支气管逐渐扩张变形。

2. 支气管阻塞   肺结核和慢性肺脓肿多伴慢性炎症，损伤支气管壁和分泌物阻塞管腔，肺结核者纤维组织增生和牵拉等均致支气管扩张。

3. 支气管先天发育障碍和遗传   如囊性纤维化、纤毛运动障碍和 α_1-抗胰蛋白酶缺乏、软骨缺陷以及变应性支气管肺曲霉病等。

试题精选

1. 支气管扩张最常见的病因是

A. 先天发育障碍　　　　　　　B. 遗传因素

C. 婴幼儿期患麻疹、百日咳等　　D. 肺结核

E. 免疫因素

答案：C。

2. 大量脓痰静置后分三层的疾病是

A. 支气管扩张　　　　　　　B. 肺脓肿　　　　　　　C. 葡萄球菌肺炎

D. 支气管肺癌　　　　　　　E. 支气管哮喘

答案：A。

七、肺炎病人的护理

肺炎是肺实质（包括终末气道、肺泡腔）或和肺间质等的炎症，可由病原微生物、理化因素、免疫损伤、过敏及药物所致。

【分类及特点】

1. 按解剖位置分类

（1）大叶性肺炎：炎症累及单个、多个肺叶或整个肺段，又称肺泡性肺炎。主要为肺实质炎症，不累及支气管。致病菌多为肺炎链球菌。

（2）小叶性肺炎：炎症累及细支气管、终末细支气管和肺泡，又称支气管肺炎。

（3）间质性肺炎：以肺间质炎症为主，病变累及支气管周围间质组织及肺泡壁，有肺泡壁增生及间质水肿。

2. 按病因学分类

（1）细菌性肺炎：最常见，以肺炎链球菌感染最多见。

（2）病毒性肺炎：如冠状病毒、流感病毒、麻疹病毒等。

（3）非典型病原体肺炎：如支原体、衣原体、军团菌等。

（4）真菌性肺炎：如白色念珠菌。

3. 根据感染来源分类

（1）社区获得性肺炎：也称院外肺炎，指在医院外罹患的感染性肺实质炎症，包括有明确潜伏期的病原体感染而在入院后平均潜伏期内发病的肺炎。肺炎链球菌为主要致病菌。

（2）医院获得性肺炎：是指病人入院时既不存在、也不处于潜伏期，而于入院 48 小时后在医院内发生的肺炎。以呼吸机相关肺炎最多见。

【病因与发病机制】

1. 肺炎链球菌肺炎　　肺炎链球菌是上呼吸道寄居的正常菌群，当机体免疫功能降低时易罹患肺炎链球菌肺炎。常见诱因有受凉、淋雨、上呼吸道感染、COPD、糖尿病、醉酒、全身麻醉。

2.支原体肺炎　健康人吸入**肺炎支原体**空气中传播后感染。秋季较多见。

3.军团菌肺炎　是由革兰染色阴性的**嗜肺军团杆菌**引起的以肺炎为主的全身性疾病。军团菌通过污染的供水系统、土壤、空调或雾化吸入等传播，引起呼吸道感染。

4.革兰阴性杆菌肺炎　常见致病菌有**铜绿假单胞菌（绿脓杆菌）**、流感嗜血杆菌、大肠埃希菌（大肠杆菌）、肺炎杆菌等，均为厌氧菌。一般存在肺外感染灶。该肺炎是医院内获得性肺炎主要类型。常见于老年人，原有肺部疾病者，或正在接受抗生素、激素、细胞毒性药物等治疗者，或正在行呼吸道创伤性治疗者。本病病情危重，易并发休克。

📑 试题精选

大叶性肺炎常见的致病菌是

A.金黄色葡萄球菌　　　　B.肺炎球菌　　　　C.白色念珠菌
D.变形杆菌　　　　　　　E.军团菌

答案：**B**。

八、肺结核病人的护理

肺结核是结核分枝杆菌引起的肺部慢性传染性疾病。结核分枝杆菌可侵及全身多个脏器，以肺部最常见。排菌肺结核病人为重要传染源。

【病因与发病机制】

1.病原体　结核菌属分枝杆菌，具有抗酸性，对人类致病主要是人型菌，其次是牛型菌。此菌为需氧菌，生长缓慢，对外界抵抗力较强，阴湿处生存5个月以上，在干燥环境中存活6～8个月，甚至数年；烈日暴晒下2小时或煮沸1分钟能被杀死，煮沸和高压消毒是最有效消毒法，将痰吐纸上直接焚烧是最简易灭菌方法。

2.感染途径　主要经**呼吸道传播**，传染源主要是**肺结核排菌病人**，尤其是未经治疗者；也可被污染食物或食具感染。传染性大小取决于痰内细菌量，痰涂片检查阳性者属于大量排菌；痰涂片阴性者而痰培养阳性者属于微量排菌。

3.结核菌感染和肺结核发生与发展　人体感染结核菌后是否发病，取决于人体免疫状态、变态反应或感染细菌的数量及毒力。

4.结核基本病理改变　是渗出、增生和干酪样坏死。三种基本病变可同时存在于一个病灶中，多以某一种病变为主，且可相互转变。

【临床类型】

1.原发型肺结核　人体初次感染结核菌后在肺内形成病灶，引起淋巴管炎和淋巴结炎。肺内原发病灶、淋巴管炎和肺门淋巴结炎，统称原发综合征。多见于儿童或边远偏僻山区成人，病灶常位于肺上叶底部、中叶或下叶上部等肺通气量较大部位。症状多轻微而短暂，有微热、咳嗽、食欲减退、体重减轻等，数周好转。

2.血行播散型肺结核　是各型肺结核中较严重者。急性粟粒性肺结核系一次大量结核菌侵入血液循环引起，起病急，全身中毒症状重，常伴高热、呼吸困难及结核性脑膜炎，X线见双肺满布大小及密度均匀粟粒状阴影。亚急性或慢性血行播散型肺结核则由多次少量结核菌入血所致，病情进展缓慢，病人常无明显感觉及中毒症状。

第 1 部分　内科护理学

3. 浸润型肺结核　临床最常见类型，多见于成年人。来源多因结核菌原发感染后潜伏肺内，在机体抵抗力下降时重新繁殖，亦可因与排菌的结核病病人密切接触，反复呼吸道感染所致。病灶部位多在锁骨上下，症状轻者仅在体检时发现，一般有低热、盗汗等。如人体过敏性高，结核菌量大，病灶呈干酪样坏死，即可有高热、呼吸困难等明显毒血症症状。X 线检查可见片状、絮状阴影，边缘模糊，病灶干酪样坏死；液化形成空洞。浸润型肺结核伴大片干酪样坏死时，病情呈急性进展，出现高热、呼吸困难等严重中毒症状，临床上称为干酪性肺炎。干酪样坏死灶部分消散后，周围形成纤维包膜；或空洞引流物阻塞支气管而内干酪物质不能排出，凝成球形病灶，称"结核球"。

4. 慢性纤维空洞型肺结核　肺结核未及时发现或治疗不当，空洞长期不得闭合，洞壁逐渐变厚、病灶广泛纤维化；随着机体免疫力高低变化，病灶吸收、修补与恶化、进展交替发生而形成。常有反复支气管播散、病程迁延、症状起伏，痰中常有结核菌，为结核病重要传染源。X 线见肺一侧有单个或多个厚壁空洞，多伴支气管播散病灶和明显胸膜肥厚。严重者肺组织广泛破坏、纤维组织大量增生，形成垂椰状导致肺叶或全肺收缩，形成毁损肺。

5. 结核性胸膜炎　结核菌可由肺部病灶直接蔓延，也可经淋巴或血行到胸膜。青少年多见，有干性和渗出性两个阶段。胸痛可为结核性胸膜炎首发或主要症状。X 线示少量胸腔积液时仅见肋膈角变钝，可闻及胸膜摩擦音；胸液渗出时，胸痛消失，出现逐渐加重呼吸困难。胸水呈黄绿色渗出液，有时血性，蛋白含量高，体外易凝固。

试题精选

可杀灭结核分枝杆菌的条件是
A. 放在阴湿处 3 小时　　　B. 烈日暴晒 2 小时　　　C. 60℃水浸泡数分钟
D. 放在通风处 2 个月　　　E. 放在干燥处 1 个月
答案：**B**。

九、气胸病人的护理

胸膜腔内积气称为气胸，根据胸膜腔压力情况，气胸分为闭合性、开放性、张力性气胸。

【病因】
1. 继发性气胸　继发于肺部基础疾病，系肺大疱破裂或病变直接损伤胸膜所致。继发于慢性阻塞性肺疾病及肺结核最常见。
2. 原发性气胸　常规 X 线检查显示肺部无明显病变，胸膜下有肺大疱，破裂形成特发性气胸。多见于瘦高体形青壮年男子。

【分型】分为 3 型：闭合性气胸、开放性气胸、张力性气胸。各型特点见外科护理学损伤性气胸病理生理。

试题精选

自发性气胸常继发于
A. 支气管扩张　　　B. 支气管肺癌　　　C. 肺结核

·7·

D. 支气管哮喘　　　　　　　　E. 肺炎

答案：**C**。

十、原发性支气管肺癌病人的护理

原发性支气管肺癌简称肺癌，是起源于支气管黏膜或腺体的恶性肿瘤。

【病因】

1. **吸烟**　是肺癌重要危险因素。烟草中含多种致癌物质。吸烟引起支气管上皮细胞增生、纤毛脱落、鳞状上皮化生、异型增生等病理改变。

2. **职业因素**　从事石棉、砷、铬、镍、铍、铀暴露、烟尘和沥青等职业者发病率高。

3. **空气污染**　主要来自汽车废气、工业废气、公路沥青等，还有烹调时烟雾、室内用煤、装修材料等污染。主要致癌物质为**苯丙芘**。

4. **电离辐射**　大剂量电离辐射致肺癌。

5. **饮食与营养**　食物中维生素A含量低或血清维生素A低，易罹患肺癌。

6. **其他**　肺结核、病毒感染、真菌毒素、免疫力低下、内分泌失调及遗传因素等对肺癌发生起一定作用。

【分类】

1. **按解剖部位分类**　①中央型肺癌：发生在肺段支气管以上至主支气管；②周围型肺癌：发生在肺段支气管以下。

2. **按组织病理学分类**　①非小细胞肺癌：a.**鳞状上皮细胞癌（简称鳞癌）**：最常见，多见于老年男性，与吸烟关系最密切，多为中央型肺癌，生长缓慢、转移晚，适于手术。b.腺癌：多为周围型肺癌，腺癌富有血管、局部浸润和血行转移较鳞癌早，易引起胸腔积液并转移至肝、脑、骨，症状出现晚，多见于女性，对化疗、放疗敏感性较差。c.大细胞未分化癌（大细胞癌）：恶性度较高，转移晚于小细胞癌，手术切除机会较大。②小细胞未分化癌（小细胞癌）：恶性度最高，较早出现淋巴转移和血性转移，对化疗、放疗较敏感。

十一、慢性呼吸衰竭病人的护理

呼吸衰竭（简称呼衰）是由于各种原因引起的肺通气和（或）换气功能严重障碍，以致在静息状态下不能进行有效气体交换，导致缺氧伴（或不伴）二氧化碳潴留，出现一系列生理功能和代谢紊乱的临床综合征。静息条件下呼吸大气压空气时，动脉血氧分压（PaO_2）<60mmHg 伴或不伴二氧化碳分压（$PaCO_2$）>50mmHg 即为呼吸衰竭。

【病因】①气道阻塞性病变：气管－支气管的炎症、痉挛、肿瘤、异物、纤维瘢痕等阻塞气道。②肺组织病变：COPD、重症肺炎及肺结核等。③肺血管病变：肺血栓栓塞、肺血管炎等。④心脏病变：各种缺血性心脏病、心瓣膜病、心肌病、心包疾病、心律失常等。⑤胸廓及胸膜疾病：胸廓畸形、外伤、手术创伤、大量气胸或胸腔积液等。⑥神经肌肉病变：脑血管病变、脑炎、脑外伤、重症肌无力、脊髓灰质炎及有机磷中毒等。常见诱因为呼吸道感染、肺栓塞等。

【发病机制】与肺泡通气不足、通气／血流比例失调及肺泡膜弥散障碍有关。

【分类】

1. 按照动脉血气分类　临床确诊呼吸衰竭类型主要是根据血气分析结果。Ⅰ型呼吸衰竭：仅有缺氧，无 CO_2 潴留，血气分析 $PaO_2 < 60mmHg$、$PaCO_2$ 降低或正常；Ⅱ型呼吸衰竭：既有缺氧，又有 CO_2 潴留，血气分析 $PaO_2 < 60mmHg$，$PaCO_2 > 50mmHg$。

2. 按发病急缓分类　分为急性呼吸衰竭和慢性呼吸衰竭。

3. 按发病机制分类　分为通气性呼吸衰竭和换气性呼吸衰竭，也可分为泵衰竭（表现为Ⅱ型呼吸衰竭）和肺衰竭（表现为Ⅰ型呼吸衰竭）。

■ 试题精选

1. 慢性呼吸衰竭的常见诱因是

A. 肺部感染　　　　　　B. 高热　　　　　　　　C. 镇静剂

D. 药物中毒　　　　　　E. 胸部手术

答案：A。

2. 慢性呼吸衰竭对机体的影响不包括

A. 肺源性心脏病　　　　B. 上消化道出血　　　　C. 代谢性酸中毒

D. 左心衰竭　　　　　　E. 肾功能不全

答案：D。

第 2 单元　循环系统疾病病人的护理

一、常见症状及护理

（一）心源性呼吸困难

本病是由于各种原因的心脏疾病发生左心功能不全时，病人自觉呼吸时空气不足，呼吸费力的状态，伴呼吸频率、节律与深度异常。

【病因与发病机制】见于心力衰竭、先心病、心肌病、心包炎病人，主要因左心功能不全致肺循环淤血使毛细血管内压升高，组织液聚集于肺泡和肺组织间隙而形成肺水肿。肺水肿影响肺泡壁毛细血管的气体交换，致肺泡内氧分压降低和二氧化碳分压升高，刺激和兴奋呼吸中枢，病人自觉呼吸费力。

（二）心前区疼痛

本病指因各种理化因素刺激支配心脏、主动脉或肋间神经的传入纤维，引起的心前区或胸骨后疼痛。

【病因】心绞痛、心肌梗死是引起心前区疼痛最常见病因。急性主动脉夹层、急性心包炎等可引起胸痛，心血管神经官能症可引起心前区疼痛，且与精神及环境因素密切相关。

（三）心悸

心悸是病人自觉心跳或心慌，或伴有心前区不适的主观感受，自述心搏强而有力、心脏停跳感或心前区震动感。

【病因】各种器质性心脏病、甲状腺功能亢进症、严重贫血、高热、低血糖反应等可引起心悸；健康人在强体力活动、精神高度紧张、大量饮酒、饮浓茶和咖啡或使用某些药物（如阿托品、咖啡因、氨茶碱、肾上腺素等）亦可引起。

（四）心源性水肿

本病是因**充血性心力衰竭**等引起**体循环淤血**，导致组织间隙内积聚过多液体。

【病因】**右心衰竭**或**全心衰竭**是**最常见**病因，也见于心包炎。

（五）心源性晕厥

本病是由于心排血量骤减、中断或严重低血压而引起暂时性广泛脑组织**缺血**、**缺氧**，出现短暂可逆性意识丧失。

【病因】严重心律失常、主动脉瓣狭窄、急性心肌梗死、高血压脑病等。

■ 试题精选

心脏冲动的起源部位是

A. 希氏束 B. 窦房结 C. 浦氏纤维

D. 结间束 E. 左右束支及其分支

答案：B。

二、心力衰竭病人的护理

心力衰竭是各种心脏各种结构或功能性疾病导致**心室充盈和（或）射血功能受损，心排血量减少**，不能满足机体代谢需要，以肺循环和（或）体循环淤血，器官、组织血液灌注不足为临床表现的一组综合征。心力衰竭按发生部位分为左心、右心和全心衰竭；按发病速度分为慢性心力衰竭和急性心力衰竭，以慢性居多；按有无舒缩功能障碍分为收缩性和舒张性心力衰竭。

（一）慢性心力衰竭

【病因与发病机制】

1. 基本病因

（1）原发性心肌损害：见于各种原发心血管疾病，如冠心病、心肌病、缩窄性心包炎等。

（2）心脏负荷过重：①后负荷（压力负荷）过重：见于高血压、肺动脉高压、主动脉瓣狭窄等；②前负荷（容量负荷）过重：见于二尖瓣关闭不全、主动脉瓣关闭不全，伴有全身血容量增多（甲状腺功能亢进、慢性贫血、妊娠）。

2. 诱因　①感染：**呼吸道感染**是最常见、最重要诱因；②心律失常：**房颤**是重要诱因；③生理或心理压力过大：过度劳累、情绪激动等；④循环血量增加或锐减如输液过多过快、摄入高盐食物或大量失血、严重脱水等；⑤妊娠和分娩；⑥其他：药物治疗不当，合并甲状腺功能亢进症、贫血等。

3. 发病机制　十分复杂，这些发病机制使心脏功能在一定时间内处于代偿期，亦产生负性效应，久之失代偿。①代偿机制：Frank-Starling 机制、心肌肥厚、神经体液代偿机制；②各种体液因子变化，如 BNP 增多；③心肌损害与心室重塑。

（二）急性心力衰竭

急性心力衰竭是因心脏急性病变使心排血量急剧下降，导致组织器官灌注不足和淤血的综合征。以急性左心衰竭最常见。

【病因与发病机制】

1. 病因　急性广泛前壁心肌梗死、高血压危象、严重心律失常、输液过多过快等。

2. 发病机制　心肌收缩力突然严重减弱，或左室瓣膜急性反流，心排血量急剧减少，左室舒张末压迅速升高，肺静脉回流不畅，肺毛细血管压随之升高使血液渗入到肺间质和肺泡内形成急性肺水肿，激活交感神经致早期血压升高、继而逐步下降。

试题精选

1. 慢性心力衰竭的诱因不包括

A. 感染　　　　　　　　　B. 心律失常　　　　　　　　C. 剧烈劳动

D. 妊娠　　　　　　　　　E. 气候急剧变化

答案：**E**。

2. 左心功能不全所致呼吸困难是由于

A. 上腔静脉淤血　　　　　B. 体静脉淤血　　　　　　　C. 门静脉淤血

D. 下腔静脉淤血　　　　　E. 肺循环淤血

答案：**E**。

三、心律失常病人的护理

正常心脏冲动起源于**窦房结**、频率 **60 ～ 100 次 / 分**，沿心脏传导系统按一定顺序传导至心房与心室，使心肌有规律地收缩和舒张，形成正常窦性心律。窦性心律心电图特征是：窦性 P 波在Ⅰ、Ⅱ、aVF 导联直立，aVR 导联倒置，P-R 间期 0.12 ～ 0.20 秒。心律失常是指心脏冲动的频率、节律、起源部位、传导速度与激动次序的异常。

（一）窦性心律失常

【病因】

1. 窦性心动过速　是指成人窦性心律的频率超过 100 次 / 分，大多在 **100 ～ 150 次 / 分**，偶有高达 200 次 / 分。大多属生理现象，健康人常在吸烟、饮用含咖啡因饮料、剧烈运动、情绪激动等情况下发生；在某些疾病如发热、贫血、甲状腺功能亢进症、休克、心肌缺血、心力衰竭等时也可发生。

2. 窦性心动过缓　是指成人窦性心律的频率＜60 次 / 分，常伴窦性心律不齐。多为迷走神经张力增高所致，常见于健康青年人、运动员、睡眠状态、老年人；病理情况下见于颅内压增高、器质性心脏病、甲减、阻塞性黄疸等。服用拟胆碱药、胺碘酮、β 受体阻滞剂、洋地黄过量或非二氢吡啶类钙通道阻滞剂等药物也可出现。

3. 窦性心律不齐　窦性心律、频率在 60 ～ 100 次 / 分、快慢不规则。心电图特征：窦性 P 波，P-P（或 R-R）间期长短不一，相差＞0.12 秒。

4. 病态窦房结综合征　简称病窦综合征，系因窦房结病变致功能障碍而产生多种心律失常的综合表现。众多病变过程，如淀粉样变性、甲状腺功能减退、硬化与退行性变等均可损害窦房结；窦房结周围神经和组织病变，窦房结动脉供血减少，迷走神经张力增高，某些抗心律失常药物等。

（二）期前收缩

期前收缩是窦房结以外的异位起搏点兴奋性增高，过早发出冲动引起心脏搏动。根据异位起搏点部位不同，分为房性、交界区性和室性期前收缩；根据异位起搏点数目不同，分为**单源性**（一个异位起搏点）和**多源性**（多个异位起搏点）；根据期前收缩发生频率不同，分为偶发性（偶尔出现）和**频发性**（期前收缩>5次/分）。每一个窦性搏动后出现一个期前收缩，称为二联律；每两个窦性搏动后出现一个期前收缩，称为三联律；每一个窦性搏动后出现两个期前收缩，称为成对期前收缩。

【病因】各种器质性心脏病；电解质紊乱；药物中毒；健康人在过劳、情绪激动、吸烟、饮酒及咖啡等时，均可引起期前收缩

（三）阵发性心动过速

【病因】

1. 阵发性室上性心动过速　常见于**无器质性心脏病的正常人**，也见于各种心脏病病人、甲状腺功能亢进症、洋地黄中毒等。

2. 阵发性室性心动过速　多见于**器质性心脏病病人**，如冠心病（尤其心肌梗死）、心肌病、心力衰竭等时。

（四）颤动

【病因】

1. 心房颤动　简称**房颤**，是**最**常见心律失常类型，心房无序颤动，丧失有效收缩与舒张，导致心室律（率）紊乱、心功能受损及形成心房附壁血栓。常发生于原有心血管疾病者，如风心病、冠心病、心肌病、肺心病等；正常人在情绪激动、运动或大量饮酒等情况也发生；无心脏病变的中青年房颤称为孤立性房颤。

2. 心室颤动　简称室颤，是最严重的心律失常类型，心室内肌纤维发生快而微弱的、不协调的乱颤，心室完全丧失射血能力。最常见于急性心肌梗死，洋地黄中毒、严重低血钾、心脏手术、电击伤等也可引起，还常在各种疾病危重阶段临终前发生。

（五）房室传导阻滞

【病因与分度】多见于器质性心脏病（如冠心病），电解质紊乱，药物中毒及迷走神经功能亢进者。按传导阻滞严重程度，分三度。一度传导阻滞的传导时间延长，全部冲动仍能传导；二度传导阻滞分两型，即莫氏Ⅰ型（文氏型）和莫氏Ⅱ型；三度传导阻滞即完全性传导阻滞，此时全部冲动不能被传导。

试题精选

1. 窦性心动过缓不发生于
A. 病态窦房结综合征者　　B. 甲状腺功能亢进症者　　C. 青年人
D. 阻塞性黄疸者　　E. 急性下壁心肌梗死者
答案：**B**。

2. 房颤心电图的典型表现是

A. 心房活动呈现规律的锯齿状扑动波，QRS 波形态正常，心室律规则或不规则

B. QRS 波群与 T 波消失，呈现完全不规律的波浪状曲线

C. QRS 波群与 T 波消失，呈现相对规律快速大幅波动

D. P 波消失，代之以形态、大小、振幅不等的 f 波，RR 间期不等，心室律不规则

E. QRS 波提前出现，T 波与 QRS 波方向相反，心率规则或略不规则

答案：**D**。

四、心脏瓣膜病病人的护理

心脏瓣膜病是由于炎症、退行性改变、黏液样变性、先天性畸形、缺血性坏死、创伤等原因引起单个或多个瓣膜结构的功能或结构异常，导致瓣口狭窄和（或）关闭不全。

【病因与发病机制】慢性风湿性心脏瓣膜病（简称风心病）是指急性风湿性炎症反复发作后遗留的心脏瓣膜病变。风心病主要与 **A 组 β（或称 A 族乙型）溶血性链球菌**反复感染有关，感染后病人对链球菌产生免疫反应，心脏结缔组织发生炎症，急性炎症修复过程中，心脏瓣膜增厚、变硬、畸形，相互粘连致瓣膜开放受限称瓣膜狭窄；瓣膜缩短而不能完全闭合称关闭不全。**二尖瓣**最常受累，其次为**主动脉瓣**。

【常见临床类型及病理生理改变】

1. 二尖瓣狭窄　轻者表现为瓣膜增厚和或交界处粘连，重者腱索、乳头肌粘连缩短致瓣膜活动受限，甚至瓣口呈"**鱼口**"状，常伴关闭不全。在心室舒张时，二尖瓣狭窄致左心房不能正常排空，引起左心房压力增高，左心房代偿性扩张，一旦失代偿发生左心房衰竭，引起肺淤血，进一步致肺水肿、肺动脉高压及右心室压力增高、右心室肥大甚至右心衰竭，出现体循环淤血，因通过二尖瓣口血流减少，心排出量降低致冠状动脉及外周动脉灌注减少。

2. 二尖瓣关闭不全　当心室收缩时，因二尖瓣关闭不全，左心室部分血液反流到左心房、左心房充盈增加、左心室排血量降低。心室舒张时，因左心房流入左心室血量较正常增多，致左心房和左心室肥大，引起左心衰竭，进一步发展致肺淤血、肺动脉压力增高，引起右心室肥大和衰竭，最后发展为全心衰竭。

3. 主动脉瓣狭窄　因主动脉瓣狭窄，加重左心室后负荷，久之左心室向心性肥厚，终至左心衰竭，进一步发展致肺淤血、肺动脉压力增高，引起右心室肥大和衰竭，最后发展为全心衰竭。

4. 主动脉瓣关闭不全　主动脉瓣关闭不全时，左心室舒张期接受左心房流入血液及主动脉反流回的血液，左心室容量增加，使每搏容量增加和主动脉收缩压增加，而有效每搏容量降低。左心室扩张、离心性肥厚，继而左心室心肌肥大，产生左心衰竭，继后引起右心衰竭。

试题精选

1. 引起风湿性心瓣膜病的细菌是

A. 军团菌　　　　　　　　B. A 组乙型溶血性链球菌　　C. 肺炎链球菌

D. 变形杆菌　　　　　　　　　E.铜绿假单胞菌

答案：**B**。

2. 风湿性心脏病最易受累的瓣膜是

A. 三尖瓣　　　　　　　　　B. 主动脉瓣　　　　　　C.二尖瓣

D. 肺动脉瓣　　　　　　　　E. 联合瓣膜

答案：**C**。

五、冠状动脉粥样硬化性心脏病病人的护理

冠状动脉粥样硬化性心脏病指冠脉发生粥样硬化引起管腔狭窄或闭塞，导致心肌缺血缺氧或坏死而引起的心脏病，简称**冠心病**，也称**缺血性心脏病**。根据发病特点及治疗原则分两类：①慢性冠心病：包括稳定型心绞痛、缺血性心肌病、隐匿型冠心病；②急性冠状动脉综合征：包括不稳定型心绞痛、非 ST 段抬高型心肌梗死、ST 段抬高型心肌梗死、猝死。本病基本病变是**动脉粥样硬化**，病因未完全明确，有关危险因素包括：血脂异常、血压增高、糖尿病及糖耐量异常、肥胖、脑力活动紧张、缺少体力活动、吸烟、A 型性格、遗传、微量元素摄入少等。

（一）心绞痛

本病分**稳定型心绞痛**与**不稳定型心绞痛**。本文主要阐述前者。稳定型心绞痛又称**劳力性心绞痛**，是在冠脉固定性严重狭窄基础上，因心肌负荷增加引起心肌短暂的、急剧的缺血缺氧的临床综合征。

【病因与发病机制】

1. 病因　冠状动脉粥样硬化使**冠脉管腔狭窄**、**痉挛**是最主要原因。

2. 发病机制　冠状动脉粥样硬化致管腔狭窄或扩张性减弱，当心脏负荷突然增加时，冠脉不能相应扩张以满足心肌氧耗；或冠脉痉挛时，血供减少；或有效循环血量锐减时，心冠脉血量也减少，这些均致心肌血液供求失衡。在**缺血**、**缺氧**情况下产生心肌代谢产物，刺激心脏内传入神经末梢而**产生心绞痛**。

（二）急性心肌梗死

本病分 **ST 段抬高型心肌梗死（STEMI）**与**非 ST 段抬高型心肌梗死（NSTEMI）**两件。本文主要阐述前者。STEMI 是急性心肌缺血性坏死，大多系在冠脉病变基础上，发生冠脉血供急剧减少或中断，使相应的心肌严重而持久缺血导致心肌坏死。

【病因与发病机制】

1. 病因　基本病因是冠状动脉粥样硬化，偶尔系冠脉栓塞、炎症、痉挛、先天畸形及冠脉口阻塞所致。

2. 发病机制　在冠脉严重狭窄（即一支或多支冠脉管腔狭窄超过 75%、心肌血供不足且侧支循环未充分建立）基础上，一旦冠脉血供锐减或中断，心肌严重而持久地急性缺血达 20～30 分钟以上，即可发生急性心肌梗死。绝大多数系不稳定性粥样斑块破溃、继而出血或管腔内血栓形成致管腔闭塞；少数系粥样斑块内出血或血管持续痉挛致冠脉完全闭塞所致。急性心肌梗死后发生的严重心律失常、休克或心力衰竭均可进一步减少冠脉血供而扩大

心肌梗死面积。

3. 促使斑块破溃出血及血栓形成的诱因　晨起 6 时～ 12 时交感神经活动增加；饱餐特别是进食较多高脂饮食后；重体力劳动、情绪激动、血压急剧上升或用力大便；休克、出血、脱水、外科手术或严重心律失常等。

试题精选

1. 发生心绞痛的最主要原因是
A. 主动脉瓣狭窄　　　　B. 酶的活性增高　　　　C. 低血压
D. 冠状动脉粥样硬化　　E. 神经功能失调
答案：**D**。

2. 引起急性心肌梗死的主要原因是
A. 病毒性心肌炎　　　　B. 冠状动脉痉挛　　　　C. 冠状动脉粥样硬化
D. 先天性畸形　　　　　E. 冠状动脉炎症
答案：**C**。

六、病毒性心肌炎病人的护理

病毒性心肌炎是病毒感染引起的心肌局限性或弥散性炎症病变。

【病因与发病机制】各种病毒均可引起心肌炎，以肠道和呼吸道病毒感染最常见，尤其是柯萨奇病毒 B。机体因细菌感染、营养不良、劳累、寒冷等免疫力低下时，病毒直接侵犯心肌、同时存在免疫反应，急性期造成心肌细胞溶解、间质水肿、炎性细胞浸润；在病变晚期，免疫反应成为心肌损伤主要因素。

七、原发性高血压病人的护理

中国高血压联盟定义高血压为：未服降压药情况下收缩压≥140mmHg 和（或）舒张压≥90mmHg。高血压按病因是否明确分为原发性高血压和继发性高血压两种类型。约 5% 病人为继发性高血压，血压升高是某些疾病（如肾小球肾炎、肾动脉狭窄、嗜铬细胞瘤等）的表现之一。绝大多数病人为原发性高血压（即病因不明，是以体循环动脉压升高为主要临床表现的心血管综合征）通常简称高血压。据 2010 年中国高血压防治指南，血压水平分类及高血压分级见表 1–2。

表 1–2　血压水平分类和高血压分级

分　类	收缩压（mmHg）		舒张压（mmHg）
正常血压	<120	和	<80
正常高值血压	120 ～ 139	和（或）	80 ～ 89
高血压	≥140	和（或）	≥90
Ⅰ级高血压（轻度）	140 ～ 159	和（或）	90 ～ 99

续表

分 类	收缩压（mmHg）		舒张压（mmHg）
Ⅱ级高血压（中度）	160～179	和（或）	100～109
Ⅲ级高血压（重度）	≥180	和（或）	≥110
单纯收缩期高血压	≥140	和	＜90

注：当收缩压和舒张压分属于不同级别时，以较高分级为准

【病因与发病机制】

1. 病因　目前认为高血压是**遗传因素**与**环境因素**相互作用的结果。本病与多基因遗传有关，具有家族聚集现象。环境因素包括：①饮食：摄入高盐、低钾、低钙、高饱和脂肪酸、饱和脂肪酸与不饱和脂肪酸比值高饮食；②精神应激：从事脑力劳动、长期紧张及噪声中生活；③吸烟；④体重超重或肥胖（体重指数≥28），尤其腹型肥胖；⑤口服避孕药；⑥睡眠呼吸暂停低通气综合征。

2. 发病机制　尚无完整、统一认识，目前认为存在交感神经系统活性亢进、肾素－血管紧张素－醛固酮系统激活、肾性水钠潴留、细胞膜离子转运异常、胰岛素抵抗、血管内皮功能异常等，其中交感神经系统活性亢进最重要。

3. 危险因素　①年龄：男＞55岁，女＞65岁；②吸烟；③糖耐量受损和（或）空腹血糖受损；④血脂异常：总胆固醇≥5.7mmol/L或低密度脂蛋白＞3.3mmol/L或高密度脂蛋白＜1.0mmol/L；⑤早发心血管病家族史（一级亲属发病男＜55岁、女＜65岁）。

试题精选

1. 高血压发病机制中占主导地位的是

A. 肾性水钠潴留　　　　　　　B. 肾素－血管紧张素－醛固酮系统失调

C. 细胞膜离子转运异常　　　　D. 胰岛素抵抗

E. 交感神经系统活动亢进

答案：**E**。

2. 高血压脑病指的是

A. 脑小动脉严重痉挛致脑水肿　　B. 血黏稠致脑血栓形成　　C. 脑血管内压高而破裂

D. 脑肿瘤　　　　　　　　　　　E. 外来血栓堵塞脑动脉

答案：**A**。

第3单元　消化系统疾病病人的护理

一、常见症状及护理

【病因】

1. 恶心与呕吐　①中枢性呕吐：见于颅内压增高；尿毒症、代谢性酸中毒；洋地黄类中

毒；神经衰弱，感受到不卫生的环境、气味等。②周围性呕吐：见于胃黏膜受刺激、幽门梗阻等；腹腔脏器急性炎症、肠梗阻等；晕动病、梅尼埃综合征等。

2. **腹胀**　各种胃肠炎症、消化性溃疡、肠梗阻、低钾血症等导致肠内气体运行障碍，以及腹腔积液或腹腹腔内脏器占位性病变等，均可引起腹胀。

3. **腹痛**　①急性腹痛：多因腹腔脏器急性炎症、扭转或破裂，空腔脏器梗阻或扩张，腹腔内血管阻塞等；②慢性腹痛：常因腹腔脏器慢性炎症、包膜张力增加、肿瘤压迫及浸润、消化性溃疡、胃肠神经功能紊乱；③腹外脏器疾病：某些全身性疾病、泌尿生殖系统疾病、急性心肌梗死和下叶肺炎等。

4. **腹泻**　是指正常排便形态改变，频繁排出松散稀薄的粪便甚至水样便，或带有黏液、脓血、未消化的食物。病因：①急性腹泻：食物中毒、急性传染病最常见，还有饮食不当、变态反应性疾病、化学药品和毒物刺激。②慢性腹泻：肠道炎症、溃疡、肿瘤；胃、胰及肝胆疾病；功能性腹泻如结肠过敏。

5. **呕血和黑便**　详见上消化道大量出血病人的护理。

6. **黄疸**　系因血清胆红素浓度超过正常水平，致巩膜、黏膜和皮肤发黄的症状和体征。正常血清胆红素浓度为 3.4 ～ 17.1μmol/L。临床可见黄疸时的血清胆红素超过 34.2μmol/L。病因：体内胆红素主要源于血红蛋白，衰老红细胞经单核 – 吞噬细胞系统破坏后产生游离胆红素，经肝脏处理后形成结合胆红素。正常情况下，胆红素的进入与离开血液循环保持动态平衡，故其浓度相对恒定。凡引起胆红素生成过多、肝细胞对胆红素的摄取、结合、排泄障碍，肝内或肝外胆道阻塞等均可致血清胆红素增高如各种溶血性疾病、肝细胞损害及肝内外胆汁淤积疾病，均可引起黄疸。

二、胃炎病人的护理

（一）急性单纯性胃炎

【病因】急性单纯性胃炎临床常见，短期可治愈，少数有后遗症。主要由外源性刺激性因子引起。包括①化学因素：长期服药、饮浓茶、烈酒等；②物理因素：进食生冷、粗糙、辛辣刺激、过热食物及暴饮暴食；③微生物感染或细菌毒素：以金黄色葡萄球菌毒素最多见。

（二）急性糜烂性胃炎

【病因与发病机制】　①摄入大量乙醇；②长期服用非甾体类抗炎药（如吲哚美辛）等破坏胃黏膜屏障；③应激状态，如严重创伤、大面积烧伤、大手术后、颅内病变、休克及重要器官功能衰竭等引起急性胃黏膜缺血、缺氧、黏膜屏障受损。

（三）急性腐蚀性胃炎

【病因】由于自服或误服硫酸、盐酸、硝酸、醋酸、来苏等强酸、氢氧化钠、氢氧化钾等强碱或其他腐蚀剂引起胃黏膜发生变性、糜烂、溃疡或坏死性病变。

（四）慢性胃炎

慢性胃炎系不同病因引起胃黏膜慢性炎性病变。在慢性胃炎病程中，炎性细胞仅浸润在胃小凹、黏膜固有层表层，腺体未破坏，称慢性浅表性胃炎；及至腺体萎缩、消失，胃黏膜变薄，称慢性萎缩性胃炎；肠腺化生或假性幽门腺化生、增生，增生上皮和肠化上皮发育异常，异型 / 不典型增生达中度以上，视为癌前病变。依据主要受累部位不同，慢性胃炎分慢性胃窦胃炎和慢性胃体胃炎。

【病因与发病机制】①**幽门螺旋杆菌（Hp）感染**：是慢性胃炎的最主要病因；②十二指肠－胃反流：如动力异常；③自身免疫反应：病人血液中存在自身抗体（如壁细胞抗体、抗内因子抗体）攻击靶细胞，致壁细胞总数减少，胃体黏膜萎缩为主，胃酸分泌减少，内因子减少影响维生素 B_{12} 吸收而发生巨幼红细胞性贫血（恶性贫血）；④增龄和胃黏膜营养因子缺乏：见于老年人退行性病变；⑤理化因素：长期服用非甾体类抗炎药、烟酒、浓茶或咖啡及食物过冷、过热及过粗糙等引起。

试题精选

引起慢性胃炎常见的细菌是

A. 军团菌　　　　　　　　B. 变形杆菌　　　　　　　　C. 嗜盐杆菌

D. 克雷伯杆菌　　　　　　E. 幽门螺杆菌

答案：E。

三、消化性溃疡病人的护理

消化性溃疡主要指发生在**胃和十二指肠球部**的慢性溃疡。临床上十二指肠溃疡（DU）较胃溃疡为（GU）多见，前者可见于任何年龄，以青壮年居多，后者发病年龄较晚。

【病因与发病机制】

1. 损害因素增强　①**幽门螺杆菌（Hp）感染**为消化性溃疡的重要发病原因。②胃蛋白酶的蛋白水解作用与胃酸腐蚀作用具有黏膜侵袭力，尤其是胃酸作用占主导地位。③非甾体类抗炎药（如阿司匹林、布洛芬、吲哚美辛等），直接损伤胃黏膜，还抑制前列腺素和依前列醇合成，从而削弱黏膜保护。④粗糙和刺激性食物及饮料损伤黏膜。⑤吸烟。⑥持久和过度精神紧张、情绪激动等引起大脑皮质功能紊乱，迷走神经兴奋和肾上腺皮质激素分泌增加，导致胃酸和胃蛋白酶分泌增多，促使溃疡形成。⑦遗传因素：DU 发病人群的壁细胞总数增多，**胃酸增多**起主导作用。

2. 保护因素削弱　①过多的胃酸、酒、阿司匹林、胆汁反流等破坏**胃黏液—黏膜屏障**致胃腔内 H^+ 反弥散入黏膜。②胃、十二指肠黏膜的血液循环不良和上皮细胞更新变慢。③各种原因致细胞分泌前列腺素减少，破坏维持黏膜完整性。

3. 发病机制　损害因素与保护因素失衡。

试题精选

与消化性溃疡有关的病原菌是

A. 铜绿假单胞菌　　　　　B. 肺炎球菌　　　　　　　　C. 变形杆菌

D. 克雷伯杆菌　　　　　　E. 幽门螺杆菌

答案：E。

四、溃疡性结肠炎病人的护理

溃疡性结肠炎（UC）是一种病因不明的直肠和结肠慢性非特异性炎症性疾病。病变主要位于结肠，呈连续性、弥漫性分布。范围多自肛端直肠逆行向近端发展，重者累及全结肠及回肠末端，故又称"倒灌性肠炎"。

【病因与发病机制】迄今未完全阐明，多认为与肠道黏膜免疫系统异常反应所导致的炎症反应有关，下列因素相互作用致病：①环境因素：如饮食、吸烟、卫生条件等；②遗传因素：本病具有家族聚集现象；③**感染因素：如痢疾杆菌感染**；④免疫因素。本病系环境因素作用于遗传易感者，在肠道菌群参与下，启动肠道天然免疫与获得性非免疫反应，最后导致免疫反应损伤和炎症过程。由于抗原的持续刺激和（或）免疫调节紊乱，机体可呈现过于亢进和难以自限的免疫炎症反应。

试题精选

溃疡性结肠炎的病因是

A. 饮食中的亚硝胺类物质　　　B. 饮食中的黄曲霉素　　　C. 免疫功能失常

D. 酗酒　　　　　　　　　　　E. 长期接触化学毒物

答案：C。

五、肝硬化病人的护理

【病因与发病机制】

1. 病因　我国**病毒性肝炎**为肝硬化主要原因。①病毒性肝炎：乙型、丙型、丁型肝炎，乙型加丁 / 丙型肝炎病毒重叠感染加速发展。**甲型、戊型肝炎**一般不演变为肝硬化。②慢性酒精中毒：乙醇及其中间代谢产物（乙醛）直接损伤肝细胞以及长期酗酒者致肝细胞代谢障碍。③化学毒物或药物：长期接触四氯化碳、磷、砷等化学毒物或服用异烟肼、四环素等药物，引起中毒性肝炎并演变为肝硬化。④胆汁淤积：肝内或肝外胆汁淤积持续存在时，高浓度胆酸和胆红素损伤肝细胞逐渐发展为肝硬化。⑤循环障碍：慢性充血性心力衰竭、缩窄性心包炎致肝长期淤血，细胞缺氧、坏死，纤维组织增生，逐渐发展为肝硬化。⑥遗传代谢性疾病：**肝豆状核变性（铜沉积）、血色病（铁沉积）**、α_1- 抗胰蛋白酶缺乏症、半乳糖血症等疾病，体内某些酶先天缺陷致物质不能被正常代谢而沉积并损害肝。⑦营养失调：慢性炎症性肠病及食物中长期缺乏蛋白质、维生素、胆碱等，引起营养不良和吸收不良，降低肝细胞对致病因素抵抗力。肥胖、2 型糖尿病、高脂血症等单独或共同存在导致脂肪肝可发展为肝硬化。⑧免疫紊乱：病毒、药物等致自身免疫慢性肝炎，进展为肝硬化。⑨寄生虫感染：日本血吸虫病者因长期虫卵及其产物沉积在汇管区刺激大量纤维组织增生，致血吸虫病性肝纤维化。⑩病因不明：难以确定病因称隐源性肝硬化。

2. 发病机制　各种致病因素均使肝细胞变性、坏死，再生结节形成，结缔组织增生形成假小叶。肝纤维化是肝硬化发展重要阶段。早期肝纤维化可逆，后期假小叶形成不可逆。肝功能减退和门脉高压是肝硬化发展两大后果，现重点阐述二者形成机制。

（1）门静脉高压：肝硬化病理改变使肝内血管扭曲、受压、闭塞、血管床减少，肝内门静脉、肝静脉和肝动脉三者分支间失去正常关系并形成交通支。肝内血液循环紊乱是形成门脉高压的病理基础；肝纤维化及再生结节压迫肝窦及肝静脉是门静脉高压始因；肝功能减退及多种血管活性因子失调，维持并加重门静脉高压。①**脾大**：脾脏因长期淤血而增大，发生脾功能亢进。②**门 - 腔侧支循环开放**：是门脉高压特征性标志。当门静脉压力超过

200mmH$_2$O，其回流受阻致交通支开放，**主要侧支循环**包括：**食管下段和胃底静脉曲张**（胃左、胃短静脉和奇静脉间胃底和食管黏膜下静脉开放，胃黏膜充血、水肿、糜烂，呈马赛克或蛇皮样改变，即门脉高压性胃病）；**腹壁静脉曲张**（脐静脉开放与附脐静脉、腹壁静脉相通，向腹壁上延伸静脉回流至上腔静脉，向腹壁下延伸静脉回流至下腔静脉）；**痔核形成**（直肠上静脉与直肠中/下静脉吻合扩张）；**腹膜后交通支**。侧支循环开放引起消化道出血，并使肠内吸收毒物回流后不经肝脏代谢而直接入体循环，诱发肝性脑病。

（2）腹水形成：是肝硬化肝功能**失代偿期最突出**临床表现，主要形成机制是水钠潴留，影响因素包括：①门静脉高压：当门静脉压力高至 2.94kPa 以上时，内脏血管床静水压增高致组织液漏入腹腔，肝窦内压增高致大量液体进入 Disse 间隙，肝淋巴液生成增加，增至 7～11L/d，超过胸导管引流能力；②血浆胶体渗透压降低：肝功下降，白蛋白合成减少，低白蛋白血症（<30g/L）时，血浆外渗至组织间隙；③有效循环血量不足：肝功减退及多种血管活性因子失调，增加心输出量、降低外周血管阻力，内脏器官血液滞留，有效循环血容量下降，激活交感神经系统和肾素－血管紧张素－醛固酮系统，使肾小球滤过率下降、水钠重吸收增加；④其他：肝功减退时，继发性醛固酮和抗利尿激素增多，心房钠尿肽相对不足及机体对其敏感性下降，均致水钠潴留。

试题精选

1. 在我国，肝硬化的主要病因是
A. 药物或化学毒物　　　　　B. 病毒性肝炎　　　　　C. 胆石症
D. 胆汁淤积　　　　　　　　E. 慢性酒精中毒
答案：**B**。

2. 长期饮酒致肝硬化的机制是
A. 引起门静脉扩张　　　　　B. 直接损伤肝细胞　　　　C. 减少蛋白吸收
D. 收缩肝内血管　　　　　　E. 阻碍胆汁流动
答案：**B**。

六、原发性肝癌病人护理

原发性肝癌简称肝癌，是指肝细胞或肝内胆管上皮细胞发生的恶性肿瘤。肝癌死亡率居消化系统恶性肿瘤第三位。

【病因与发病机制】

1. **病毒性肝炎**　约 1/3 肝癌病人有慢性肝炎史，目前认为乙/丙型肝炎病毒肯定是促癌因素。我国慢性病毒性肝炎是原发性肝癌的最主要致病因素。

2. **肝硬化**　肝硬化并发原发性肝癌者占 **50%～90%**，我国多为乙型肝炎后肝硬化，欧美国家多为酒精性肝硬化，肝细胞再生过程中发生恶变。

3. 黄曲霉毒素　黄曲霉菌污染农作物后的代谢产物**黄曲霉毒素 B$_1$** 有强烈致肝癌作用。

4. 饮用水污染　饮池塘水肝癌发病率明显高于饮井水，因池塘中蓝绿藻产生藻类毒素污染水源。饮用六氯苯、氯仿等有机致癌物污染地面水后易致肝癌。

5. 遗传　不同种族及同一种族不同地域人群,肝癌发病率均不同,有家族聚集现象。

6. 其他　亚硝胺类、有机磷农药、乙醇等疑为致肝癌物。华支睾吸虫寄生于肝小胆管中,刺激上皮增生,致原发性胆管细胞癌。

【病理分型】组织学上肝癌分三型:肝细胞型(约 90%)、胆管细胞型(较少见)或混合型(最少见)。单个癌结节直径<3cm 或相邻两个癌结节直径之和<3cm 者称为小肝癌。

七、肝性脑病病人的护理

肝性脑病(HE),又称肝昏迷,是严重肝病引起的以代谢紊乱为基础的中枢神经系统功能失调的综合征。有严重肝病尚无肝性脑病的临床表现及生化异常,经精细智力测验和(或)电生理检测发现异常者,称为轻微肝性脑病,又称亚临床肝性脑病(SHE)。

【病因与发病机制】

1. 病因　①原发病因:**各型肝硬化及门体分流手术**是本病最常见原因,其中**肝炎后肝硬化最多见**,重症肝炎(如重症病毒性肝炎、中毒性肝炎和药物性肝炎)、原发性肝癌、妊娠期急性脂肪肝、严重胆道感染等,均可致肝性脑病。②常见诱因:**上消化道出血**、大量排钾利尿和放腹水、外科手术、高蛋白饮食、感染、药物(催眠镇静药、麻醉药、含氮药物、抗结核药)、便秘、尿毒症、低血糖等。

2. 发病机制　迄今不完全明确,病理生理基础是肝细胞功能衰竭和门腔静脉之间有侧支循环,来自肠道的毒性代谢产物不能被肝完全解毒和清除,经侧支循环入体循环,透过血脑屏障至脑部,引起大脑功能紊乱。发病机制有许多学说,如氨中毒学说、假性神经递质学说、γ-氨基丁酸/苯二氮䓬(GABA/BZ)复合体学说、氨基酸代谢不平衡学说、锰的毒性。其中氨代谢紊乱致氨中毒是肝性脑病(特别是门体分流性脑病)的重要发病机制。

试题精选

肝硬化病人诱发肝性脑病的因素是

A. 便秘　　　　　　　　B. 上消化道出血　　　　　　C. 饮浓茶

D. 高血糖　　　　　　　E. 喝咖啡

答案:**B**。

八、急性胰腺炎病人的护理

急性胰腺炎是多种病因致胰酶在胰腺内被激活后引起胰腺组织自身消化、水肿、出血甚至坏死的化学性炎症。分型包括急性水肿型(轻症)和出血坏死性型(重症)胰腺炎,临床上前者多见。

【病因与发病机制】

1. 病因　我国常见病因是**胆道疾病**,西方国家以**大量饮酒**致病多见。

(1)胆道疾病:约 50% 病人因胆结石、胆道感染和胆道蛔虫致病,**以胆石症最常见**,系因胆胰管共同通道基础上、Oddi 括约肌痉挛致胆道内压增高、胆汁反流所致。

(2)十二指肠乳头邻近部位病变:如十二指肠球部溃疡、炎症等。

(3)胰管阻塞:胰管结石、肿瘤、狭窄等致胰液排泄障碍、胰管内压增高、胰腺腺泡破裂所致。

（4）**酗酒和暴饮暴食**：酗酒和暴饮暴食均使胰液分泌旺盛，酗酒引起十二指肠乳头水肿、Oddi括约肌痉挛，伴剧烈呕吐则十二指肠内压力骤增，致胰管内压增高；慢性饮酒者有胰液蛋白沉淀，形成蛋白栓堵塞胰管，致胰液排泄障碍。

（5）其他：①手术与创伤：直接或间接损伤胰腺组织和血供；②内分泌与代谢障碍：各种高血钙或高脂血症致胰管钙化或胰液内脂质沉着；③感染：流行性腮腺炎、柯萨奇病毒等急性传染病增加胰液分泌；④药物：噻嗪类利尿剂、硫唑嘌呤等直接损伤胰腺组织并增加胰液分泌或黏稠度；⑤特发性胰腺炎：8%～25%病人病因不明。

2.发病机制　正常胰腺能分泌多种酶，如胰淀粉酶、胰蛋白酶、胰脂肪酶等，这些酶通常以不活动的酶原形式存在。上述多种病因引起急性胰腺炎，无活性的酶原被激活成具有活性的酶，使胰腺及其周围组织发生自身消化。

九、结核性腹膜炎病人的护理

【病因与发病机制】结核性腹膜炎是因结核分枝杆菌侵袭腹膜所致慢性弥漫性腹膜感染，多继发于肺或体内其他部位结核病变。感染腹膜途径大多以腹腔脏器的活动性结核病灶直接蔓延为主；少数由血行播散引起。本病的病理类型表现为3种，即**渗出型、粘连型及干酪型**，以**粘连型**最多见，本病在病理变化过程中常呈现出2种或3种病变类型共存，即混合型。

十、上消化道大量出血病人的护理

上消化道出血是指屈氏（Treitz）韧带以上消化道，包括食管、胃、十二指肠、胰、胆道、胃空肠吻合术后的空肠等病变引起的出血，大量出血是指在数小时内失血量超过1000ml或循环血容量20%，主要表现为呕血和（或）黑便，常伴急性周围循环衰竭。

【病因】

1.上消化道疾病　①胃、十二指肠疾病：**消化性溃疡最常见**；②食管、空肠疾病。

2.**门静脉高压**　引起食管下段和胃底静脉曲张破裂，是上消化道大量出血最常见原因。

3.上消化道邻近器官或组织疾病　胆道出血；胰腺疾病；主动脉瘤破入消化道；纵隔肿瘤或脓肿破入食管。

4.全身性疾病　血液病；血管性疾病；尿毒症；结缔组织病；急性感染；应激相关胃黏膜损伤。

试题精选

上消化道出血最常见的原因是
A.食管癌　　　B.胃扭转　　　C.胃黏膜脱垂
D.消化性溃疡　　E.胃血管瘤
答案：D。

第 4 单元 泌尿系统疾病病人的护理

一、概论

【泌尿系统的解剖生理】泌尿系统由肾脏、输尿管、膀胱、尿道及有关血管和神经组成。

1. 肾 肾为实质性器官，位于腹膜后脊柱两侧的脂肪囊中，左右各一，右肾位置略低。肾实质包括外层皮质和内层髓质。每个肾由约 100 万个肾单位组成，每个肾单位由肾小体及肾小管组成。

（1）肾小体：是由肾小球及肾小囊构成的球状结构。肾小球是一团毛细血管网丛，与稍粗的入球小动脉和稍细的出球小动脉相连于血管极。肾小囊由内外 2 层组成，内层为肾小囊的脏层，包在肾小球毛细血管及球内血管系膜区的周围，在脏层和毛细血管内皮间有共同的基膜；外层为肾小囊壁层，与近端小管曲部的管壁相连接。内外 2 层之间为一囊腔，与近端肾小管的管腔相连通，正常成人安静时双肾血流量为 1L/min，血流流过肾小球时，除血细胞和大分子蛋白外，几乎所有血浆成分均可通过肾小球滤过膜进入肾小囊而形成原尿。原尿经肾小球滤出后经该囊腔进入肾小管。影响肾滤过的作用因素如下。

①肾小球滤过膜的通透性及面积：滤过膜的通透性增加，滤过率增加，可致蛋白尿、血尿；滤过膜滤过面积少，滤过率下降，可致少尿甚至无尿；滤过膜上带负电荷减少或消失，清蛋白滤过增加，从而形成蛋白尿。

②肾小球毛细血管压改变：当血压<80mmHg 时，肾小球毛细血管压下降，滤过减少，出现少尿；当血压为 40 ～ 50mmHg 或以下时，肾小球滤过率降至零，出现无尿。

③其他：血浆胶体渗透压下降时，有效滤过率增高，尿量增多；肾小囊内压升高时，有效滤过率降低，可出现少尿或无尿；肾血流量较少时，尿量减少。

（2）肾小管：由近端小管、细段小管和远端小管 3 部分组成。肾小管的主要功能有 ①重吸收：原尿流经肾小管时，绝大部分的葡萄糖、氨基酸、蛋白质、维生素、钾、钙、钠、水、无机磷等物质被选择性地重吸收而回到肾小管周围的毛细血管，其中近曲小管的重吸收量最大。②分泌和排泄：肾小管上皮细胞将本身产生的或血液内的 H^+、NH_3 和肌酐等物质分泌或排泄到尿中，调节人体电解质和酸碱平衡。③浓缩和稀释：正常人在机体缺水时，组织渗透压升高，通过渗透压感受器促进抗利尿激素的分泌，使远端小管和集合管对水的重吸收增加，尿液浓缩，尿比重上升；反之，尿液稀释而排出机体多余的水分，尿比重降低。

（3）肾小球旁器：位于皮质肾单位内，由球旁细胞、致密斑和球外系膜细胞组成。

（4）肾的内分泌功能：①肾素：主要由肾小球旁器的球旁细胞分泌，肾灌注压下降、交感神经兴奋及体内钠含量的减少均可刺激其分泌，从而升高血压。②前列腺素：大部分由肾髓质的间质细胞分泌，能扩张肾血管，增加肾血流量和水钠排出，使血压降低。③激肽释放酶：肾皮质内所含的缓激肽释放酶可促使激肽原生成激肽，作用与前列腺素相似。④ 1α-羟化酶：在维生素 D 代谢时，肾皮质可产生 1α- 羟化酶，使其生成有活性的 1, 25- 二羟维生素 D_3，从而调节钙、磷代谢。慢性肾衰竭时，因肾实质损害导致 1, 25- 二羟维生素 D_3 生成减少，可出现低钙血症。⑤促红细胞生成素：具有促进骨髓造血细胞和原红细胞的分化成熟，促进网织红细胞释放入血和加速血红蛋白合成的作用，与肾衰竭病人出现贫血有关。

2. 输尿管　起于肾盂、止于并开口于膀胱，是一对细长的肌性管道，位于腹膜后，全长 25 ～ 30cm。输尿管全长粗细不等，有 3 个狭窄部，即输尿管的起始部、跨越髂血管处、膀胱壁内，是结石、血块及坏死组织易滞留之处。

3. 膀胱　是贮存尿液的肌性囊状结构，位于盆腔内，后端开后与尿道相通。膀胱有较大的伸缩性，成人一般容量为 300 ～ 500ml。膀胱的肌层为平滑肌纤维组成，也称为逼尿肌，在尿道口有较厚的平滑肌，形成膀胱括约肌。

4. 尿道　是从膀胱通向体外的管道。男性尿道，平均长 18cm，起始于膀胱的尿道内口，终于尿道外口，尿道全程有尿道内口、尿道膜部、尿道外口 3 处狭窄，是尿路结石最易滞留处。女性尿道宽、短、直，长 3 ～ 5cm，起于尿道内口，经阴道前方，开口于阴道前庭，因女性尿道宽、短、直，后方邻近肛门，易患尿路逆行感染。

试题精选

肾小球滤过膜损伤、通透性增加时可发生

A. 多尿　　　　　　　　　　B. 少尿　　　　　　　　　　C. 夜尿多

D. 蛋白尿　　　　　　　　　E. 尿频

答案：**D**。

二、慢性肾小球肾炎病人的护理

慢性肾小球肾炎简称慢性肾炎，是一组以血尿、蛋白尿、水肿和高血压为主要临床表现的肾小球疾病。病程长，病变进展缓慢，起病初期常无明显症状，以后缓慢持续进行性发展，最终可至慢性肾衰竭。

【病因与发病机制】病因尚不明确，仅少数病人由急性肾炎迁延不愈转变而来。发病起始因素为免疫介导性炎症，多数病例肾小球内有免疫复合物沉积。非免疫性因素在慢性肾炎的发生与发展中也可能起重要作用，如高血压、超负荷的蛋白饮食。

试题精选

1. 慢性肾小球肾炎的发病机制是

A. 原虫感染　　　　　　　　B. 高蛋白质饮食　　　　　　C. 细菌直接感染

D. 免疫反应　　　　　　　　E. 遗传因素

答案：**D**。

2. 导致慢性肾小球肾炎加重的饮食因素是

A. 高蛋白高脂饮食　　　　　B. 低钠低蛋白饮食　　　　　C. 高维生素饮食

D. 高必需氨基酸饮食　　　　E. 低纤维素饮食

答案：**A**。

三、原发性肾病综合征病人的护理

肾病综合征是指由各种肾脏疾病所致的以大量蛋白尿、低蛋白血症、水肿、高脂血症为临床表现的一组综合征。肾病综合征是多种疾病的共同表现，不是一种独立疾病。

【病因与发病机制】肾病综合征由多种肾小球疾病引起，按病因分为原发性和继发性。原发性肾病综合征是指原发于肾脏本身疾病，如急性肾炎、急进性肾炎等，**其发病机制为免疫介导性炎症**所致的肾损害。引发原发性肾病综合征的肾小球疾病的主要病理类型有微小病变、系膜增生性肾小球肾炎、膜性肾病、局灶节段性肾小球硬化、系膜毛细血管性肾小球肾炎等。继发性肾病综合征多为糖尿病肾病、肾淀粉样变、狼疮性肾炎、过敏性紫癜、感染及药物等引起。

试题精选

原发性肾病综合征的主要病因是

A. 环境因素　　　　　　　B. 过敏因素　　　　　　　C. 免疫因素
D. 病毒感染　　　　　　　E. 细菌感染
答案：**C**。

四、肾盂肾炎病人的护理

肾盂肾炎为尿路感染中最常见的临床类型。主要是细菌引起的肾盂肾盏和肾实质的感染性炎症，临床上分为急性和慢性。**肾盂肾炎多伴有下尿路感染**。多见于女性，尤其是育龄女性、女幼婴及老年妇女。

【病因与发病机制】

1. 病因　主要是细菌感染引起，以**大肠埃希菌**最为多见。此外副大肠杆菌、变形杆菌、葡萄球菌、铜绿假单胞菌、粪链球菌等，偶见厌氧菌、真菌、原虫及病毒等也可引起尿路感染的发生。

2. 发病机制

（1）感染途径：①**上行感染**：最常见。正常情况下，尿道口及其周围有细菌寄生，但一般不引起感染。当机体抵抗力下降或尿道黏膜有损伤时，或者细菌毒力大，细菌可沿尿路上行至膀胱、输尿管、肾，引起感染。②血行感染：少见，致病菌多为金黄色葡萄球菌。多为体内感染灶的细菌侵入血液循环到达肾脏所致。③淋巴感染：更少见，多因盆腔、肠道炎症时，细菌经该处淋巴管与肾周围淋巴管交通支进入肾脏所致。④直接感染：偶见外伤或肾周围器官发生感染时，该处细菌直接侵入肾脏引起感染。

（2）机体防御能力：细菌进入膀胱后能否发生尿路感染取决于细菌的数量、毒力及机体的防御能力。其中，细菌毒力在发病过程中发挥重要作用。机体的防御机制为：尿液的冲刷作用；尿路黏膜及其分泌的 IgA 和 IgG 可抵御细菌侵入；尿液高浓度尿素和高渗透压不利于细菌生长；前列腺分泌物的抗菌成分可抑制细菌生长。

（3）易感因素：①女性：女性尿道短、直、宽，括约肌收缩力弱，尿道口与肛门、阴道相近，女性经期、妊娠期、绝经期因内分泌等因素改变而更易发病；②尿道梗阻：如结石、肿瘤；③泌尿系统结构异常：肾盂输尿管畸形、肾发育不良等；④医源性损伤：如外伤、手术、导尿致黏膜损伤；⑤全身抵抗力下降：全身性疾病，如糖尿病或长期应用糖皮质激素的病人可使机体免疫力下降，易发生尿路感染；⑥尿道口周围及盆腔有炎症等。

试题精选

1. 肾盂肾炎最常见的致病菌是
A. 破伤风杆菌　　　　　　B. 大肠杆菌　　　　　　C. 克雷伯杆菌
D. 厌氧菌　　　　　　　　E. 金黄色葡萄球菌
答案：**B**。

2. 易引起肾盂肾炎的疾病是
A. 高血压病　　　　　　　B. 葡萄球菌肺炎　　　　C. 慢性肺炎
D. 缺铁性贫血　　　　　　E. 糖尿病
答案：**E**。

五、慢性肾衰竭病人的护理

慢性肾衰竭是指在各种慢性肾脏疾病（原发性和继发性）的基础上，缓慢出现肾功能进行性减退，**代谢产物潴留**引起全身各系统症状，水、电解质紊乱、酸碱平衡紊乱为主要表现的一组临床综合征。

【病因与发病机制】

1. 病因　①原发性肾脏疾病：如肾小球肾炎、慢性肾盂肾炎等，其中慢性肾小球肾炎是我国最常见导致慢性肾衰竭的病因。②继发于全身疾病的肾脏病变：如高血压肾小动脉硬化症、系统性红斑狼疮、过敏性紫癜、糖尿病等。③慢性尿路梗阻性肾病：如结石、前列腺肥大等。④先天性疾病：如多囊肾、遗传性肾炎、肾发育不良等。我国以慢性肾小球肾炎、梗阻性肾病、糖尿病肾病、狼疮肾炎、高血压肾小动脉硬化症等较多见。

2. 发病机制　发病机制尚不明确，目前有以下学说：①肾小球高滤过学说；②矫枉失衡学说；③肾小管高代谢学说；④其他：脂质代谢紊乱、细胞因子和生长因子介导肾损害、尿蛋白和高蛋白饮食等均可加速肾小球的硬化。

试题精选

1. 慢性肾衰竭伴发心力衰竭的原因一般不包括
A. 水钠潴留　　　　　　　B. 心肌病变　　　　　　C. 电解质紊乱
D. 消化道出血　　　　　　E. 代谢性酸中毒
答案：**D**。

2. 慢性肾衰竭贫血的最主要原因是
A. 红细胞寿命缩短　　　　B. 促红细胞生成素缺乏　C. 维生素 B_{12} 缺乏
D. 红细胞破坏多　　　　　E. 消化道出血
答案：**B**。

六、透析疗法的护理

（一）血液透析

1.原理　利用弥散和对流的作用，使半透膜两侧不同浓度及性质的溶液发生物质交换。半透膜是人工合成膜，小分子可自由通过，大分子如**多肽、蛋白质**等则不能通过。血液透析能部分替代肾脏功能，清除血液中蓄积的毒素，纠正体内水、电解质紊乱，维持酸碱平衡。

2.适应证　①急性肾衰竭；②慢性肾衰竭；③急性药物或毒物中毒；④其他：如严重水、电解质及酸碱平衡紊乱，经常规治疗难以纠正者。

3.禁忌证　血透无绝对禁忌，相对禁忌证为：严重低血压、休克、严重出血或感染、心力衰竭、心律失常、心梗、恶性肿瘤晚期、极度衰竭、精神失常等。

（二）腹膜透析

1.原理　同血液透析。指利用腹膜的半透膜特性，将适量透析液引入腹腔并停留一段时间，借助腹膜毛细血管内血液及腹腔内透析液中的溶质浓度梯度和渗透度进行水和溶质交换，腹透液具有相对的高渗透性，可引起血液中水的超滤，同时伴有溶质的转运。

2.适应证　同血液透析。尤其对于老年人、幼儿、儿童、原有心、脑血管疾病或心血管系统功能不稳定、血管条件差或反复血管造瘘失败、凝血功能障碍以及有明显出血倾向者更适用。

3.禁忌证　①绝对禁忌证：腹膜有严重缺损者，各种腹部病变导致腹膜的超滤和溶质转运功能降低。②相对禁忌证：腹腔内有新鲜异物；腹部手术 3 天内，腹腔置外科引流管；腹腔有局限性炎症病灶；肠梗阻；椎间盘疾病；严重全身性血管病变致腹膜滤过功能降低；晚期妊娠、腹腔内巨大肿瘤、巨大多囊肾；慢性阻塞性肺疾病等。

第 5 单元　血液及造血系统疾病病人的护理

一、概论

【血液系统和血液病的分类】

1.血液系统　血液及造血系统由血液及造血器官组成。血液由血细胞及血浆组成。造血器官有骨髓、胸腺、肝、脾和淋巴结。

（1）血细胞的生成及造血器官：血细胞主要在骨髓生成。骨髓源源不断地输出新生细胞，补充血液中衰老死亡的血细胞，形成动态平衡。

胚胎成形后造血干细胞随血流移居肝和脾，最后种植于红骨髓内。所以，在胚胎期24周前，肝脏为主要造血器官。婴儿出生后，肝、脾造血功能迅速停止，红骨髓成为主要造血器官，5～7岁以前的儿童全身骨髓都参与造血，随着年龄的增长，长骨的红骨髓逐渐被无造血功能的黄骨髓替代，仅留下髂骨、胸骨、肋骨、脊椎骨、颅骨和长骨近端骨骺处有活跃的造血功能，当机体需要时，黄骨髓又可转变为红骨髓恢复造血功能。在骨髓造血不能完全代偿时，肝、脾可恢复部分造血功能，称为髓外造血。

（2）血液组成及血细胞生理功能：血液由血浆及血细胞组成。血细胞有红细胞、白细胞及血小板 3 种。①红细胞：主要成分为血红蛋白，主要功能是**结合和运输氧和二氧化碳**。正常人红细胞计数，男性：$(4 \sim 5.5) \times 10^{12}/L$，女性：$(3.5 \sim 5.0) \times 10^{12}/L$；血红蛋白，男性：$120 \sim 160g/L$，女性：$110 \sim 150g/L$。②白细胞：功能复杂，中性粒细胞具有杀菌或抑菌作用；嗜酸性粒细胞具有抗过敏、抗寄生虫作用；嗜碱性粒细胞主要与变态反应有关；单核细胞具有吞噬功能；淋巴细胞在免疫应答反应中起核心作用。白细胞的正常值为$(4 \sim 10) \times 10^9/L$。③血小板：参与机体止血和凝血过程，其正常范围为$(100 \sim 300) \times 10^9/L$。④网织红细胞：正常成人网织红细胞绝对值为$(54 \sim 100) \times 10^9/L$，其增减反映骨髓造血功能。

2. 血液病的分类

（1）红细胞疾病：如各类贫血、红细胞增多症等。

（2）粒细胞疾病：如白细胞减少、白细胞增多、粒细胞缺乏症等。

（3）单核细胞和吞噬细胞疾病：如单核细胞增多症、组织细胞增多症等。

（4）淋巴细胞和浆细胞疾病：如淋巴细胞白血病、浆细胞病等。

（5）造血干细胞疾病：如再生障碍性贫血、阵发性睡眠性血红蛋白尿、骨髓增生异常综合征、急性非淋巴细胞白血病以及骨髓增生性疾病等。

（6）脾功能亢进。

（7）出血性疾病：如原发性血小板减少性紫癜、血管性紫癜、凝血功能障碍性疾病、血小板无力症、血友病、弥散性血管内凝血（DIC）等。

（8）其他血栓形成与血流、血液成分、血液高凝状态、血管壁等多种因素有关。

二、贫血病人的护理

（一）缺铁性贫血病人的护理

缺铁性贫血是由于体内贮存铁缺乏，血红蛋白合成不足，红细胞生成受到障碍引起的一种小细胞、低色素性贫血。缺铁性贫血是最常见的一种贫血，各年龄组均可发生，以育龄妇女和婴幼儿多见。

铁的代谢如下：

1. 铁的来源和吸收　正常成年人每天用于造血的需铁量约为 $20 \sim 25mg$，主要来源于衰老红细胞破坏后释放的铁，食物中的铁也是重要来源，每天从食物中摄取 $1 \sim 2mg$ 可满足机体需要。含铁量丰富的食物有动物肝脏、瘦肉类、蛋黄、豆类、蔬菜（紫菜、海带及香菇等）、谷类，水果含铁较低，乳类（如牛奶）含铁最低。铁的主要吸收部位在十二指肠及空肠上段，亚铁离子被小肠吸收后，大部分进入血液。小部分与肠黏膜上皮细胞内去铁铁蛋白结合形成铁蛋白。胃肠功能、体内铁贮存量、骨髓造血功能及某些药物（如维生素 C）等是影响铁吸收的主要因素。

2. 铁的转运　经肠黏膜进入血流的亚铁大部分被氧化为高铁，高铁与血浆转铁蛋白（肝脏产生的球蛋白）相结合成为血清铁，将铁运送到全身各组织中，主要是骨髓。

3. 铁的贮存及排泄　正常成人体内铁总量的 67% 组成血红蛋白，贮存铁约占 29%。贮存铁主要以铁蛋白和含铁血黄素形式贮存在肝、脾和骨髓、肠黏膜等组织中。正常男性每天排泄铁不超过 1mg，女性每天排泄铁 $1 \sim 1.5mg$。

【病因与发病机制】

1. 需要增加而摄入不足　婴幼儿、青少年生长快，需铁量多，如果铁摄入不足，可导致缺铁。育龄期女性需铁量亦增加，如哺乳期妇女每天从乳汁中丢失铁 $0.5 \sim 1mg$；妊娠妇女需供给胎儿每千克体重 80mg 的铁。育龄妇女若饮食中供铁不足，易发生缺铁性贫血。

2. 铁吸收不良　胃大部切除或胃空肠吻合术后，因胃酸缺乏、肠道功能紊乱、小肠黏膜病变等均可导致铁吸收障碍。

3. 铁丢失过多　慢性失血是缺铁性贫血的主要病因，由于反复多次小量失血（消化性溃疡、痔疮、月经过多等），使体内贮存铁耗竭而引起缺铁性贫血。

（二）再生障碍性贫血病人的护理

再生障碍性贫血简称再障，是由多种原因引起的骨髓干细胞数量减少、功能障碍所引起的一类贫血，又称骨髓造血功能衰竭症。出现以全血细胞（红细胞、粒细胞、血小板）减少为主要表现的疾病。

【病因与发病机制】

1. 病因　尚不明确。①药物及化学物质：与剂量有关，最常见的是氯霉素，其毒性可引起骨髓造血细胞受抑制及损害骨髓微环境。苯是重要的骨髓抑制毒物，长期与苯接触危害性大。②物理因素：长期接触电离辐射如 X 线、γ 射线等，可干扰 DNA 的复制，使造血干细胞数量减少，骨髓微环境亦受损害。③生物因素：各型肝炎病毒均能损伤骨髓造血。EB 病毒、流感病毒、风疹病毒等也可引起再障。

2. 发病机制　再障发生可能与下述因素有关。①造血干细胞缺陷（"种子"学说）：各种病因损伤造血干细胞，使骨骼各系造血细胞明显减少，导致外周血全血细胞减少。②造血微环境受损（"土壤"学说），造血微环境由巨噬细胞、网状组织及微血管构成。造血微环境的结构与功能异常，是再障病人骨髓移植失败或效果不佳的重要原因。③免疫机制（虫子学说）：研究发现骨髓体外培养时，再障病人骨髓或血的淋巴细胞能抑制红、粒细胞生长，表明再障发生可能与免疫机制有关。临床应用免疫抑制剂治疗再障有确切效果。

试题精选

1. 成人营养性缺铁性贫血最常见的病因是

A. 铁摄入不足　　　　　　　B. 铁吸收不良　　　　　　　C. 慢性失血

D. 慢性腹泻　　　　　　　　E. 胃大部切除术

答案：C。

2. 长期无保护的接触 X 线可引起

A. 表皮灼伤　　　　　　　　B. 消化性溃疡　　　　　　　C. 骨髓受抑制

D. 血友病　　　　　　　　　E. 高血压

答案：C。

三、特发性血小板减少性紫癜病人的护理

特发性血小板减少性紫癜（ITP）又称自身免疫性血小板减少性紫癜，是最常见的一种血小板减少性疾病。临床上以自发性皮肤、黏膜及内脏出血，血小板计数减少、生存时间缩短和抗血小板自身抗体形成，骨髓巨核细胞发育、成熟障碍等为主要特征。

【病因与发病机制】

1. 感染　约 80% 的急性 ITP 病人，在发病前 2 周左右有上呼吸道感染史；慢性 ITP 病人

常因感染加重病情。

2. 免疫因素　病人体内有病理性免疫所产生的抗血小板抗体，血小板与抗体结合后易受破坏。抗体不仅导致血小板破坏，同时影响巨核细胞成熟，使血小板生成减少。

3. 肝、脾与骨髓因素　肝、脾与骨髓不但是血小板相关抗体和抗血小板抗体产生的主要部位，也是血小板被破坏的主要场所。其中以脾脏最为重要。正常血小板平均寿命为 $7 \sim 11$ 天，ITP 病人血小板寿命明显缩短，为 **$1 \sim 3$ 天**。另外，病人做脾脏切除后，多数血小板计数上升，表明脾脏在发病机制中可能起重要作用。

4. 其他因素　慢性型多见于女性，青春期后及绝经期前易发病，可能与雌激素抑制血小板生成及增强单核－吞噬细胞系统对与自体抗体结合的血小板破坏有关。

试题精选

1. 特发性血小板减少性紫癜的发病机制不包括

A. 血小板计数减少　　　　　　　B. 血小板寿命缩短

C. 血小板相关免疫球蛋白增高　　D. 形成血小板的巨核细胞减少

E. 白细胞计数减少

答案：E。

2. 与特发性血小板减少性紫癜血小板减少无关的是

A. 营养不良使血小板生成减少　　B. 血小板被吞噬　　　　　C. 骨髓异常破坏血小板

D. 肝异常破坏血小板　　E. 免疫抗体影响巨核细胞成熟

答案：A。

四、白血病病人的护理

白血病是一类造血干细胞的恶性克隆性疾病，克隆的白血病细胞增殖失控、分化障碍、凋亡受阻，停止在细胞发育的不同阶段。在骨髓和其他造血组织中，白血病细胞大量增生积累，并浸润其他器官和组织，而正常的造血功能受抑制。临床上以进行性贫血、持续发热或反复感染、出血和组织器官浸润等为主要表现，外周血中出现幼稚细胞为特征。

【分类】

1. 根据白血病细胞成熟程度和白血病自然病程，分为急性和慢性两类。①急性白血病：起病急，进展快，病程仅数月。细胞分化停滞在较早阶段，骨髓及外周血多为原始细胞及早幼细胞。②慢性白血病：起病缓慢，发展慢，病程一般在 1 年以上。细胞分化停滞在较晚阶段，白血病细胞多为成熟和较成熟的细胞。临床常见的类型有慢性粒细胞白血病及慢性淋巴细胞性白血病。

2. 按照细胞形态学分类：急性白血病分为急性淋巴细胞白血病（L_1 型、L_2 型、L_3 型）与急性非淋巴细胞白血病（$M_0 \sim M_7$）。

我国急性白血病比慢性白血病多见，成年人急性粒细胞白血病多见，儿童中急性淋巴细胞白血病多见。

【病因与发病机制】病因尚不明确，可能的发病因素有①病毒：人类 T 淋巴细胞病毒能引起成人 T 细胞白血病，从恶性 T 细胞中分离出病毒，就是一种 C 型逆转录 **RNA 病毒**。②放射：

X 射线、γ 射线及电离辐射，一次大剂或多次小剂量照射均可诱发白血病。③化学因素：苯及有衍生物、氯霉素、保泰松、烷化剂及细胞毒药物等可导致本病发生。④遗传因素：与染色体异常有关。

试题精选

已证明与白血病发病有密切关系的病毒是

A. DNA 病毒　　　　　　　B. 柯萨奇病毒　　　　　　C. 流感病毒

D. 埃可病毒　　　　　　　E. C 型 RNA 病毒

答案：E。

第 6 单元　内分泌与代谢性疾病病人的护理

一、概论

1. **内分泌系统的结构**　内分泌系统是由**内分泌腺**（包括下丘脑、垂体、甲状腺、甲状旁腺、肾上腺、性腺、胰岛等）和弥散分布于某些组织器官中的神经内分泌细胞及它们所分泌的激素组成一个体液调节系统。

2. **内分泌系统的与功能**　内分泌系统在**神经支配**和物质代谢反馈调节基础上释放激素，调节人体代谢过程、脏器功能、生长发育、生殖衰老等许多生理活动和生命现象，维持人体内环境的相对稳定性。下丘脑是人体最重要的神经内分泌器官，是联系神经系统和内分泌系统的枢纽，与垂体之间构成一个神经内分泌轴。腺垂体一方面受下丘脑分泌的垂体激素的释放促激素和释放抑制激素影响；另一方面通过其自身分泌的各种促激素调节相关靶腺合成各类激素。靶腺激素又对垂体和下丘脑进行反馈，从而保持动态平衡。

3. **疾病分类**　内分泌与代谢性疾病主要包括内分泌系统疾病、代谢疾病以及营养疾病。内分泌系统疾病包括下丘脑、垂体、甲状腺、肾上腺等疾病，其他系统疾病或激素药物的使用等也可能引起内分泌疾病；代谢疾病指机体新陈代谢过程中某一环节障碍引起的相关疾病；营养疾病则是营养物质不足、过剩或比例失调引起的。各种病因引起内分泌腺的病变，根据功能可分为功能亢进、功能减退和功能正常三类。根据其病变发生部位在下丘脑、垂体或周围靶腺，可分为原发性和继发性两类。内分泌腺或靶组织对激素的敏感性或应答反应降低也可导致疾病。非内分泌组织恶性肿瘤如异常地产生过多激素，或治疗过程应用激素和某些药物，也可导致内分泌疾病。

4. **常见症状体征及护理**

（1）常见症状：①身体外形的改变：身材过高或矮小，矮小常见于侏儒症、呆小症，过高见于肢端肥大症、巨人症）。肥胖或消瘦，肥胖多见于甲状腺功能减退症、2 型糖尿病（肥胖型）、库欣综合征、性功能减退症等，消瘦多见于甲状腺功能亢进、肾上腺皮质功能减退症等；躯体及面部毛发增多或脱发；面容改变，眼球突出，颈部肿大（见于甲状腺功能亢进症），满月脸、水牛背（见于库欣综合征）等；皮肤改变，皮肤黏膜色素沉着（常见于肾上腺皮质功能减退症）及紫纹、痤疮（库欣综合征）等。②生殖发育及性功能异常：包括生殖器官发育迟缓或过早，性欲减退或丧失，女性月经紊乱、溢乳、闭经或不孕，男性勃起功能障碍或乳房发育。③进食或营养异常：表现为食欲亢进或减退、营养不良、消瘦或肥胖。④血压升高：是内分泌疾病常见伴随症状，见于原发性醛固酮增多症、库欣综合征等。⑤疲乏：是一种无法抵御的持续的精力衰竭感及体力、脑力下降，是内分泌与代谢性疾病的常见伴随症状。⑥排泄功能异常：多尿见于糖尿病，多汗、便次多、排稀软便见于甲状腺功能亢进症，便秘多见于甲状腺功能减退症。⑦骨痛与自发性骨折：骨痛常见于代谢性骨病，重者常发生自发性骨折，或轻微外伤即骨折。

📋 试题精选

人体最重要的神经内分泌器官是

A. 下丘脑   B. 垂体   C. 肾上腺
D. 胰岛   E. 性腺

答案：**A**。

二、弥漫性毒性甲状腺肿甲状腺功能亢进症病人的护理

甲状腺毒症是指血循环中 TH 过多，引起以神经、循环、消化等系统兴奋性增高和代谢亢进为主要表现的一组临床综合征。根据甲状腺的功能状态，甲状腺毒症可分类为甲状腺功能亢进类型和非甲状腺功能亢进类型。非甲状腺功能亢进类型包括破坏性甲状腺毒症和服用外源性甲状腺激素。甲状腺功能亢进症（甲亢）是指由多种病因导致甲状腺腺体本身产生甲状腺激素（TH）过多而引起的甲状腺毒症。各种原因所致的甲状腺功能亢进症中，以弥漫性毒性甲状腺肿（Graves病）最多见。本文重点讲解 Graves 病（GD）所致甲状腺功能亢进症。

【病因与发病机制】

1. 病因 GD 是甲状腺功能亢进症最常见病因，有家族遗传倾向，在感染、创伤、精神刺激、劳累等诱因作用下，机体免疫稳定性被破坏，使有遗传性免疫监护和调节功能缺陷者发病。

2. 发病机制 尚未完全阐明，公认 GD 发生与自身免疫有关，属于 TH 分泌增多的自身免疫性甲状腺病。

📋 试题精选

1. 引起甲状腺功能亢进症的主要因素是

A. 病毒感染   B. 细菌感染   C. 过度劳累
D. 自身免疫   E. 精神刺激

答案：**D**。

2. 甲状腺功能亢进症的诱因不包括

A. 细菌感染   B. 创伤   C. 精神紧张
D. 劳累   E. 饮酒过量

答案：**E**。

三、糖尿病病人的护理

糖尿病是由不同原因引起**胰岛素分泌绝对或相对不足**以及靶细胞对胰岛素敏感性降低，致使体内糖、蛋白质和脂肪代谢异常，以**慢性高血糖**为突出表现的**内分泌代谢**疾病。

【病因与发病机制】复杂，迄今未明。目前认为糖尿病是复杂遗传因素和环境因素共同作用的结果，与遗传因素、环境因素及自身免疫因素有关。糖尿病主要以 1 型、2 型最为常见。① 1 型糖尿病：因胰岛 β 细胞破坏引起**胰岛素绝对缺乏**，胰岛呈病毒性炎症或自身免疫破坏，产生胰岛细胞抗体，其发病与遗传、自身免疫和环境因素有关，主要见于年轻人，易发生酮症酸中毒。1 型糖尿病是多基因、多因素共同相互作用结果；环境因素中病毒感染最重要；目前发现约90%新发病病人循环血中至少有10种胰岛 β 细胞自身抗体。② 2 型糖尿病：主要与遗传有关，有家族史，多见于 40 岁以上成人，超体重者占多数。肥胖、高热量饮食、体力活动不足及人口老龄化是 2 型糖尿病最主要环境因素；生命早期营养不良可致 2 型糖尿病；胰岛素抵抗和胰岛 β 细胞功能缺陷是 2 型糖尿病的基本特征和发病机制要素。

试题精选

1. 1 型糖尿病发病的机制是

A. 胰岛素抵抗　　　　　　B. 糖耐量减低　　　　　　C. 胰岛素分泌绝对不足

D. 空腹血糖调节受损　　　E. 胰高血糖素分泌过多

答案：C。

2. 与 1 型糖尿病发病无关的病毒是

A. 流感病毒　　　　　　　B. 柯萨奇病毒　　　　　　C. 巨细胞病毒

D. 风疹病毒　　　　　　　E. ECHO 病毒

答案：A。

第 7 单元　风湿性疾病病人的护理

一、概论

（一）风湿性疾病的特点

风湿性疾病泛指病变累及骨、关节及其周围软组织，如肌肉、滑膜、肌腱、筋膜、神经等的一组疾病。其共同临床特点为①多为慢性起病，病程较长，甚至终生；②病程中发作与缓解交替出现；③同一疾病的临床表现在个体间差异较大；④有较复杂的生物化学及免疫学变化；⑤对治疗的个体差异较大。

（二）风湿性疾病的常见症状护理

1. 关节疼痛、肿胀及功能障碍　临床特点：关节及周围肌肉、软组织、神经的疼痛是风湿性疾病的主要症状。其疼痛特点①除痛风发作急骤外，其余类风湿疾病多缓慢起病；②疼痛性质、表现各不相同，与关节活动有特征性关系；③疼痛部位对疾病诊断有意义；④关节痛的伴随症状及演变对评价预后有价值。

2. 关节僵硬与活动受限　临床特点：关节僵硬常在晨起时表现最明显，故又称为晨僵，即造成起床后自觉病变关节僵硬，如胶黏着样感觉，难以达到平时关节活动的范围，日间长时间静止不动也可出现此征象。晨僵是判断滑膜关节炎症活动性的客观指标，其持续时间与炎症的严重程度相一致，临床上出现晨僵持续时间 1 小时以上者意义较大。

3. 皮肤损害　风湿性疾病常见皮损有皮疹、红斑、水肿、溃疡及皮下结节等，多由血管炎症反应引起。

4. 多器官系统损害症状　风湿性疾病可累及皮肤、肺、胃肠道、肾、心脏、神经、血液等各器官系统，如系统性红斑狼疮病人多数面部有对称皮疹，部分有狼疮性肾炎，还可累及消化道导致吞咽困难、便秘，累及肺而出现呼吸困难等。

二、系统性红斑狼疮病人的护理

系统性红斑狼疮（SLE）是病变可以累及全身多个系统的自身免疫性疾病。典型症状是面部出现蝶形红斑，反复发作，迁延不愈，并伴有多脏器受累。

【病因与发病机制】

1. 病因　尚不明确，目前认为，可能与遗传、病毒、性激素（雌激素水平高）、环境因素（阳光照射）、药物（普鲁卡因胺、肼屈嗪、氯丙嗪等）、食物（芹菜、香菜、无花果、蘑菇及烟熏食物）和精神刺激等有关。

2. 发病机制　在上述因素作用下，易感机体丧失正常免疫耐受性，促发了异常自身免疫反应，而持续产生大量免疫复合物和致病性自身抗体，体液及细胞免疫紊乱，致组织炎症性损伤。

试题精选

1. 系统性红斑狼疮发病原因是

A. 自身免疫　　　　　　　B. 吸烟　　　　　　　　C. 雄激素

D. 精神刺激　　　　　　　E. 药物过敏

答案：**A**。

2. 系统性红斑狼疮最常受损的部位是

A. 大脑　　　　　　　　　B. 胃　　　　　　　　　C. 肾脏

D. 肝脏　　　　　　　　　E. 眼

答案：**C**。

3. 与系统性红斑狼疮发病可能有关的是

A. 去甲肾上腺素　　　　　B. 性激素　　　　　　　C. 生长激素

D. 糖皮质激素　　　　　　E. 胰岛素

答案：**B**。

三、类风湿关节炎病人的护理

类风湿关节炎是一种是一种以慢性、对称性、周围性多关节炎性病变为主要特征的多系统炎症性的**自身免疫性疾病**。本病的基本病理改变是**慢性滑膜炎**。

【病因与发病机制】

1. 病因 尚不明确，与某些细菌、病毒、支原体等感染、遗传和激素有关。

2. 发病机制 上述因素作用于易感人体，在潮湿、寒冷等诱因作用下，侵及滑膜和淋巴细胞，引发自身免疫反应，产生一种自身抗体 IgM，称类风湿因子（RF）。RF 作为一种自身抗原与体内变性的 IgM 形成抗原抗体复合物沉积在滑膜组织上，引起一系列免疫反应。

试题精选

1. 类风湿关节炎引起自身免疫反应中最常见的因子是

A. 自身抗体 IgM   B. 外源性抗体   C. 自身抗体 IgA

D. 自身抗体 IgG   E. n 型胶原抗体

答案：**A**。

2. 类风湿关节炎最基本的病理改变是

A. 滑膜炎症   B. 软骨炎症

C. 结缔组织纤维蛋白样变性   D. 滑膜变性坏死   E. 关节软骨钙化

答案：**A**。

第 8 单元 理化因素所致疾病的护理

一、概论

疾病特点 理化因素所致疾病是指由外界环境中的某些物理性、化学性危险因子等对人体损伤所致的疾病。该类疾病往往在特殊情况下发生且可发生在原本健康的人群，其特点是病因较明确且与环境有关、多有特定临床表现、病情危急、变化迅速、需紧急处理。

试题精选

急性中毒的特点不包括

A. 发病急骤   B. 来势凶猛   C. 病情多变

D. 多无特定的临床表现   E. 争分夺秒救治

答案：**D**。

二、急性有机磷农药中毒病人的护理

有机磷农药是我国目前使用最广、用量最大的一类农药。一般难溶于水，不易溶于多种有机溶剂，在酸性环境中稳定，在碱性环境中易分解，但敌百虫遇碱则变成毒性更强的敌敌畏。

【病因与发病机制】

1. 病因 ①职业性中毒。慢性中毒多见，由于生产设备密闭不严，毒物污染空气或在包装过程中手套破损、污染衣裤和口罩，或在使用中违反操作规定、防护不完善而造成。②生活性中毒。急性中毒常见，多因误食、误服或自服、食用被毒物污染的水源和食物等引起。

2. 发病机制　有机磷农药大多数属于**磷酸酯类或硫代酸酯类**化合物，化学结构似乙酰胆碱，进入人体后与胆碱酯酶结合形成磷酰化胆碱酯酶，不能分解乙酰胆碱，即**抑制胆碱酯酶活性**，引起乙酰胆碱蓄积，胆碱能神经持续冲动，导致先兴奋后衰竭的一系列中毒症状。

试题精选

患者，女性，30岁。因夫妻感情破裂服敌敌畏100ml，出现呼吸困难，多汗，全身湿冷，瞳孔缩小，视物模糊，肌肉颤动，其发病机理是

A. 乙酰胆碱失活　　　　　B. 血清淀粉酶增多　　　　　C. 胆碱酯酶失活

D. 甲状腺激素过多　　　　E. 谷丙转氨酶过多

答案：**C**。

三、急性一氧化碳（CO，煤气）中毒病人的护理

【病因与发病机制】

1. 病因　①职业性中毒。煤气、炼钢、炼焦、烧窑等生产过程中煤气管道漏气而造成。②生活性中毒。家庭室内通风不良情况下使用煤气取暖及加热淋浴器等引起CO中毒。

2. 发病机制　CO通过呼吸道进入血液，与红细胞内的血红蛋白结合，形成稳定的**碳氧血红蛋白（HbCO）**，因CO与Hb的亲和力比O_2和Hb的亲和力大200～300倍，且HbCO解离速度较HbO_2的解离慢3600倍，**易造成HbCO在体内蓄积**，致机体急性缺氧。人体的脑、心对缺氧最敏感、最先受害。缺氧引起脑血管先痉挛后扩张，脑细胞内ATP生成不足使钠泵失灵，引起细胞内水肿，同时血管通透性增加引起细胞间质水肿，导致脑血液循环障碍，造成缺血性坏死及脑白质广泛脱髓鞘病变。缺氧也引起心肌细胞坏死。

试题精选

一氧化碳（CO）中毒的主要机制是

A. CO破坏红细胞膜　　　　　B. CO与血红蛋白结合形成不能携带氧气的COHb

C. 气道通气受阻　　　　　　D. 细胞中毒　　　　　　　　E. 大脑受抑制

答案：**B**。

四、中暑病人的护理

中暑是指在暑热天气、湿度大和通风不良环境中，机体因体温调节中枢功能障碍、汗腺功能衰竭和水、电解质丧失过多而引起的以中枢神经和（或）心血管功能障碍为主要表现的急性疾病。

【病因与发病机制】

1. 病因　①机体产热过多：劳动强度大、时间长且无足够防暑降温措施致机体不能及时散热而热量蓄积，是主要中暑致病因素。②机体散热减少：高温高湿、高热辐射、低气压、低风速环境下作业且着透气不良或紧身衣裤致使机体散热障碍，是中暑的基础因素，其中高温（如室温35℃）尤为常见。③机体热适应能力下降：年老体弱、患有心脑血管病、糖尿病

或应用阿托品等影响汗腺分泌的药物，热调节能力下降，是中暑的诱发因素。

2. 发病机制　正常人体在下丘脑体温调节中枢控制下，通过辐射、传导、对流及蒸发方式散热，使产热和散热处于动态平衡，体温维持在37℃左右。当环境温度超过皮肤温度（一般为 32～35℃）或空气中湿度过高且通风不良时，机体散热能力下降。以上情况均造成体内热的蓄积，高温对人体系统影响如下。

（1）体温调节障碍。高温环境下，产热过多散热不足，体温调节功能障碍，汗腺疲劳致汗闭，导致体温迅速升高发生热射病。

（2）中枢神经系统抑制。高温损害中枢神经系统脑功能，病人注意力不集中、反应迟钝、四肢无力。若烈日或高热长时间作用于头部，可穿透头皮及颅骨致脑组织损伤、充血，大脑温度达 40～42℃，体温不一定升高称为日射病。

（3）增加心脏负荷。散热时皮肤血管扩张，血液重新分配，血流加速，心排血量增加，大量出汗引起血液浓缩，造成心排血量降低。

（4）水、盐代谢紊乱。高温出汗是主要散热途径，长时间大量出汗引起失水、失盐，使血容量明显减少，且伴血管扩张，血容量不足导致周围器官循环衰竭称热衰竭；若失盐过多不能及时补足或只注意饮水，会造成低钠血症，引起热痉挛。

（5）其他：持续高热使机体代谢加快，耗氧增加，心排血量不足致肾血流量减少、胃肠功能紊乱、肺等脏器受损。

试题精选

与中暑发病无关的是

A. 体温调节功能紊乱　　　　B. 体内产热过多　　　　C. 机体热适应能力下降
D. 湿度高　　　　　　　　　E. 环境温度高

答案：B。

第 9 单元　神经系统疾病病人的护理

一、概论

1. 头痛的护理　头痛是指从眉以上至下枕部之间的头颅疼痛。病因可分为颅内因素及颅外因素。颅内因素包括感染、脑血管病变、占位性病变等；颅外因素包括颅脑邻近器官或组织病变（五官、颈椎、颈肌）以及全身性疾病。

2. 感觉障碍的护理

（1）生活护理：注意保暖，特别要防止烫伤，对有感觉障碍患肢慎用热水袋或冰袋。对偏瘫有感觉障碍的病人避免局部长期受压，防止压疮的发生。以减少对皮肤刺激，避免搔抓、重压患肢，衣服应柔软宽松。学会用健肢对患肢擦浴、按摩、处理日常生活。

（2）知觉训练：①本体感觉训练：对病人进行肢体的拍打、按摩、理疗、针灸、被动运动及冷、热、电刺激。②在感觉训练中让病人注视患肢并认真体会其位置、方向及运动感觉。③上肢运动感觉训练：使用木钉盘，如使用棉布、毛织物等缠绕在木钉外侧，当病人抓木钉时，通过各种材料对病人肢体末梢的感觉刺激，提高中枢神经的感知能力。还可进行上肢的负重训练。

3. 运动障碍的护理　人体运动功能受限（过少或消失）称为瘫痪。运动功能的执行是由上运动神经元和下运动神经元两部分组成。上、下运动神经元损害时所引起的随意运动功能障碍，分别称为上运动神经元瘫痪（中枢性瘫痪）和下运动神经元瘫痪（周围性瘫痪）。随意运动是评估肢体是否瘫痪的重要检查。

（1）性质：中枢性瘫痪无肌萎缩、肌张力增强、腱反射亢进、病理反射阳性。周围性瘫痪有明显肌萎缩、肌张力减退、腱反射消失、无病理反射。

（2）病变部位：①内囊病变：表现为一侧上、下肢瘫痪，称为偏瘫。②一侧脑干病变：表现为一侧脑神经下运动神经元瘫痪及对侧上、下肢上运动神经元瘫痪，称为交叉瘫。③脊髓横贯性损伤：表现为双下肢瘫痪，称截瘫。④颈段脊髓横贯性损伤：表现为双侧上、下肢均瘫痪，称四肢瘫。⑤肌肉病变：单肌或一组肌肉瘫痪，称肌肉性瘫痪。

4. 腰椎穿刺术的护理　腰椎穿刺术是在第3～4腰椎或第4～5腰椎间隙穿刺进入蛛网膜下腔放出脑脊液的技术。

（1）目的：①测脑脊液压力，检查椎管有无阻塞现象，检查脑脊液成分，以协助中枢神经系统疾病的病因诊断。②向鞘内注射药物，治疗中枢神经系统感染、恶性肿瘤等。③放脑脊液和腰麻。

（2）禁忌证：①穿刺部位皮肤软组织或脊柱有感染者。②颅底骨折有脑脊液漏出者。③颅内有占位性病变，伴有颅内压增高，尤其有脑疝迹象者。④高颈位脊髓病变，如肿瘤或脊髓外伤急性期等。⑤病情危重或有躁动者。

二、急性脑血管疾病病人的护理

【病因与发病机制】

1. 缺血性脑血管疾病的病因和发病机制　①短暂性脑缺血发作：主要病因是脑动脉粥样硬化。发病机制有微栓子学说、血流动力学改变、脑血管痉挛学说。其他可有颈部动脉扭结、受压、心功能障碍、血液高凝状态等。②脑血栓形成：最常见病因为脑动脉粥样硬化。动脉粥样硬化斑块形成脱落后，血小板黏附聚集，形成血栓，致动脉管腔闭塞。所有导致心排血量减少、血压下降、血流缓慢的因素均促进血栓形成。此外脑动脉炎症、真性红细胞增多症、血小板增多症等也可导致脑血栓形成。③脑栓塞：颅外其他部位病变形成栓子，最常见的是房颤、心脏瓣膜病等心源性栓子栓塞；脂肪、空气等非心源性栓子亦可引起脑栓塞，栓子随血液入颅内血管，导致脑血管闭塞，发生脑缺血、缺氧性坏死。

2. 出血性脑血管病的病因和发病机制　①脑出血：最常见病因是高血压合并细小动脉硬化，其他颅内动脉瘤、动静脉畸形、脑动脉炎、血液病、脑底异常血管网病、抗凝及溶栓治疗等。高血压性脑出血发病机制是高血压基础上系动脉硬化致脑动脉血管弹性下降或形成微小动脉瘤，当情绪激动、用力过度等时，血压突然升高致血管破裂，以大脑中动脉分支豆纹动脉最常见。非高血压性脑出血，由于病因不同，发病机制也各不相同。②蛛网膜下腔出血：最常见病因是先天性脑动脉瘤、脑血管畸形、白血病、恶性贫血等。发病机制主要由动脉壁先天性肌层缺陷或后天内弹力层变性或两者的联合作用，在用力、情绪激动等诱因下易破裂。

试题精选

1. 脑出血最常见的病因是

A. 心肌炎　　　　　　B. 外伤　　　　　　C. 冠心病

D. 颅内动脉瘤　　　　E. 高血压

答案：E。

2. 脑出血最常见的部位是

A. 脑干　　　　　　　B. 丘脑　　　　　　C. 脑叶

D. 内囊　　　　　　　E. 小脑

答案：D。

3. 短暂性脑缺血发作的主要病因是

A. 动脉硬化　　　　　B. 结节性动脉炎　　C. 先天性血管畸形

D. 风湿性心脏瓣膜病　E. 持久发作心房颤动

答案：A。

三、癫痫病人的护理

癫痫是大脑神经元高度同步化异常放电所导致的以短暂中枢神经系统功能失常为特征的中枢神经系统慢性疾病，具有短暂性、刻板性、间歇性和反复发作的特点。

【病因与发病机制】

1. 病因　①原发性癫痫：又称**特发性癫痫**，**与遗传因素**密切相关，多在儿童期或青年期首发，药物治疗效果好。②继发性癫痫：又称症状性癫痫，由脑部器质性疾病和全身代谢性疾病所致。③隐源性癫痫：病因不明，临床表现为症状性癫痫，但现有的检查方法不能发现其明确病因。

2. 发病机制　复杂，迄今不明，与遗传因素、环境因素有关。

试题精选

1. 与原发性癫痫的发生有关的因素是

A. 脑炎　　　　　　　B. 脑肿瘤　　　　　C. 颅脑外伤

D. 蛛网膜下腔出血　　E. 遗传因素

答案：E。

2. 癫痫持续状态是指

A. 连续的失神发作　　　　B. 连续大发作，意识持续丧失

C. 连续发作超过 20 分钟　D. 单侧肢体连续发生麻木感

E. 在两次服药期间发作

答案：B。

四、急性感染性多发性神经炎病人的护理

急性感染性多发性神经炎又称吉兰－巴雷综合征（GBS），是一种自身免疫介导性疾病，主要损害脊神经根、脊神经和脑神经，病理改变主要是周围神经广泛的炎症节段性脱髓鞘。

【病因与发病机制】尚不明确。流行病学调查显示发病多与细菌、病毒感染有关，目前认为，本病是由自身免疫介导的迟发型超敏反应。多见于青少年，男性略多，夏秋季发病率高。劳累、淋雨等常为诱因。多数病人在发病前1～4周有上呼吸道或消化道感染史，少数有流感疫苗接种史。

附录 1-A　常见缩写的含义

1. S_1　　　　　　　　　　　　　　第一心音

2. S_2　　　　　　　　　　　　　　第二心音

3. S_3　　　　　　　　　　　　　　第三心音

4. S_4　　　　　　　　　　　　　　第四心音

5. Babinski 征　　　　　　　　　　巴宾斯基征

6. Kernig 征　　　　　　　　　　　凯尔尼格征

7. Brudzinski 征　　　　　　　　　布鲁津斯基征

8. ESR　　　　　　　　　　　　　　红细胞沉降率

9. A/G　　　　　　　　　　　　　　清蛋白与球蛋白比值

10. ALT　　　　　　　　　　　　　血清丙氨酸氨基转移酶

11. CT　　　　　　　　　　　　　　电子计算机体层摄影

12. MRI　　　　　　　　　　　　　磁共振成像

13. FT_4　　　　　　　　　　　　　血清游离甲状腺素

14. FT_3　　　　　　　　　　　　　游离三碘甲状腺原氨酸

15. AT–Ⅰ　　　　　　　　　　　　血管紧张素Ⅰ

16. AT–Ⅱ　　　　　　　　　　　　血管紧张素Ⅱ

17. $β_2$–Mi　　　　　　　　　　　　$β_2$ 微球蛋白

18. AFP　　　　　　　　　　　　　甲胎蛋白

19. COPD　　　　　　　　　　　　慢性阻塞性肺疾病

20. PPD　　　　　　　　　　　　　结核菌素的纯蛋白衍生物

21. Horner 综合征　　　　　　　　颈交感神经麻痹综合征

22. NYHA　　　　　　　　　　　　纽约心脏病学会

23. TnT　　　　　　　　　　　　　肌钙蛋白 T

24. TnI　　　　　　　　　　　　　肌钙蛋白Ⅰ

25. RAS　　　　　　　　　　　　　肾素血管紧张素系统

26. GU　　　　　　　　　　　　　　胃溃疡

27. DU　　　　　　　　　　　　　　十二指肠溃疡

28. Hp　　　　　　　　　　　　　　幽门螺杆菌

29. SASP　　　　　　　　　　　　　柳氮磺吡啶

30. GGT2	γ-谷氨酰转肽酶同工酶Ⅱ
31. TACE	肝动脉化疗栓塞
32. CRP	C反应蛋白
33. GFR	肾小球滤过率
34. Ccr	内生肌酐清除率
35. DIC	弥散性血管内凝血
36. ITP	特发性血小板减少性紫癜
37. PAIgG	血小板相关免疫球蛋白
38. GD	毒性弥漫性甲状腺肿
39. HLA	人类白细胞抗原
40. TBG	甲状腺结合球蛋白
41. TSH	促甲状腺激素
42. TRH	促甲状腺激素释放激素
43. T_3 抑制试验	三碘甲状腺原氨酸抑制试验
44. IDDM	胰岛素依赖型糖尿病
45. NIDDM	非胰岛素依赖型糖尿病
46. DKA	糖尿病酮症酸中毒
47. OGTT	口服葡萄糖耐量试验
48. SLE	系统性红斑狼疮
49. RF	类风湿因子
50. CO	一氧化碳
51. HbCO	碳氧血红蛋白
52. ATP	三磷腺苷
53. GTCS	全身性强直-阵挛发作

附录 1-B　实验室检查正常值

1. 成年人静息呼吸频率	16 ～ 20 次 / 分
2. 成年人正常血压值	收缩压＜18.7kPa（140mmHg），舒张压＜12kPa（90mmHg）
3. 成年人胸廓前后径与左右径比例	1：1.5
4. 成年人静息心率	60 ～ 100 次 / 分
5. 肠鸣音频率	4 ～ 5 次 / 分
6. 瞳孔直径	3 ～ 4mm
7. 成年男性红细胞计数	$(4.0 \sim 5.5) \times 10^{12}/L$
8. 成年女性红细胞计数	$(3.5 \sim 5.0) \times 10^{12}/L$
9. 新生儿红细胞计数	$(5.0 \sim 7.0) \times 10^{12}/L$
10. 成年男性血红蛋白计数	120 ～ 160g/L
11. 成年女性血红蛋白计数	110 ～ 150g/L
12. 新生儿血红蛋白计数	170 ～ 200g/L
13. 成年人白细胞计数	$(4.0 \sim 10.0) \times 10^{9}/L$
14. 成年人网织红细胞计数	$(24 \sim 84) \times 10^{9}/L$
15. 成年男性红细胞沉降率	0 ～ 15mm/h
16. 成年女性红细胞沉降率	0 ～ 20mm/h
17. 血小板计数	$(100 \sim 300) \times 10^{9}/L$
18. 纸片法出血时间	1 ～ 3min
19. 活化法凝血时间	1.14 ～ 2.05min
20. 试管法凝血时间	6 ～ 12min
21. 成年人尿量	1.0 ～ 1.5L/24h
22. 一天中尿比重	1.015 ～ 1.025
23. 尿液 pH	5.5 ～ 7.4
24. 尿中含糖量	0.56 ～ 5.0mmol/L
25. 内生肌酐清除率	80 ～ 120ml/min
26. 血清尿素氮	3.2 ～ 7.1mmol/L
27. 血清肌酐男性	53 ～ 106μmol/L（0.6 ～ 1.2mg/dl）
28. 血清肌酐女性	44 ～ 97μmol/L（0.5 ～ 1.1mg/dl）

29. 日间尿量与夜间尿量之比　　　　（3～4）：1
30. 尿液的最高比重　　　　＞1.020
31. 血清蛋白总量　　　　60～80g/L
32. 血清清蛋白　　　　40～55g/L
33. 血清球蛋白　　　　20～30g/L
34. A/G 比例　　　　（1.5～2.5）：1
35. 血清白蛋白电泳　　　　61%～71%
36. 血清 α_1 球蛋白电泳　　　　3%～4%
37. 血清 α_2 球蛋白电泳　　　　6%～10%
38. 血清 β 球蛋白电泳　　　　7%～11%
39. 血清 γ 球蛋白电泳　　　　9%～18%
40. 血清总胆红素　　　　3.4～17.1μmol/L
41. 血清直接胆红素　　　　0～4μmol/L
42. 血清丙氨酸氨基转移酶　　　　35U/L 或＜40U/L
43. 血钾　　　　3.5～5.5mmol/L
44. 血钠　　　　135～145mmol/L
45. 血氯化物　　　　95～105mmol/L
46. 血钙　　　　2.25～2.75mmol/L
47. 血磷　　　　0.80～1.60mmol/L
48. 血清总胆固醇　　　　2.86～5.98mmol/L（110～230mg/dl）
49. 血清三酰甘油　　　　0.22～1.21mmol/L（20～110mg/dl）
50. P 波时间　　　　＜0.12s
51. P-R 间期时间　　　　0.12～0.20s
52. QRS 波群时间　　　　0.06～0.10s
53. Q-T 间期时间　　　　0.32～0.44s
54. 空腹静脉血氨　　　　23.5～41.1μmol/L（40～70μg/dl）
55. 血清总甲状腺素　　　　74～146nmol/L
56. 空腹血糖　　　　3.9～6.0mmol/L（70～108mg/dl）

第2部分

外科护理学

第1单元　水、电解质、酸碱代谢平衡失调病人的护理

一、正常体液平衡

体液是由水、电解质、有机化合物和蛋白质等组成。

【水的平衡】成年男性体液总量约占体重的60%，女性因脂肪组织多，约为50%、婴幼儿因脂肪较少，体液占体重比例为70%～80%。

体液由细胞内液和细胞外液组成，其中**细胞内液**约占男性体重的40%，女性约占35%，**细胞外液均约占20%**，细胞外液中组织间液量约占15%，血浆量约占5%。

正常成人24小时液体出入量为2000～2500ml（表2-1）。

表2-1　正常成人24小时水分出入量

摄入量（ml）	排出量（ml）
饮水 1600	尿液 1500
食物含水 700	粪便 200
内生水 200	呼吸蒸发 300
	皮肤蒸发 500
总入量 2500	总出量 2500

1. **无形失水**　人体正常生理条件下，皮肤和呼吸蒸发的水分，每日约800ml，因为是不显的，又称不显性失水。在异常情况下，失水量可能更多，如体温升高可增加水分蒸发，体温每升高1℃，每日每千克体重将增加失水3～5ml，成人体温达40℃时，需多补充600～1000ml液体；中度出汗丧失500～1000ml体液，严重时汗液湿透一身衬衣裤约失体液1000ml；气管切开病人经呼吸道蒸发的水分每日800～1200ml；大面积烧伤和肉芽创面的病人水分丢失则更为惊人。

2. **尿液**　正常人每日尿量为1000～2000ml，平均在1500ml左右，正常尿比重波动于1.010～1.030之间。肾每日排泄体内固体代谢物为30～40g，每溶解1g溶质需15ml水分，故每日尿量至少需500～600ml，才能将体内固体代谢产物全部排出体外。

3. **粪便**　成人消化道每日分泌消化液8000ml以上，仅有约200ml的水分从粪便中排出，其余均经消化道被重新吸收。病理情况下，如频繁的呕吐、严重的腹泻、肠瘘等水分丢失过多时，可导致脱水。

4. 内生水　机体在新陈代谢过程中，物质氧化最终生成 CO_2 和水，约 200ml。因数量不多，对机体整体影响不大。但在急性肾衰竭时，需严格限制入液量，必须将内生水计入出入量。

人体体液的相对恒定是由神经-内分泌系统和肾脏进行调节，体液失调时机体通过下丘脑-神经垂体-抗利尿激素系统恢复和维持体液的渗透压平衡。

【电解质的平衡】维持体液平衡的主要电解质是 Na^+ 和 K^+。细胞外液的主要阳离子是 Na^+，正常血清钠浓度为 135～145mmol/L，平均 142mmol/L。钠主要来自食盐，正常成人每日需氯化钠 5～9g，由尿、粪和汗液排出，其中肾是排出和调节的主要器官。钠盐摄入过多时，肾排出量增加；摄入过少时，肾排出量减少；禁食时，尿钠可减少至最低限度。细胞内液的主要阳离子是 K^+ 和 Mg^{2+}，正常血清钾浓度为 3.5～5.5mmol/L。钾来源于含钾的食物，80%经肾排出，肾对钾的调节能力低，在禁食和低血钾时，肾仍继续排钾。因此，病人禁食 2 天以上，应补充钾，否则将出现低钾血症。细胞外液中的主要阴离子是 CL^-、HCO_3^- 和蛋白质，与钠共同维持体液渗透压和含水量。碳酸氢根离子与氯离子的含量互补，当碳酸氢根增多时，则氯含量减少，反之，碳酸氢根减少时，氯的含量增多，维持细胞外液阴离子的平衡。当病人频繁呕吐，丢失大量胃液的同时，氯离子也大量丢失，碳酸氢根代偿性增加，则引起低氯性碱中毒。如病人输入大量氯化钠时，由于氯离子增多碳酸氢根减少，则引起高氯性酸中毒。

【酸碱平衡】人体正常情况下需要一个酸碱度适宜的体液环境，人体通过缓冲系统、肺和肾调节酸碱平衡，使动脉血浆 pH 维持在 7.35～7.45。血液缓冲系统最重要缓冲对是 HCO_3^-/H_2CO_3，其正常比值为 20:1。肺是调节体内挥发性酸（H_2CO_3）的主要器官；肾通过改变排出固定酸及保留碱性物质的量来维持血浆的 HCO_2^- 浓度，一切非挥发性酸和过剩的碳酸氢盐都经肾脏排泄。以缓冲系统、肺脏和肾脏调节为主的 3 种机制相互配合，在酸碱平衡的调节和代偿中发挥重要作用。

试题精选

直接调节体液分布的因素不包括
A. 血压　　　　　　B. 胶体渗透压　　　　　　C. 滤过压
D. 氧分压　　　　　E. 电解质浓度
答案：D。

二、水和钠代谢紊乱的护理

（一）等渗性缺水

等渗性缺水外科最常见的缺水类型。

【病因、病理】①消化液的急性丧失（如大量呕吐、肠外瘘等）；②体液丧失（如急性腹膜炎、肠梗阻等）。水和钠成比例丧失，细胞外液渗透压无明显变化。如不及时补充液体，由于无形水丧失，可转化为高渗性缺水。若大量补充无盐溶液，又可转化为低渗性缺水。

（二）高渗性缺水

【病因、病理】主要病因为摄水不足（如长期禁食、吞咽困难、高温下劳动饮水不足等）

和**失水过多**（如高热病人大量出汗、大剂量使用利尿药、大面积烧伤暴露疗法等）。**体液失水多于失钠**，细胞外液呈高渗状态，因此细胞内水分向细胞外渗出，导致细胞内脱水，严重时出现脑细胞功能障碍。体液渗透压升高时，肾重吸收水分增加，病人出现尿量减少、尿比重增高。

（三）低渗性缺水

【病因、病理】**消化液持续丢失**（如反复呕吐、长期胃肠减压等）、**大创面的慢性渗液**（如大面积烧伤等）、**治疗性原因**（如应用排钠利尿剂、治疗中过多补充水分等）是引起低渗性缺水的常见病因。**病人失钠多于失水，细胞外液呈低渗状态**。缺水早期，细胞外液渗透压降低，抗利尿激素分泌减少，肾小管对水的重吸收减少，导致尿量不减，反而增多，使细胞外液进一步减少。当细胞外液减少影响循环血容量时，醛固酮和抗利尿激素分泌均增加，水的重吸收增加，尿量减少。

（四）水中毒

【病因、病理】主要病因有①各种原因导致**抗利尿激素增多**；②**肾功能不全**；③**摄入水分或补液过多**。因水分摄入过多，细胞外液量增加，血清钠被稀释，因此细胞外液渗透压降低，细胞外液向细胞内转移，使细胞内、外液均增加，渗透压均降低。

试题精选

1. 临床上最常见的水钠代谢紊乱类型是

A. 高渗性脱水　　　　　　B. 低渗性脱水　　　　　　C. 等渗性脱水

D. 急性水中毒　　　　　　E. 慢性水中毒

答案：**C**。

2. 高渗性脱水的病理特点是

A. 体液以失钠为主　　　　B. 体液以失水为主　　　　C. 失水少于失钠

D. 水钠成比例丢失　　　　E. 体液以失磷为主

答案：**B**。

三、电解质代谢异常的护理

（一）钾代谢异常

【病因、病理】

1. 低钾血症　①**钾摄入不足**，如长期不能进食；②**钾丢失过多**，如严重呕吐、腹泻，持续胃肠减压，长期应用利尿剂等；③**体内钾分布异常**，如大量注射葡萄糖，尤其与胰岛素合用时，可使血清钾降低；**碱中毒**，细胞内 H^+ 移出，细胞外 K^+ 移入，同时 k^+-Na^+ 交换较 H^+-Na^+ 交换占优势，K^+ 排出增多，引起低钾血症。

2. 高钾血症　①**钾排出减少**，如急性肾衰竭、应用保钾利尿剂；②**体内钾分布异常**，如溶血、严重组织损伤；③**钾摄入过多**，输入大量库存血、口服或静脉输入钾过多等。

（二）钙代谢异常

人体内钙 99% 存在于骨骼中，有维持神经肌肉稳定性的作用。细胞外液中含钙很少，只占总钙量 0.1%，血清钙浓度为 **2.25～2.75mmol/L**，相对恒定，其中 50% 钙以离子形式存在离子钙与非离子钙的比率受血 pH 影响，pH <u>下降时离子钙量增加，pH 升高时离子钙量</u><u>下降。</u>

【病因】①低钙血症：急性重症胰腺炎、甲状旁腺功能减退、假性甲状旁腺功能低下、维生素 D 缺乏、肾衰竭和小肠吸收不良等均可造成低钙血症。②高钙血症：甲状旁腺功能亢进、骨转移癌及过量服用维生素 D、肾功能不全等可引起高钙血症。

（三）磷代谢异常

【病因】

1. **低磷血症** ①磷摄入过少：吸收不良以及长期胃肠外补充不含磷营养物的病人。②磷排出过多：慢性腹泻，尤其是脂肪泻，会使磷排出过多。③磷转入细胞内：大量输注葡萄糖和胰岛素时，磷转入细胞内导致血磷降低。④其他：严重烧伤、感染等。

2. **高磷血症** ①磷摄入或吸收过多：如服用过量维生素 D。②磷排出减少：如甲状旁腺功能低下、急性肾衰竭等。③磷转出细胞外：如酸中毒或应用细胞毒类药物。

试题精选

1. 引起低钾血症的病因不包括

A. 呕吐　　　　　　　　　B. 腹泻　　　　　　　　　C. 应用排钾利尿剂

D. 代谢性碱中毒　　　　　E. 严重组织损伤

答案：**E**。

2. 患者，男性，57 岁。急性肾衰竭无尿期，出现呼吸困难、头痛、乏力、四肢瘫软，心电图示 T 波高尖、Q-T 间期延长。诊断为

A. 碱中毒　　　　　　　　B. 高钾血症　　　　　　　C. 低钙血症

D. 尿毒症　　　　　　　　E. 酸中毒

答案：**B**

四、酸碱平衡失调的护理

（一）代谢性酸中毒

【病因、病理】① <u>酸性代谢物质产生过多</u>，如高热、腹膜炎、严重损伤、休克等。② **H^+** <u>排出减少</u>，如肾小管功能障碍。③ <u>碱性物质丢失过多</u>，如腹泻、肠瘘等。④ <u>酸性物质摄入</u><u>过多</u>，如过多应用酸性药物或进食酸性食物引起。

（二）代谢性碱中毒

【病因、病理】①胃液丢失过多：最常见原因。如大量呕吐 H^+、Cl^-、Na^+ 一同丢失，造成碱中毒。②碱性物质摄入过多：如长期应用碱性药物或**大量输入库存血**。③低钾血症。④应用利尿剂：呋塞米等可引起低氯性碱中毒。

（三）呼吸性酸中毒

【病因、病理】任何影响肺泡通气不足的因素均可引起呼吸性酸中毒。如：①呼吸中枢受抑制；②胸部活动受限；③呼吸道阻塞或肺部疾病；④呼吸机管理不当。

（四）呼吸性碱中毒

【病因、病理】所有引起过度换气的因素均可导致呼吸性碱中毒。过度换气时，体内

CO_2 排出过多，使血中 $PaCO_2$ 降低，引起低碳酸血症。

第 2 单元　外科营养支持病人的护理

一、概述

【外科病人营养代谢特点】机体能量供应主要依靠糖原、脂肪和蛋白质三大营养素。糖原储备有限，饥饿状态下仅可供能 12 小时；蛋白质没有储备，一旦消耗会损伤其结构、功能；脂肪是饥饿时主要能源。在手术、创伤、感染等应激状态下，体内营养素处于分解代谢加强、合成减少的状态。应激早期，人体对葡萄糖的利用率下降，糖原分解增强而合成并未增加，表现为高血糖。应激状态下储备的糖原耗尽后，肌肉蛋白进行性分解，出现氮的负平衡；同时，在儿茶酚胺作用下，脂肪分解增强，机体出现营养障碍，病死率升高。

除糖原、脂肪和蛋白质外，电解质、微量元素和各种维生素等，也是人体组织构成和生命活动必不可少的物质，在应激状态下也尤为重要。

【营养不良的分类】

1. 消瘦型营养不良　能量缺乏，又称能量缺乏型营养不良。

2. 低蛋白型营养不良　蛋白质缺乏，多表现为低蛋白水肿，又称水肿型营养不良。

3. 混合型营养不良　能量和蛋白质均有不足表现，可致器官功能损害、感染等。

二、肠内营养

【肠内营养制剂分类】

1. 以整蛋白为主的制剂　适用于消化和吸收功能正常或基本正常者。

2. 以蛋白水解产物为主的要素制剂　营养成分明确，可不经消化直接吸收，胃肠有吸收功能即可，适用于消化和吸收功能不良者。

3. 特殊配方制剂　依据病人需要、对常用配方加以调整而制成的营养制剂，主要有：高支链氨基酸配方、必需氨基酸配方、组件配方；也有特殊治疗用制剂如肝衰竭专用制剂，肾病专用制剂等。

三、肠外营养

【肠外营养制剂】

1. 葡萄糖　是肠外营养的主要能源物质，机体每日消耗葡萄糖约 120g。输入过多过快，多余糖将转化为脂肪沉积于肝，造成肝脂肪浸润。

2. 脂肪乳　是肠外营养的重要能源，脂肪供能占总热量的 **20% ～ 30%**。

3. 复方氨基酸　是肠外营养的唯一氮源，正常需要量为 0.8 ～ 1.0g/（kg·d），应激状态下可按 1.2 ～ 1.5g/（kg·d）供给。

4. 电解质、维生素及微量元素　根据需要补充钾、钠、氯、钙、镁、等电解质；维生素分为水溶性和脂溶性两大类，水溶性维生素体内无储备，需每日给予，脂溶性维生素体内有一定的储备，禁食 2 ～ 3 周才需补充；超过 2 周时应补充微量元素。

试题精选

1. 营养支持的适应证，不正确的是
A. 近期体重下降超过正常体重的 10%
B. 病情不允许进食者
C. 明确的营养不良者
D. 血清白蛋白大于 40g/L
E. 可能发生高分解代谢的应激状态的病人
答案：**D**。

2. 全胃肠外营养支持适用于
A. 长期禁食、低钾血症者   B. 消化道功能基本正常者
C. 急性肾衰竭、水中毒者   D. 休克晚期 DIC 者
E. 消化与吸收功能障碍，病情严重者
答案：**A**。

第 3 单元　外科休克病人的护理

一、概述

【病因与分类】机体受到各种致病因素的侵袭引起全身有效循环血容量锐减，组织灌流不足，出现微循环障碍、代谢障碍和细胞受损为特征的病理综合征成为休克，可分为低血容量性休克、感染性休克、心源性休克、神经性休克和过敏性休克五大类。低血容量性休克和感染性休克在外科疾病中最常见，其中低血容量性休克包括失血性休克和创伤性休克两类。

【病理生理】有效循环血量锐减及组织灌注不足是休克共同的病理生理基础，由此可导致微循环障碍、代谢改变及内脏器官的继发性损害。休克的微循环障碍分为 3 期，即微循环收缩期、微循环扩张期及微循环衰竭期，分别对应临床休克代偿期、休克抑制期和休克失代偿期。

1. 微循环收缩期　此期特点"少灌多流"。休克早期，有效循环血量锐减，血压下降，刺激主动脉弓与颈动脉窦压力感受器，引起血管舒缩中枢加压反射，交感神经肾上腺轴兴奋，心跳加快、心排血量增加，选择性地使外周（皮肤、骨骼肌等）和内脏（肝、脾等）小血管、微血管平滑肌收缩，来保证心、脑、肾等重要器官的血供。此期特点"少灌多流"，此期应采取积极复苏措施，休克较易被纠正。

2. 微循环扩张期　此期特点"多灌少流"。早期休克未及时纠正，毛细血管的血流量持续减少，组织处于无氧代谢状态，产生较多酸性代谢产物，使毛细血管后括约肌收缩，血液淤滞于毛细血管网内，使其通透性增加，血液黏稠度增加，回心血量持续减少，血压下降，心、脑等重要脏器灌注不足，休克进入抑制期。

3. 微循环衰竭期　此期特点"不灌不流"。微循环内血液浓缩、酸性环境中血液处于高凝状态，血管内微血栓形成，最终可发生弥漫性血管内凝血（DIC）。随着凝血因子的消耗，

纤维蛋白溶解系统被激活，可出现严重的出血倾向。

二、低血容量性休克

【病因、病理】低血容量性休克，是外科最常见的休克，包括失血性休克和创伤性休克，**当迅速失血量超过总血量 20% 时，即发生休克。**短时间内大量出血所引起的休克称**失血性休克**；严重创伤使血液或血浆丢失所引起的休克称创伤性休克，多见于各类严重外伤，如大血管、实质性脏器损伤、大范围组织挫伤、大面积撕脱伤、多发性骨折或大手术等。

三、感染性休克

【病因、病理】感染性休克常继发于**革兰阴性杆菌为主**的感染。革兰阴性杆菌释放的内毒素与体内的抗原抗体复合物作用，引起血管痉挛与血管内皮细胞损伤；同时，内毒素进一步促使体内多种炎性介质释放，引起全身炎症反应综合征（SIRS），最终导致微循环障碍，出现呼吸窘迫综合征、心功能障碍、肾功能障碍、弥漫性血管内凝血、脑水肿等并发症。

试题精选：

1. 各种类型休克早期的共同病理改变是

A. 脉压减小　　　　B. 尿量减少　　　　C. 血压下降
D. 中心静脉压下降　　E. 有效循环血量锐减

答案：**E。**

2. 休克时反映器官血流灌注最重要的指标是

A. 心率　　　　B. 血压　　　　C. 意识状态
D. 尿量　　　　E. 肢体温度

答案：**D。**

第 4 单元　多器官功能障碍综合征病人的护理

一、概述

多器官功能障碍综合征（MODS）是指机体在严重创伤、休克、感染等急性损伤因素作用超过 24 小时后，同时或序贯出现 2 个或 2 个以上系统或器官的可逆性功能障碍。

【病因】任何能够引起全身炎症反应的疾病均可引发多器官功能障碍综合征（MODS）。最常见病因为感染，如肺部感染、腹腔脓肿等；非感染因素包括严重创伤、心搏骤停复苏后、休克、急性中毒等。此外，大量输血、慢性疾病、营养不良也是造成 MODS 的高危因素。机体对严重损伤的典型反应过程表现为：损伤→全身性炎症反应综合征→脓毒症→严重脓毒症→脓毒性休克→多器官功能障碍综合征→多器官功能衰竭。

二、急性呼吸窘迫综合征（ARDS）

急性呼吸窘迫综合征（ARDS）是急性肺损伤的严重阶段，是一种临床上以**进行性呼吸困难和难以纠正的低氧血症**为特征的急性呼吸衰竭。

【病因、病理】

1. *病因*　①肺内因素：吸入胃内容物或毒气、肺挫伤、淹溺、重症肺炎等；②肺外因素：各型休克、败血症、严重的非胸部创伤、药物或麻醉品中毒等。

2. *病理*　疾病或损伤引起肺泡和（或）肺血管内皮损伤，在介质和炎症因子作用下，肺间质和肺泡水肿，肺顺应性降低，造成换气功能受损严重的低氧血症。

三、急性肾衰竭

急性肾衰竭是多种原因引起的短时间内（数小时至数周）肾功能急剧下降而出现的临床综合征。

【病因、病理】

1. *病因*　急性肾衰竭按病因分为肾前性、肾性和肾后性3种。①肾前性：主要因脱水、休克、出血等血容量减少或心输出量减少引起；②肾性：为肾实质病变引起，常见的原因包括急性肾小管坏死、急性间质性肾炎、肾小球或肾微血管疾病、肾大血管疾病等；③肾后性：系尿路梗阻所致，常见病因有前列腺增生、输尿管结石、腹膜后肿瘤压迫等。

2. *病理*　因病变严重程度不同，病理改变有明显差异。缺血性急性肾衰竭光镜检查可见肾小管上皮细胞片状和灶性坏死。

四、弥漫性血管内凝血

弥漫性血管内凝血（DIC）是由多种致病因素作用于机体凝血系统，引起全身性出血、微循环障碍甚至多器官功能衰竭的一种临床综合征。

【病因、病理】最常见的病因为**感染性疾病**；另外，手术及严重创伤：如大面积烧伤；恶性肿瘤；病理产科：如胎盘早剥、羊水栓塞；休克等可促使 DIC 形成。

弥漫性血管内凝血病理上分为高凝期、消耗性低凝期、继发性纤溶亢进期 3 期。正常情况下，血管内有纤维蛋白形成，纤维蛋白溶解酶通过裂解使纤维蛋白溶解，以此保持血管通畅。在上述病因作用下，凝血因子被激活，外源或内源性凝血途径启动，导致弥漫性微血栓形成，随后纤溶系统激活，继发纤溶亢进，形成过多的纤维蛋白，已形成的微血栓不能及时溶解，即可发生 DIC。

试题精选

1. 多系统器官功能衰竭受累器官中，最常见的是

A. 肺　　　　　　　　　　B. 脑　　　　　　　　　　C. 心脏

D. 肾　　　　　　　　　　E. 肝

答案：**A**。

2. 急性肾衰竭病因中属于肾性因素的是

A. 输尿管结石　　　　　　B. 血容量不足　　　　　　C. 心功能不全

D. 严重肾脏挤压伤　　　　E. 肾乳头坏死堵塞

答案：**D**。

第 5 单元　麻醉病人的护理

一、概述

麻醉是指通过药物或其他方法，使病人整个或部分机体暂时失去感觉，达到无痛的目的。麻醉的主要作用有镇痛、医疗检查、控制性降压等。

【分类】根据麻醉作用部位和所用药物的不同，分为以下几类。

1. **全身麻醉**　简称全麻，是目前临床上最常用的麻醉方法。麻醉药经呼吸道吸入或静脉、肌内注射到人体，使中枢神经产生一过性抑制，出现意识消失、无痛、遗忘、一定程度的肌松弛和反射抑制，包括吸入麻醉和静脉麻醉。

2. **局部麻醉**　简称局麻，麻醉药作用于周围神经系统，使身体某一部位的痛觉消失，出现运动障碍，但病人神志清醒。根据阻滞部位不同分为神经及神经丛麻醉、区域阻滞麻醉、局部浸润麻醉和表面麻醉。

3. **椎管内麻醉**　包括蛛网膜下隙阻滞和硬脊膜外阻滞。

4. **复合麻醉**　包括静吸复合麻醉、全麻与非全麻复合麻醉等。

5. **基础麻醉**　麻醉前使病人进入类似睡眠状态，利于后续麻醉处理。

二、局部麻醉

局部麻醉简称局麻，将局麻药应用于身体局部组织，阻断该部位感觉神经传导，而运动神经完好或有不同程度阻滞状态。

【常用局麻药】普鲁卡因、丁卡因、利多卡因等。

1. **常用局麻方法**　根据注射的神经所在部位分为 5 类。

（1）表面麻醉：用于**黏膜**和**浅表部位**的手术或检查。对于滴入眼部及注入尿道者，由于局麻药较长时间与黏膜接触，宜用低浓度或小剂量，防止吸收过快引起全身中毒。表面麻醉常用局麻药为 0.5% ～ 1% 丁卡因或 2% ～ 4% 利多卡因。

（2）局部浸润麻醉：用于各种浅表部位的手术，沿手术切口线分层注入局麻药，阻滞局部神经末梢，感染及癌肿部位禁用。常用局麻药为 0.5% 普鲁卡因或 0.25% ～ 0.5% 利多卡因，加入适量肾上腺素，可减缓药液吸收，延长作用时间。

（3）神经及神经丛阻滞：将局麻药注入某神经干、丛、节的周围，阻滞该区域神经传导，产生麻醉作用。

（4）区域阻滞：适用于局部肿块切除术，如乳腺良性腺瘤切除术。

2. **局麻药毒性反应的原因**　①局麻药过量；②误入血管；③注射部位血管丰富或未加肾上腺素导致吸收过快；④药物相互作用，如同时使用两种局麻药却未减量；⑤病人全身情况差，机体耐受力降低。

试题精选

1. 局部浸润麻醉最常用的药物是

A. 2% ～ 4% 利多卡因　　　B. 0.5% ～ 1% 丁卡因　　　C. 0.5% 布比卡因

D. 2% 硫喷妥钠 　　　　　　　　　E. 0.5% 普鲁卡因

答案：**E**。

2. 麻醉前使用抗胆碱类药物的主要作用是

A. 减少呼吸道分泌物 　　　　B. 抑制不良反射 　　　　C. 利于后续麻醉

D. 预防局麻药中毒 　　　　　E. 提高痛阈，增强麻醉镇痛效果

答案：**A**。

3. 不属于术前用药的是

A. 镇静催眠药 　　　　　　　B. 抗胆碱能药 　　　　　C. 静脉麻醉药

D. 镇痛药 　　　　　　　　　E. 抗组胺药

答案：**C**。

第6单元　复苏病人的护理

一、概述

心跳、呼吸骤停的原因有以下几种。①突发事故：以重度创伤最为常见；②循环及神经系统疾病：如冠心病、急性心梗、脑出血等，其中冠心病是猝死的最常见原因；③麻醉、手术意外及各种原因导致的呼吸停止；④严重的电解质与酸碱平衡失调：如血钾过高、过低、严重酸中毒等；⑤其他如药物过敏、中毒等。

【心跳、呼吸骤停的类型】

1. 停搏　心室停搏，心室无电活动，心电图呈一条直线。

2. 室颤　心室肌发生快速、不规则、不协调地的颤动，心电图可见大小不等、形态各异的颤动波。

3. 无脉性电活动　心电图表现为不同种类或节律的电活动，但常常测不到脉搏。

4. 无脉性室性心动多速　出现连续3个或3个以上的室性期前收缩，QRS 波群形态畸形，ST-T 波方向与 QRS 主波方向相反，是室颤猝死前的常见波形。

试题精选

1. 一般认为大脑不可逆的损伤是大脑缺血缺氧超过

A. 2～4分钟 　　　　　　　　B. 4～6分钟 　　　　　　　C. 6～8分钟

D. 8～10分钟 　　　　　　　E. 10～12分钟

答案：**B**。

2. 患者，女性，25岁。颅脑外伤手术后转入 ICU。心电监护仪器突现心电机械分离心电图，应立即进行

A. 应用大剂量抗生素 　　　　B. 静脉输液 　　　　　　　C. 人工呼吸

D. 胸外按压 　　　　　　　　E. 气管切开

答案：**D**。

第 7 单元　外科重症监护（ICU）

一、概述

【ICU 的设置及仪器设备】

1. ICU 的设置应根据医院规模、病种、技术及设备等条件而定。一般，病床在 500 张以下的综合性医院可设综合性 ICU，为各专科服务，其床位数可占医院总病床数的 2%～8%；500 张床位以上的医院应开设专科 ICU；专科医院，如心脏外科、脑外科，其 ICU 床位可按比例适当增加。一个 ICU 设立 6～8 张床为宜，病床之间距离应＞1m，多采用分隔式或开放式病室，至少配置 1～2 个单间病室。

2. ICU 的基本设备仪器包括设备带、病床、监护系统、呼吸机、注射泵、多功能监测仪，血气分析仪，心电图机，除颤器，输液泵，心肺复苏抢救设备，信息管理系统，辅助检查设备等。

【ICU 的人员结构及要求】重症监护病房人员要求有较丰富的多专科工作经验，能够对多种危重病及突发病的病情变化全面掌控，又要有成熟的应变能力和处理能力，并熟练掌握 ICU 各种仪器的使用。ICU 医生与病人的比例 0.8∶1 以上，护士与病人的比例（2.5～3）∶1 以上。合格的 ICU 护士应具备的条件有：①专业技术：经过 ICU 培训熟练掌握各项重症监护的专业技术；②具有独立工作和处理应急问题的能力；③身体健康、较强的责任心、准确的判断力及工作沉着冷静、动作敏捷；④理论知识：掌握重要脏器和系统疾病的护理理论，通过相应考核。

🔲 试题精选

ICU 基础监护的内容包括

A.瞳孔大小，对光反射情况　　　B.持续心电图，心率，呼吸监测

C.血清胆红素　　　　　　　　　D.血清白蛋白

E.血肌酐

答案：B。

第 8 单元　外科感染病人的护理

一、概述

感染是由病原微生物侵入人体生长繁殖引起的炎症反应，包括局部和全身感染。外科感染的特点：①感染大多与手术、损伤有关；②多为多种细菌引起的混合感染；③大部分感染病人有明显而突出的局部症状和体征；④当感染严重，药物不能控制时，需采取手术治疗。

【分类】

1. 按致病菌种和病变性质分为**非特异性感染**和**特异性感染**。非特异性感染又称一般性感

染，常见的有疖、痈、丹毒、急性淋巴结炎、急性阑尾炎等；特异性感染由结核分枝杆菌、破伤风梭菌、产气荚膜杆菌、白色念珠菌、炭疽杆菌等引起，常见的疾病有结核、破伤风、气性坏疽等。

2. **按感染病程**分为急性感染、亚急性感染、慢性感染。

【病因】

1. 病菌的致病因素　与入侵人体的黏附因子、病菌毒素和病菌的数量以及增殖速度有关。

2. 机体的易感因素　①局部因素：包括皮肤或黏膜破损；血管或体腔内留置的导管护理不当；管腔堵塞；异物或坏死组织的存在；局部组织血液供应障碍或水肿。②全身因素：包括严重损伤或休克；严重营养不良；糖尿病、尿毒症、肝硬化等慢性消耗性疾病；长期应用免疫抑制剂。③条件因素：机体局部或全身抗感染能力下降时，体内的条件致病菌变成致病菌而引起条件性感染。

【外科感染常见致病菌】①金黄色葡萄球菌：革兰阳性，感染的脓液稠厚、黄色、无臭味，能发生转移性脓肿。②链球菌：革兰阴性，脓液稀薄、量多、呈淡红色，感染易扩散。③大肠埃希菌：革兰阴性，如为单纯感染，则脓液无臭味，如混合感染，尤其是合并厌氧菌感染时，脓液气味恶臭。④变形杆菌：革兰阴性，脓液有特殊的恶臭。感染可由单一病菌引起，也可由几种病菌共同作用形成。

【病理生理】感染的过程中可有**脓液**形成。感染的转归与结局取决于致病菌的数量、种类、毒性、机体的抵抗能力、感染的部位与治疗、护理是否得当。常见的感染结局有炎症消退、炎症局限、炎症扩散或转为慢性炎症。

二、浅部软组织的化脓性感染

（一）疖

疖是单个毛囊及其周围组织的急性化脓性感染，好发于毛囊与皮脂腺丰富的部位，致病菌大多数为金黄色葡萄球菌或表皮葡萄球菌。在身体不同部位，多个疖同时或反复发生称为疖病，常见于免疫力低下的糖尿病病人和小儿。

【病因】皮肤不洁、局部擦伤、机体抵抗力降低等引起细菌繁殖产生毒素。

（二）痈

痈是指相邻近的多个毛囊及其周围组织的急性化脓性感染，也可由多个疖融合形成。多见于免疫力差的成年人和糖尿病病人，好发于皮肤较厚的颈部和背部，也可见于上唇、腹壁的软组织。主要致病菌为金黄色葡萄球菌。

【病因】与皮肤不洁、擦伤、机体抵抗力下降有关。

（三）急性蜂窝织炎

急性蜂窝织炎是皮下、筋膜下、肌间隙或深部疏松结缔组织的急性弥漫性化脓性感染，致病菌多为**溶血性链球菌和金黄色葡萄球菌**，少数由厌氧菌和大肠埃希菌引起。

【病因、病理】常因皮肤、黏膜损伤或结缔组织感染引起。病理改变是急性化脓性炎症，因病菌有毒性较强的溶血素、透明质酸酶等，病变不易局限，迅速扩散，导致毒血症或菌血症。

（四）丹毒

丹毒是皮内网状淋巴管被**乙型溶血性链球菌**侵袭所致的淋巴管炎，好发于面部和下肢。

【病因】致病菌多来源于皮肤或黏膜破损，如足癣、口咽部炎症等。

（五）管状淋巴管炎及淋巴结炎

急性淋巴管炎是指病菌经破损的皮肤、黏膜，或其他感染灶进入淋巴管引起淋巴管及其周围组织的急性炎症，分为网状淋巴管炎和管状淋巴管炎，前者即为丹毒。**致病菌为金黄色葡萄球菌和溶血性链球菌。**

【病因】皮内或皮下淋巴管的急性炎症，致病菌可来源于口咽部炎症、皮肤损伤、足癣、皮下化脓性感染灶等。

试题精选

1. 丹毒的好发部位是

A. 面部 　　　　　　　　B. 足部 　　　　　　　　C. 胸部

D. 上肢 　　　　　　　　E. 会阴部

答案：**A**。

2. 挤压面部"危险三角区"的疖易引起

A. 眼球后感染 　　　　　B. 颅内海绵窦炎 　　　　C. 败血症

D. 痈 　　　　　　　　　E. 急性蜂窝组织炎

答案：**B**。

三、手部急性化脓性感染

（一）甲沟炎和脓性指头炎

临床常见的手部急性化脓性感染包括甲沟炎、指头炎、腱鞘炎、滑囊炎和掌间隙感染。主要致病菌为皮肤表面的**金黄色葡萄球菌**。

【病因】甲沟炎多由于手部微小擦伤引起，如剪指甲过深、逆拔皮刺、刺伤、挫伤和切伤等引起。脓性指头炎可由甲沟炎扩展、蔓延形成，也可在指尖或手指末节皮肤损伤后引起。

（二）急性化脓性腱鞘炎、滑囊炎和手掌深部间隙感染

【病因】由手掌面的损伤或邻近组织的感染蔓延所致，均为手掌深部的化脓性感染，**致病菌多为金黄色葡萄球菌**。

试题精选

小指化脓性腱鞘炎感染扩散易引起

A. 甲沟炎 　　　　　　　B. 脓性指头炎 　　　　　C. 尺侧滑囊炎

D. 桡侧滑囊炎 　　　　　E. 拇指腱鞘炎

答案：**C**。

四、全身性感染

全身性感染是由致病菌进入人体血液循环后，在体内生长繁殖或产生毒素引起的严重的全身感染中毒症状，包括脓毒症和菌血症。脓毒症是因致病菌引起的全身性炎症反应。细菌侵入人体后血培养检出病原菌者，称为菌血症。

【病因】致病菌数量多、毒力强和（或）机体抵抗力低下是引起全身性感染的主要诱因，临床多见于抵抗力低下、长期静脉内置管、局部病灶处理不当及长期应用免疫抑制剂和糖皮质激素、大量长期使用广谱抗生素的病人。常见致病菌包括：①革兰阴性杆菌最常见，主要有大肠埃希菌、铜绿假单胞菌、变形杆菌等；②革兰阳性球菌，包括金黄色葡萄球菌、溶血性链球菌、表皮葡萄球菌和肠球菌等；③无芽胞厌氧菌，常见有拟杆菌等；④真菌，常见有白色念珠菌、曲霉菌等。

【病理生理】全身性感染对机体的损害不仅是病原菌，还因其内毒素、外毒素等毒性产物及其介导的多种炎症介质，导致机体的组织、脏器受损，功能障碍，代谢紊乱，严重者早期即出现感染性休克。

五、特异性感染

（一）破伤风

【病因】由破伤风梭菌经皮肤或黏膜侵入人体伤口，**在缺氧条件下生长繁殖**，产生毒素所导致的特异性感染。**伤口窄而深**，常发生于各种创伤后、不洁条件下分娩的产妇和新生儿等。

【病理生理】破伤风梭菌是一种革兰阳性厌氧性芽胞梭菌。存在于灰尘、粪便和土壤里。该病菌的主要致病因素是**外毒素**，即**痉挛毒素**和**溶血毒素**，痉挛毒素可引起血压升高、心率增快，体温升高和大汗以及肌肉阵发性痉挛、抽搐，而溶血毒素引起局部组织坏死和心肌损害。

（二）气性坏疽

气性坏疽是梭状芽胞杆菌感染引起的以肌坏死为特征的急性特异性感染。病情进展快，预后差。致病菌是**革兰阳性的厌氧梭状芽胞杆菌**，该菌仅能在无氧的环境中生存。

【病因】主要的致病菌有产气荚膜杆菌、腐败杆菌和溶杆菌等，常为多种致病菌的混合感染。机体抵抗力降低合并有缺氧环境时易感染。

【病理生理】梭状芽胞杆菌的致病因素为外毒素和酶。病变一旦开始，迅速沿肌束或肌群向上、下扩散，肌组织变成砖红色，外观形似熟肉，失去弹性，当感染侵犯皮下组织时，病变迅速沿筋膜蔓延。

试题精选

1.引起破伤风的病菌属于
A.革兰染色阳性厌氧芽胞杆菌　　　B.无芽胞厌氧菌　　　C.无芽胞需氧菌
D.革兰染色阳性梭状芽胞杆菌　　　E.革兰染色阴性梭状芽胞杆菌
答案：**A**。

2.患者，男性，37岁。8天前左足底被铁钉刺伤，昨日晨起张口困难、牙关紧闭、呼吸

困难，手足抽搐，诊断为破伤风。出现该症状的根本原因是

    A. 破伤风杆菌侵入机体   B. 病人自身抵抗力低下

    C. 破伤风杆菌在体内迅速繁殖   D. 破伤风杆菌产生的外毒素作用

    E. 破伤风杆菌的菌体蛋白作用

答案：D。

第 9 单元　损伤病人的护理

一、概述

【分类】

1. 按伤后皮肤完整性分类，分为**闭合性损伤和开放性损伤**。闭合性损伤指损伤部位的皮肤黏膜完整，部分可合并深层组织及脏器的严重损伤。如挫伤：最常见，是钝器或钝性暴力直接作用于软组织而引起的损伤，扭伤、挤压伤、震荡伤、关节脱位或半脱位和闭合性骨折和闭合性内脏伤。开放性损伤指损伤部位的皮肤或黏膜破损，可有体腔或骨面与外界相通，或伤口出血。包括：擦伤、切割伤、刺伤、撕裂伤和火器伤。

2. 按伤情轻重分类，可分为轻度、中度和重度。

3. 按受伤部位分类，可分为颅脑、颌面部、胸部、腹部、脊柱、骨盆和四肢伤等。

【病理生理】 局部炎症反应；全身性应激反应；组织修复和创伤愈合。

【创伤的修复与愈合】

1. 创伤的修复过程　分为炎症反应阶段、组织增生和肉芽形成阶段、组织塑性阶段。

2. 创伤愈合类型　一期愈合（原发愈合）和二期愈合（瘢痕愈合）。

3. 影响创伤愈合的因素　年龄、慢性疾病（如糖尿病等）、伤口特点、感染和异物、局部制动、营养不良、低蛋白血症、维生素缺乏、大量使用细胞增生抑制剂（如糖皮质激素）、缝合技术、心理压力等。

二、烧伤

【病理生理】 根据烧伤病理生理特点，病程大致分为以下 4 期。

1. **急性体液渗出期**　严重烧伤后，立即出现体液渗出，可在烧伤后数分钟开始，**2～3小时最急剧，8 小时达高峰，伤后 48 小时开始回吸收渗液**。此期最大的危险是发生**低血容量性休克**。

2. **急性感染期**　从烧伤后 **48 小时渗出液开始回吸收时开始**，至创面完全愈合，均可发生感染。严重烧伤所致的全身应激性反应及休克的打击，使全身免疫功能下降，对致病菌易感性增加，早期即并发全身性感染。

3. **创面修复期**　烧伤后组织修复在早期炎症反应时即已开始。创面修复与烧伤的深度、面积及感染的程度有关。浅度烧伤无瘢痕，Ⅱ度烧伤有瘢痕，Ⅲ度以上烧伤需做皮肤移植修复。

4. **康复期**　创面愈合需要锻炼、体疗、工疗和整形恢复，某些脏器功能损害和心理异常

也需要恢复过程，此期持续时间依据烧伤深度、面积、程度而异。夏季，烧伤病人因汗腺被毁常感不适，康复需2～3年的过程。

试题精选

1. 浅Ⅱ度烧伤的深度可达
A. 表皮浅层   B. 真皮浅层   C. 真皮全层
D. 皮肤附件   E. 肌肉
答案：**B**。

2. 烧伤病人皮片移植属于
A. 游离移植   B. 带蒂移植   C. 吻合移植
D. 组织移植   E. 器官移植
答案：**A**。

3. 肉芽水肿创面换药时宜用
A. 生理盐水纱布湿敷   B.25% 硫酸镁湿敷
C.3% 过氧化氢溶液纱布湿敷   D.3%～5% 高渗盐水纱布湿敷
E.70% 乙醇纱布湿敷
答案：**D**。

4. 患者，男性，50岁。大面积烧伤后12小时入院，全身约40%的面积为大小水疱，血压降低。此时病人的病理生理变化为
A. 休克   B. 心功能衰竭   C. 肾功能衰竭
D. 肺功能衰竭   E. 烧伤并发全身感染
答案：**A**。

第 10 单元　器官移植病人的护理

一、概述

【概念】通过手术的方法将自体或异体活性器官，移植到身体的某一部位，以恢复原有器官或组织的解剖结构和功能，代偿受者相应器官因致命性疾病而丧失的功能，称为器官移植。提供移植器官的个体称为供体；接受移植器官的个体称为受体。除此之外，还有细胞移植（肝细胞移植、造血干细胞移植等）和组织移植（如皮肤移植、组织移植等）。

【分类】①自体移植术：指供、受者为同一个体，移植后不会引起排斥反应。如自体皮肤移植。②同质移植术：相同遗传素质（基因）的不同个体间的移植，移植后不会发生排斥反应。如同卵双生胎之间的器官移植。③同种异体移植术：指供、受者属于同一种族但遗传基因不同的个体间的移植，如人与人之间的器官移植。由于抗原结构不同，移植后会出现排斥反应。④异种移植术：不同种族之间的组织或器官移植，移植后可出现强烈的排斥反应。

三、皮肤移植病人的护理

皮肤移植又称为植皮术，利用自体或异体皮片移植到相应皮肤缺损区，使创面愈合，或因整形需要再造体表器官的一种方法。

【分类】

1. 按皮片的来源 ①自体皮肤移植；②同种异体皮肤移植；③异种异体皮肤移植。

2. 按移植方法分类 ①带蒂移植术；②游离植皮术；③吻合移植术。

游离植皮术根据皮片厚度分为 4 种。①表层皮片：表皮及少量真皮乳头层，移植的成活率高，用于消灭肉芽组织创面；会有色素沉着，因此不宜植入面部、手掌、足底等处；②中厚皮片：含表皮及部分真皮层，用途最广，存活率高，不易收缩，色素沉着不大；③全厚皮片：包括全层皮肤，需在新鲜创面上移植，愈合后组织功能良好；④点状植皮：移植皮片面积小，很易存活，用于肉芽创面移植，术后效果较好。

试题精选

1. 游离植皮方法中用途最广，愈合后功能好的是

A. 表层皮片   B. 中厚皮片   C. 人造皮

D. 异体皮移植   E. 同种异体皮移植

答案：**B**。

2. 急性排斥反应一般出现在

A. 36 小时内   B. 48 小时内   C. 1 个月内

D. 2 个月内   E. 术后 5 日到 6 个月

答案：**E**。

第 11 单元 肿瘤病人的护理

一、肿瘤概述

【分类】肿瘤是机体的新生物，是各种致瘤因素引起的细胞异常分化与过度增生的结果，以肿块形成为主要临床特征的一种常见病、多发病，可发生在任何年龄和身体的任何部位。依据肿瘤的形态学及肿瘤对机体的影响，将肿瘤分为良性肿瘤、恶性肿瘤以及交界性肿瘤三类，主要鉴别方式是**分化程度**。良性肿瘤一般称为"瘤"，无浸润能力；恶性肿瘤中来自上皮组织的称为"癌"，来源于间叶组织的称为"肉瘤"，恶性肿瘤有浸润和转移能力。交界性肿瘤，形态上属良性，但常呈浸润性生长，切除后容易复发。

【病因】肿瘤的病因尚不明确，由环境、遗传、病毒感染和生活方式等多种因素相互作用而引起。可能与以下因素有关。

1. 环境因素（致癌因素） ①物理因素；②化学因素；③生物因素。

2. 机体因素（促癌因素） ①遗传因素；②内分泌因素；③免疫因素；④心理 – 社会因素。

【病理】恶性肿瘤的发生发展过程分为**癌前期**、**原位癌**（局限于上皮层、未突破基底膜）和**浸润癌**（突破基底膜，向周围组织浸润）3 个阶段。肿瘤细胞的分化分为高分化、中分化和低分化 3 类。生长方式主要是浸润生长；恶性肿瘤生长快、发展迅速、病程较短。转移方式包括：**直接蔓延**、**淋巴转移**、**血行转移**和**种植性转移**。

试题精选

1. 原位癌癌变的范围是

A. 基底层 　　　　　　　　B. 侵及周围组织 　　　　　　C. 浆膜层

D. 黏膜层 　　　　　　　　E. 局限于上皮层内

答案：**E**。

2. 良性肿瘤与恶性肿瘤的根本区别在于肿瘤的

A. 肿块大小 　　　　　　　B. 细胞分化程度 　　　　　　C. 生长速度

D. 组织来源 　　　　　　　E. 疼痛程度

答案：**B**。

第 12 单元　颅内压增高病人的护理

一、颅内压增高

成人正常颅内压为 $0.7 \sim 2.0$kPa（**70 $\sim$ 200mmH$_2$O**），儿童为 $0.5 \sim 1.0$kPa（$50 \sim 100$mmH$_2$O）。成人颅腔容积为 **1400 $\sim$ 1500ml**。颅内容物包括脑组织、脑脊液、血液。颅内压主要依靠脑脊液量的增减来调节。颅脑疾病使颅腔内容物体积增加或颅腔容积缩少，超过颅腔可代偿的容量，导致颅内压持续高于 **200mmH$_2$O（2.0kPa）**，并出现**头痛、呕吐、视盘水肿**称为颅内压增高。

【病因】颅腔内容物体积或量增大及颅内空间或颅腔容积缩小是导致颅内压增高的两大主要原因。

1. 颅腔内容物体积或量增大　①脑体积增加：如脑缺血缺氧、中毒引起脑水肿；②脑脊液增多：如脑脊液分泌增多；③脑血流量增加：如高碳酸血症使脑血管扩张致血容量增加；④占位性病变：颅内血肿、肿瘤等。

2. 颅腔容积缩小　①先天畸形；②外伤致凹陷性骨折。

【病理生理】颅内压增高引起一系列中枢神经系统功能紊乱，包括：脑血流量减少、脑水肿、脑移位和脑疝或全身血管加压反应。

二、急性脑疝

【解剖概要】颅腔被小脑幕分成幕上腔和幕下腔。幕上腔被大脑镰分成左右两分腔，容纳大脑左右半球，幕下腔容纳脑桥、小脑、延髓。颅腔与脊髓腔相连处出口为枕骨大孔，延髓下端经此孔与脊髓相连，小脑扁桃体在枕骨大孔位置之上，位于延髓下端背侧。

【病因及分类】

1. 病因　颅腔占位性病变发展到一定程度，导致颅内压增高，颅内各分腔内压力不平衡，引起脑组织、血管和脑神经等移位受压，产生一系列临床表现即为脑疝。

2.分类　根据解剖结构将脑疝分为：小脑幕切迹疝（颞叶沟回疝）、枕骨大孔疝（小脑扁桃体疝）、大脑镰下疝（扣带回疝）三类。

试题精选

1.颅内压增高的最重要客观体征是

A.头痛　　　　　　　　B.喷射性呕吐　　　　　　C.视盘水肿

D.刺激性呛咳　　　　　E.尿失禁

答案：**C**。

2.颅内压增高引起死亡的主要原因是

A.意识障碍　　　　　　B.感染　　　　　　　　　C.脑疝

D.呼吸衰竭　　　　　　E.大量呕吐导致水电解质失衡

答案：**C**。

第 13 单元　颅脑损伤病人的护理

一、颅骨骨折

【解剖概要】颅骨分成颅脑和面颅两部分，颅脑围成颅腔容纳脑。颅腔的顶部为颅盖颅盖骨质坚实，由内、外骨板和板障构成，内、外骨板表面有骨膜，内骨膜是硬脑膜外层，与颅骨板结合不紧密，颅顶部骨折时易形成硬脑膜外血肿；颅底内面凹凸不平，由前向后形成颅前窝、颅中窝以及颅后窝。颅底部的硬脑膜与颅骨贴附紧密，颅底骨折时易形成脑脊液漏，也可导致颅内感染。颅骨骨折按骨折部位分为：颅盖骨折、颅底骨折；按骨折形态分为线性骨折和凹陷性骨折；按骨折与外界相通与否分为开放性骨折、闭合性骨折。

试题精选

出现"熊猫眼征"的颅骨骨折是

A.穹隆部骨折　　　　　B.颅前窝骨折　　　　　　C.枕骨窝骨折

D.顶骨骨折　　　　　　E.颅盖合并颅中窝骨折

答案：**B**。

第 14 单元　颈部疾病病人的护理

一、颈部解剖生理概要

【解剖】甲状腺分左、右两叶，位于**甲状软骨**下方气管两侧，中间以**峡部**相连。4 个甲状旁腺紧密附于甲状腺左右二叶**背面**。甲状腺血液供应丰富，主要有来自两侧的甲状腺上动脉和甲状腺下动脉。喉返神经来自迷走神经，支配声带运动。喉上神经亦起自迷走神经，分内、外两支，内支为感觉支，外支为运动支，支配环甲肌，使声带紧张。

【生理】甲状腺有合成、贮存、分泌甲状腺素的功能。甲状腺素主要包括四碘甲状腺原氨酸（T_4）和三碘甲状腺原氨酸（T_3）。甲状腺激素可以增加全身组织细胞氧消耗及产热；促进能源物质分解；促进生长发育和分化；影响体内水和电解质代谢。

二、甲状腺功能亢进症

【病因】原发性甲状腺功能亢进症是一种自身免疫性疾病。继发性甲状腺功能亢进症和高功能腺瘤病因尚不明确。

【分类】按引起甲状腺功能亢进症的原因可分为3类。

1. 原发性甲状腺功能亢进症　最常见，腺体多呈双侧对称弥漫性肿大，常伴有眼球突出，又称"突眼性甲状腺肿"，可伴胫前黏液性水肿。

2. 继发性甲状腺功能亢进症　较少见，在结节性甲状腺肿基础上发生的甲状腺功能**亢进**症。无眼球突出，腺体呈结节状肿大，易发生心肌损害。

3. 高功能腺瘤　临床少见，腺体内有单个自主性高功能结节，无眼球突出。

三、单纯性甲状腺肿

【病因、病理】分为3类。①碘缺乏：环境缺碘是主要原因，常发生在水土流失山区；②甲状腺素需求量增多：见于青春期、妊娠期、围绝经期前后女性；③甲状腺素合成和分泌障碍：多由食物或药物引发。

四、甲状腺癌

【概述】甲状腺癌包括甲状腺腺瘤和甲状腺癌两类，前者为最常见的甲状腺良性肿瘤，后者为最常见的甲状腺恶性肿瘤。甲状腺癌病人早期无明显症状，仅甲状腺内出现单发、固定、质硬、高低不平的结节，吞咽时肿块移动度减小；晚期多压迫喉返神经、气管或食管而产生声音嘶哑、呼吸困难或吞咽困难等，压迫颈交感神经，可产生霍纳综合征；可出现局部转移，颈部出现硬而固定的淋巴结，远处转移多见于扁骨和肺。手术是除未分化癌以外各类型甲状腺癌的基本治疗方法。

试题精选

引起单纯甲状腺肿大的主要原因是

A. 甲状腺内碘转运障碍　　　B. 过氧化物酶活性缺乏　　　C. 环境缺碘

D. 甲状腺激素合成障碍　　　E. 甲状腺球蛋白水解障碍

答案：C。

第 15 单元　乳房疾病病人的护理

一、解剖生理概要

【乳房的解剖】乳房位于胸大肌浅表，第 2～6 肋骨水平的浅筋膜浅、深层之间，内达胸骨旁，外至腋前线，乳房外上方形成乳腺腋尾部伸向腋窝。乳房中央为乳头，乳头周围为乳晕。乳腺有 15～20 个腺叶，腺叶间上连皮肤及浅筋膜浅层，下连浅筋膜深层的纤维束称乳房悬韧带韧带（Cooper 韧带），有支撑和固定乳房作用。

【乳腺的生理】乳腺生理受垂体前叶、肾上腺皮质和卵巢等分泌的激素影响和调节。乳腺淋巴回流途径如下：胸大肌外缘淋巴管流至腋窝淋巴结（大部分）、肋间淋巴结至胸骨旁淋巴结、腹直肌鞘淋巴管至肝、肝镰状韧带淋巴管至肝。

二、急性乳腺炎

【病因】

1.乳汁淤积　急性乳腺炎发病主要原因。乳汁淤积原因：①乳头发育不良；②乳汁过多、婴儿吸乳少，乳汁不能完全排空；③乳管不通，排乳不畅。

2.细菌入侵　乳头破损或皲裂，细菌沿淋巴管入侵。急性乳腺炎致病菌以金黄色葡萄球菌为主。

三、乳房良性肿块

（一）乳房纤维腺瘤

【病因、病理】本病的发生与机体对雌激素敏感性增高有关，好发年龄为 20～25 岁。

（二）乳管内乳头状瘤

【病因、病理】多见于 40～50 岁经产妇。瘤体甚小，带蒂并有许多绒毛，血管丰富且壁薄、质脆，极易出血。本病属良性，但 6%～8% 有发生恶变的可能。

（三）乳腺囊性增生病

本病是乳腺组织的良性增生，是女性常见病和多发病，多见于中年女性。

【病因、病理】病因为内分泌失调，黄体素分泌减少，雌激素相对增多。病理改变主要为乳腺组织的良性增生，可发生于腺管周围并伴有大小不等的囊肿形成，也可发生在腺管内而表现为上皮的乳头样增生伴乳管囊性扩张。

四、乳腺癌

【病因】乳腺癌是女性发病率最高的恶性肿瘤之一，病因尚不清晰，目前认为雌激素在乳腺癌发病中有重要作用；此外，饮食与营养中，进食高脂肪饮食和肥胖的妇女，乳腺癌患病率较高；某些乳房良性疾病，如乳房囊性增生病、纤维腺瘤、乳管内乳头状瘤亦与乳腺癌的发生有一定关系。

【病理】病理分型包括：①非浸润性癌：早期病变，预后较好，包括导管内癌、小叶原位癌、乳头湿疹样乳腺癌。②早期浸润性癌：指早期浸润性导管内癌、早期浸润性小叶原位癌。预后较好。③浸润性特殊癌：分化较高，预后尚好，包括乳头状癌、髓样癌等。④浸润性非特殊癌：约占80%，分化低、预后较差，包括浸润性小叶癌、浸润性导管癌等。乳腺癌主要转移途径有局部浸润、淋巴转移、血行转移。

【分期】乳腺癌的**TNM分期法：原发癌肿（T）、区域淋巴结（N）、远处转移（M）**。

试题精选

1. 乳腺癌最高发部位是

A. 内下象限   B. 内上象限   C. 外下象限

D. 外上象限   E. 乳晕区

答案：**D**。

2. 绝经期前后女性易患乳腺癌的主要原因是

A. 抵抗力低下   B. 性激素变化   C. 代谢紊乱

D. 精神因素   E. 心理因素

答案：**B**。

第16单元 胸部损伤病人的护理

一、胸部解剖生理概要

【解剖】胸部由胸壁、胸膜和胸腔及腔内器官组成。胸壁包括胸椎、胸骨和肋骨构成的骨性胸廓及附着在其外面的肌群、软组织和皮肤。

【生理】胸膜分为脏层胸膜和壁层胸膜，二者构成潜在的密封腔隙即胸膜腔，胸膜腔内为负压，吸气时负压增大，呼气时缩小，胸腔负压能防止肺萎缩。胸腔内脏器包括肺脏、心脏和心包、大血管、食管和气管。

二、肋骨骨折

【病因】外来暴力和病理因素导致肋骨骨折，病理因素主要见于恶性肿瘤肋骨转移的病人或严重骨质疏松者。**第4～7肋骨长而薄，易骨折**。

【病理生理】单根或数根肋骨单处骨折时，其上、下仍有完整的肋骨支撑胸廓，呼吸影响不大，但如损伤肋间血管特别是动脉时，可因大量出血而致病情恶化。多根、多处肋骨骨折使局部胸壁失去完整支撑而软化，出现反常呼吸运动，即吸气时软化区的胸壁内陷，呼气时，胸壁外突，称连枷胸。若软化区范围较广泛，可使纵隔随着呼吸左右扑动，导致缺氧和二氧化碳滞留，甚至发生呼吸和循环衰竭。

三、损伤性气胸

【病理生理】胸膜腔内积气称气胸，根据胸膜腔压力情况分为以下几种。

1. 闭合性气胸   气体进入胸膜腔后，伤口立即闭合，**胸膜腔内压低于大气压**，使患侧肺部分萎陷、气体有效交换面积减少，影响肺通气和换气功能，多并发于肋骨骨折。

2. 开放性气胸   患侧胸腔与外界大气直接相通，气体自由进出胸膜腔，当伤口直径>3cm

时胸膜腔内压消失、几乎等于外界大气压，患侧肺完全萎陷，致呼吸功能障碍；胸膜腔压力不均衡，可出现吸气时纵隔向健侧移位，呼气时又移回患侧，纵隔随呼吸左右摆动，称为**纵隔扑动**，纵隔扑动可影响静脉回心血流，因低氧气体在双侧肺内重复交换可加重病人缺氧。

3.张力性气胸　损伤裂口与胸膜腔相通，形成活瓣，气体**只进不出**，胸膜腔内的压力不断增大，**胸膜腔压力高于大气压**，使伤侧肺严重萎缩，纵隔明显向健侧移位，健侧肺受压，产生呼吸和循环功能严重障碍。严重时胸膜腔的高压将积气挤入纵隔，形成纵隔气肿，甚至扩散至颈部、面部、胸部等处形成皮下气肿。

四、损伤性血胸

【病因病理】胸部损伤引起胸膜腔积血称血胸。血胸可与气胸同时存在。

肋间血管、胸廓内血管或动脉损伤出血不易自行停止；心脏、大血管受损，出血量多而急，可导致大量血胸。血胸时伤侧肺萎陷，**纵隔移向健侧**，阻碍静脉血液回流，严重影响呼吸和循环。心包、肺和膈肌的运动具有去纤维蛋白作用，使胸腔内血液不易凝固，但出血量大时去纤维蛋白作用不完善，血液迅速凝固，称为**凝固性血胸**，凝血块形成纤维板，损害呼吸功能。并发感染时，形成**感染性血胸**，最终形成**脓血胸**。

试题精选

1.开放性气胸的特殊病理变化是
A.健侧肺扩张　　B.患侧肺扩张　　C.胸腔内压低于大气压
D.纵隔扑动　　E.胸腔内压高于大气压
答案：**D**。

2.张力性气胸的特殊病理变化是
A.健侧肺扩张　　B.患侧肺扩张　　C.胸腔内压低于大气压
D.纵隔扑动　　E.胸腔内压高于大气压
答案：**E**。

3.患者，女性，30岁。车祸急诊入院，诊断胸部损伤，多根多处肋骨骨折，出现反常呼吸，原因是
A.疼痛　　B.胸壁软化　　C.开放性气胸
D.闭合性气胸　　E.张力性气胸
答案：**B**。

第17单元　脓胸病人的护理

一、急性脓胸

【病因】急性脓胸多为继发性，最主要的原发病灶来自**肺部**。感染途径：①直接侵入：由化脓病灶侵入或破入胸膜腔；外伤、异物存留、手术污染、食管或支气管胸膜瘘或血肿等

引起的继发感染。②淋巴途径，如肝脓肿、化脓性心包炎等。③血源性播散，败血症或脓毒血症时，致病菌经血液循环进入胸膜腔。

【病理生理】感染侵犯胸膜后，引起大量炎性胸腔积液渗出，随病情发展，渗出液逐渐由浆液性转为脓性，纤维组织增厚易引起粘连，形成局限性或包裹性脓胸。

二、慢性脓胸

【病因】急性脓胸处理不当，病程超过3个月为慢性脓胸。常见原因：①脓腔内有异物如死骨、弹片等，使感染难以控制；②合并支气管或食管瘘未及时处理；③邻近慢性病灶及特殊病原菌存在，使脓腔长期不愈。

【病理生理】慢性脓胸是在急性脓胸基础上发展形成脓腔壁，机化限制胸廓活动，降低呼吸功能。

■ 试题精选

1. 引起急性脓胸最常见的致病菌是

A. 结核杆菌　　　　　　　　B. 大肠杆菌　　　　　　　　C. 肺炎球菌

D. 金黄色葡萄球菌　　　　　E. 绿脓杆菌

答案：**D**。

2. 引起急性脓胸最主要的原发病灶是

A. 肺脓肿　　　　　　　　　B. 肝脓肿　　　　　　　　　C. 急性化脓性阑尾炎

D. 败血症　　　　　　　　　E. 自发性食管破裂

答案：**A**。

第18单元　肺癌病人外科治疗的护理

一、概述

肺癌多数起源于**支气管黏膜**上皮，因此也称支气管肺癌。

【病因】**长期大量吸烟**（最重要致病因素）、接触化学和放射性物质、空气污染和人体内在因素（如免疫状态、遗传、肺部慢性感染）有关。

【病理和分类】

1. 病理　肺癌起源于支气管黏膜上皮，局限于基底膜内者称为原位癌。癌肿可向支气管腔内和（或）邻近肺组织生长，并通过淋巴、血行转移或直接向支气管转移扩散。

2. 分类

（1）根据解剖学部位分为中心型和周围型。中心型肺癌起源于**主支气管**、肺叶支气管的癌肿，位置**靠近肺门**；周围型肺癌起源于**肺段支气管以下**的癌肿，位置在肺周围部分。

（2）根据组织学分为4种类型：**鳞状细胞癌、腺癌、大细胞癌和小细胞癌**（表2-2）。

表 2-2　四种组织学类型肺癌的区别

	发病概率	好发人群	分 型	特 点
鳞状细胞癌	50%（最常见）	老年男性	中心型多见	生长缓慢，恶性程度低，病程较长，转移晚
腺癌	25%	女性	周围型多见	生长慢，血行转移发生早（易转移至肝），淋巴转移发生晚
大细胞癌	1%		中心型多见	生长快，分化程度低，恶性程度高，预后差
小细胞癌	20%	40 岁左右有吸烟史男性	中心型多见	生长快，恶性程度高，远处转移出现早，预后差

试题精选

预后最差的肺癌类型是

A. 细支气管肺泡癌　　　　B. 肺泡细胞癌　　　　C. 小细胞癌

D. 大细胞癌　　　　　　　E. 中央型鳞癌

答案：**C**。

第 19 单元　食管癌病人的护理

一、食管解剖生理概要

【解剖】食管为一长管状肌性器官，成人 **25～30cm**。食管分为 4 段：①颈段；②上胸段；③中胸段；④下胸段。食管壁自管腔向外由黏膜、黏膜下层、肌层和外膜层构成。食管**无浆膜层**，是术后易发生吻合口瘘的因素之一。食管的血液供应来自不同的动脉，**呈节段性**，尽管这些动脉间有交通支，但不丰富，故食管血液供应差，术后愈合能力较差。

【生理】食管有 3 处生理性狭窄：第 1 处狭窄在环状软骨下缘平面，即食管入口处；第 2 处狭窄在主动脉弓水平处，有主动脉和左支气管横跨食管；第 3 处狭窄在食管穿过膈肌裂孔处。该 3 处狭窄虽属生理性，但常为瘢痕性狭窄、憩室、肿瘤等病变所在的区域。

二、食管癌

【病因】与下列因素有关：①亚硝胺与真菌；②缺乏某些微量元素及维生素；③遗传易感因素；④饮食习惯：嗜好吸烟、长期饮烈性酒、进食过烫过快；⑥食管慢性炎症、黏膜损伤及慢性刺激等。

【病理和分型】食管癌 95% 以上为**鳞状上皮癌**，好发于食管**中胸段**，下胸段次之，上胸段较少。按病理分型为：①髓质型（**最常见**）；②蕈伞型；③溃疡型；④缩窄型。食管癌转移主要途径为**淋巴转移**。

🔲 试题精选

食管癌最好发的部位是食管的

A. 颈部   B. 胸部上段   C. 胸部中段

D. 胸部下段   E. 腹部

答案：**C**。

第 20 单元　心脏疾病病人的护理

一、概述

【解剖生理】心脏位于胸腔纵隔内，被心包覆盖，心包由壁层心包和脏层心包组成，两层间隙称为心包腔，含有 10～20ml 浆液，起润滑作用，以减少心脏搏动时与心包之间的摩擦。心脏被房室间隔分隔为左、右心房及左、右心室。心脏有 4 个瓣膜，分别是肺动脉瓣、主动脉瓣、二尖瓣和三尖瓣。二尖瓣和三尖瓣统称为房室瓣，房室瓣使血液由心房单向流向心室，动脉瓣使血液由心室单向流向动脉，当它们损伤时可能会形成关闭不全或狭窄。左冠状动脉和右冠状动脉为心脏供应血液。

二、冠状动脉粥样硬化性心脏病

【病因】冠状动脉粥样硬化性心脏病简称冠心病。多见中年以上人群，男性多于女性。冠心病的主要危险因素有高脂血症、高血压、吸烟、糖尿病、肥胖以及遗传因素等。

【病理生理】由于冠状动脉内粥样硬化斑块形成，造成管壁增厚、管腔狭窄或阻塞，冠状动脉血流量减少，心肌供氧和需氧失衡。心肌需氧量增加，动脉供血不能相应增加时，可造成局部心肌缺血、缺氧。

三、体外循环

【概述】体外循环（CPB）指利用特殊人工装置从上、下腔静脉和右心房将回心静脉血引出体外，在人工心肺机内进行氧合并排出二氧化碳，经过调节温度和过滤后，再由血泵输回体内动脉继续血液循环的生命支持技术。其设备装置主要部件包括血泵（即人工心）、氧合器（即人工肺）、变温器、过滤器和血液浓缩器。

第 21 单元　腹外疝病人的护理

一、概述

【概念】腹外疝是腹腔内脏器或组织连同壁腹膜，经腹壁薄弱点或孔隙，向体表突出而形成。

【病因】**腹壁强度降低**（某些组织穿过腹壁部位，如精索或子宫圆韧带穿过腹股沟管、股动静脉穿过股管处，腹白线发育不全，手术切口愈合不良、外伤、感染、肥胖等）和**腹内**

压增高（如慢性便秘、慢性咳嗽、排尿困难、腹水、妊娠、举重、搬运重物、婴儿经常啼哭等）是常见原因。

【病理解剖】典型腹外疝由疝环、疝囊、疝内容物和疝外被盖组成。疝环是疝突向体表的门户，是腹壁薄弱区所在，又称疝门；疝囊包括疝囊颈、疝囊体和疝囊底；疝内容物是进入疝囊的腹内脏器或组织，以小肠最多见，其次是大网膜；疝外被盖是指疝囊以外的各层组织，通常由筋膜、皮下组织和皮肤等组成。

【临床类型】按照疝内容物进入疝囊的情况，腹外疝分为以下 4 种类型。

1. 易复性疝　最常见，疝内容物很容易回纳入腹腔。

2. 难复性疝　疝内容物不能或不能完全回纳入腹腔，但不引起严重症状者。

3. 嵌顿性疝　疝环较小而腹内压突然增高时，疝内容物强行扩张疝囊颈进入疝囊，而后疝囊颈弹性收缩，将疝内容物卡住，使其不能回纳，称为嵌顿性疝。

4. 绞窄性疝　嵌顿若未能及时解除，肠管及其系膜受压程度不断加重，使动脉血流减少，最终完全阻断。

二、腹股沟疝

（一）腹股沟斜疝

【定义】疝囊经过腹壁下动脉外侧的腹股沟管内环（深环）突出，向内、向下、向前斜行经过腹股沟管，再穿出腹股沟管外环（浅环），并进入阴囊，称为腹股沟斜疝，是最常见的腹外疝。

（二）腹股沟直疝

【定义】疝囊经腹壁下动脉内侧的直疝三角直接由后向前突出，不进入阴囊，称为腹股沟直疝。

三、股疝

【定义】腹腔内器官或组织通过股环、经股管向卵圆窝突出形成股疝，多见于 40 岁以上的妇女，股疝最易发生嵌顿，一旦嵌顿，可迅速发展为绞窄性疝。

试题精选

1. 股疝易嵌顿，主要是因为

A. 妊娠　　　　　　　　　B. 肥胖　　　　　　　　　C. 股管解剖特点

D. 咳嗽　　　　　　　　　E. 运动过量

答案：C。

2. 嵌顿疝和绞窄疝的根本区别是

A. 疝囊有无压痛　　　　　B. 疝块大小　　　　　　　C. 疝囊内有无渗液积累

D. 有无肠梗阻　　　　　　E. 疝内容物有无缺血坏死

答案：E。

第 22 单元 急性腹膜炎病人的护理

一、解剖生理概要

【解剖】腹膜是一层很薄的浆膜，分为相互连续的壁腹膜和脏腹膜两部分。腹膜腔是壁腹膜和脏腹膜之间的潜在腔隙，是人体最大的体腔。正常情况下，腹膜腔内有少量液体。腹膜的动脉来自肋间动脉和腹主动脉分支，静脉汇入门静脉和下腔静脉。壁腹膜主要受体神经支配，对各种刺激敏感，痛觉定位准确；脏腹膜受自主神经支配，对牵拉、炎症和压迫等刺激敏感，定位较差。

【生理】腹膜生理作用主要有润滑、吸收、渗出、防御和修复。

二、急性腹膜炎

腹膜炎是发生于腹腔壁腹膜与脏腹膜的炎症，可由细菌感染、化学或物理损伤引起。

【分类】腹膜炎按发病机制分为原发性与继发性两类，腹腔内有无原发病灶是二者的主要区别；按病因分为细菌性与非细菌性两类；按临床经过可分为急性、亚急性和慢性 3 类；按累及范围分为弥漫性与局限性两类。

【病因】急性腹膜炎多指**继发性化脓性腹膜炎**，是一种常见的外科急腹症。主要致病菌为**大肠埃希菌**等胃肠道常驻菌群，多由腹内脏器穿孔或破裂（**急性继发性化脓性腹膜炎最常见的原因**）、缺血和炎症扩散引起。原发性腹膜炎少见，儿童发病较多，由血行播散或泌尿系统上行感染至腹腔而发病。原发性腹膜炎致病菌多为溶血性链球菌。

【病理生理】细菌或胃肠道内容物刺激腹膜，发生充血、水肿等反应，产生大量渗出液稀释毒素，出现大量吞噬细胞、坏死组织，使渗出液变为脓液。腹膜炎的转归主要为 3 种情况：炎症趋于恶化、炎症局限和消散、粘连性肠梗阻形成。

三、腹腔脓肿

（一）膈下脓肿

脓液积聚于一侧或两侧膈肌下、横结肠及其系膜的间隙内，统称为膈下脓肿。

【病因、病理】平卧时膈下位置最低，急性腹膜炎时，**腹腔内感染**的脓液易积聚于此形成脓肿，或细菌经门静脉或淋巴系统到达膈下形成脓肿。膈下感染可引起胸腔积液、肠瘘、胃瘘，病人抵抗力低时，还可扩散引起脓毒症。

（二）盆腔脓肿

盆腔处于腹腔最低位，腹腔内炎性渗出物及脓液，积聚于此形成盆腔脓肿。

【病因、病理】盆腔脓肿常发生于阑尾穿孔，结直肠手术后。盆腔腹膜面积小，吸收毒素能力较低，故全身症状较轻。

（三）肠间脓肿

【病因、病理】肠液被包围在肠管、肠系膜与网膜之间的脓肿称为肠间脓肿，可为单个或多个大小不等的脓肿。

■ **试题精选**

1. 继发性腹膜炎最常见的致病菌是

A. 肺炎球菌　　　　　　　B. 变形杆菌　　　　　　C. 溶血性链球菌

D. 大肠杆菌　　　　　　　E. 绿脓杆菌

答案：**D**。

2. 原发性腹膜炎与继发性腹膜炎的主要区别是

A. 腹痛时间　　　　　　　B. 有无腹膜刺激征　　　　C. 腹腔内有无原发病灶

D. 治疗方式　　　　　　　E. 病情进展速度

答案：**C**。

第 23 单元　腹部损伤病人的护理

一、概述

【分类】分为 **开放性** 损伤和 **闭合性** 损伤两大类。**开放性损伤** 最常受损的腹腔脏器依次为 **肝**、**小肠**、**胃**、**结肠** 等。**闭合性损伤** 最常受损的腹腔脏器依次为 **脾**、**肾**、**小肠**、**肝** 等。

【病因】腹部开放性损伤由各种锐器或火器伤引起，闭合性损伤多由钝性暴力引起。腹部损伤的严重程度及范围除取决于暴力的强度、速度、着力部位和作用方向等外在因素，也受腹部解剖特点、内脏原有病理情况和功能状态等内在因素的影响。

■ **试题精选**

1. 闭合性损伤造成腹腔内出血常见的是

A. 肠管破裂　　　　　　　B. 胰腺损伤破裂　　　　　C. 急性胃穿孔

D. 实质脏器破裂　　　　　E. 急性阑尾炎穿孔

答案：**D**。

2. 下列疾病中，容易发生低血容量休克的是

A. 肝脾破裂　　　　　　　B. 急性弥漫性腹膜炎　　　C. 急性胃穿孔

D. 青霉素过敏　　　　　　E. 挤压伤

答案：**A**。

第 24 单元　胃、十二指肠疾病病人的护理

一、概述

（一）胃

【解剖生理】胃是位于腹腔左上方，上接食管、下接十二指肠的囊状器官。入口称 **贲门**，出口称 **幽门**，胃上 1/3 为贲门胃底部、中 1/3 为胃体部，下 1/3 为幽门部。

胃是贮存食物和初步消化食物的重要脏器，具有运动和分泌两大功能。胃的排空需 4～6 小时。

（二）十二指肠

【解剖生理】十二指肠位于幽门和空肠之间，呈 "C" 形，长约 25cm，分为：球部、降部、水平部和升部。十二指肠分泌的十二指肠液含有多种消化酶，如脂肪酶、蛋白酶等，此外还可分泌胃泌素、肠抑胃肽等激素。

二、胃、十二指肠溃疡的外科治疗

【病因、病理】胃、十二指肠溃疡病因复杂，主要与幽门螺杆菌感染、胃酸分泌过多、胃黏膜屏障受损及遗传、吸烟等因素有关。属于慢性溃疡，多为单发。胃溃疡多发生于胃小弯，十二指肠溃疡好发于球部；幽门处较大溃疡愈合后形成瘢痕可导致幽门梗阻。

三、胃癌

【病因、病理】胃癌的病因尚未明确，可能与地域环境、饮食生活习惯、胃幽门螺杆菌感染、胃癌的癌前疾病（胃溃疡、萎缩性胃炎、胃息肉）和癌前病变、遗传等因素有关。

胃癌好发于胃窦部，约占 50%，其次为贲门部。早期胃癌仅局限于黏膜及黏膜下层，不管病灶大小或是否有淋巴结转移。病灶在 10mm 以下称小胃癌，进展期胃癌包括中、晚期胃癌。若全胃受累致胃腔缩窄、胃壁僵硬如革囊状称皮革胃。

胃癌的转移途径有：直接浸润、淋巴转移、血行转移和腹腔种植转移，最主要的是淋巴转移。

试题精选

1. 胃癌好发于

A. 贲门部   B. 胃大弯   C. 胃小弯

D. 胃窦部   E. 幽门部

答案：D。

2. 胃癌最主要的转移途径是

A. 直接蔓延   B. 淋巴转移   C. 血行转移

D. 腹腔内种植   E. 盆腔内种植

答案：B。

第 25 单元　肠疾病病人的护理

一、概述

（一）小肠

【解剖生理】成人小肠全长 3～5m，包括十二指肠、空肠和回肠。上段 2/5 为空肠，下段 3/5 为回肠。空肠和回肠血液供应来自肠系膜上动脉最后汇集成肠系膜上静脉，静脉分布与动脉相似。小肠是食物消化、吸收的主要部位，正常成人每日经小肠重吸收 8000ml 的液体量，因此若小肠出现梗阻或肠瘘等疾病，短时间内机体就会丧失大量液体，引起严重的水、电解质失衡；此外，小肠还分泌多种胃肠激素，发挥重要免疫功能。

（二）结肠

【解剖生理】结肠包括盲肠、升结肠、横结肠、降结肠和乙状结肠。成人结肠总长 150cm。结肠有结肠袋，结肠带，肠脂垂三个解剖标志。结肠主要生理功能是吸收水分，储存和转运粪便。结肠内大量细菌能分解和发酵，利用肠内物质合成维生素 K_1，供体内代谢需要。

（三）阑尾

【解剖生理】阑尾起自盲肠根部，为一条细长的盲管，长 5～10cm，位于右髂窝部。阑尾体表投影在脐与右髂前上棘连线中外 1/3 交界处，称麦氏点。阑尾静脉与动脉伴行，血液最终流入门静脉，当阑尾出现炎症时，细菌栓子脱落可引起门静脉炎和细菌性肝脓肿。

二、阑尾炎病人的护理

（一）急性阑尾炎

【病因、病理】阑尾管腔阻塞是急性阑尾炎最常见的病因，导致阻塞的原因有阑尾壁内淋巴滤泡增生、粪石阻塞、异物、炎性狭窄、食物残渣、寄生虫等。细菌入侵是阑尾炎的另一病因。

主要病理类型有：①急性单纯性阑尾炎：病变只限于黏膜和黏膜下层，阑尾轻度肿胀，表面有少量纤维素性渗出物。临床症状和体征均较轻。②急性化脓性阑尾炎：病变扩展深达阑尾壁肌层和浆膜层，阑尾明显肿胀，黏膜高度充血，表面有脓性渗出物，可形成局限性腹膜炎。③坏疽性及穿孔性阑尾炎：是一种重型阑尾炎。阑尾管壁坏死或部分坏死，呈暗紫色或黑色。管腔梗阻或积脓，压力增高，加重管壁血运障碍，严重者发生穿孔，穿孔如未被包裹可引起急性弥漫性腹膜炎。④阑尾周围脓肿：急性阑尾炎化脓、坏疽、穿孔时，大网膜将阑尾包裹并粘连形成炎性肿块或阑尾周围脓肿。

（二）慢性阑尾炎

【病因、病理】阑尾壁不同程度纤维化及慢性炎性细胞浸润。多由急性阑尾炎转变而来。

三、肠梗阻

【病因与分类】

1. 按基本病因分类

（1）机械性肠梗阻：（最常见）是由于肠腔堵塞（如异物、粪石堵塞）、肠壁病变（如肿瘤）、肠管受压（如肠粘连、肠扭转）等原因引起肠腔缩窄，肠内容物通过障碍所致。

（2）动力性肠梗阻：较少见。是由于神经反射或毒素刺激引起肠壁功能紊乱所致。分为麻痹性肠梗阻和痉挛性肠梗阻，前者见于急性弥漫性腹膜炎、低钾血症等；后者见于尿毒症，慢性铅中毒等。

（3）血运性肠梗阻：较少见。由于肠系膜血管受压、栓塞或血栓形成，肠管血运障碍所致。

2. 按肠壁血运有无障碍分类

（1）单纯性肠梗阻：肠内容物通过受阻，肠管无血运障碍。

（2）绞窄性肠梗阻：肠内容物通过受阻，**伴有血运障碍**。

3.按肠梗阻发生部位分类

（1）高位肠梗阻：发生在空肠上段。

（2）低位肠梗阻：发生在回肠末端和结肠。

4.按肠梗阻的程度分类　完全性肠梗阻和不完全性肠梗阻。

5.按肠梗阻发生的快慢分类　急性肠梗阻和慢性肠梗阻。

【病理生理】

1.局部变化　梗阻以上肠蠕动增加，以克服阻力；肠腔因积气、积液而膨胀，梗阻部位越低、梗阻时间越久，肠膨胀越明显；急性完全性肠梗阻，肠腔内压力不断升高，可致肠壁静脉回流受阻，肠壁充血、水肿、变薄，继而动脉血运障碍，导致肠管缺血、坏死而破溃穿孔。

2.全身变化　频繁呕吐，不能进食导致体液丢失和电解质、酸碱平衡失调；大量毒素吸收导致全身性感染和毒血症，严重时引起休克及呼吸循环功能障碍。

四、肠瘘

【病因、病理】

1.病因　①先天性畸形：与胚胎发育异常有关；②后天性疾病：如腹部损伤、肠道或腹腔感染、肠道恶性肿瘤等。

2.病理　肠瘘按肠腔是否与体表相通分为肠外瘘、肠内瘘；按瘘管所在位置分为高位瘘、低位瘘。肠瘘的病理生理改变与瘘管的部位、大小、数目有关。一般高位肠瘘水、电解质紊乱和营养丢失较重；低位肠瘘继发性感染明显。

五、大肠癌

【病因、病理】

1.病因　大肠癌的病因虽未明确，但与饮食习惯（高脂肪、高蛋白、低纤维饮食）、癌前病变（家族性肠息肉病，大肠腺瘤、溃疡性结肠炎等）和遗传因素有关。

2.病理　根据肿瘤大体形态分为3类：隆起型（肿块型）、浸润型、溃疡型。根据组织学分类常见的有腺癌、黏液癌、未分化癌，其中**腺癌最常见，黏液癌预后较腺癌差，未分化癌预后最差**。

扩散和转移途径包括：直接浸润，淋巴转移，血行转移，种植转移。**淋巴转移是大肠癌最常见的转移途径**。

🔲 试题精选

（1—2题共用备选答案）

A.血运性肠梗阻　　　　B.机械性肠梗阻　　　　C.麻痹性肠梗阻
D.绞窄性肠梗阻　　　　E.痉挛性肠梗阻

1.异物堵塞肠腔可引起

2.急性弥漫性腹膜炎可引起

答案：1.B。2.C。

第 26 单元　直肠肛管疾病病人的护理

一、直肠肛管解剖生理

【解剖】直肠位于盆腔后下部，上接乙状结肠，下连肛管，全长 15cm 左右。直肠下端与口径较小的肛管相连，直肠与肛管交界处形成一锯齿状环形线，称齿状线，齿状线是直肠和肛管的交界线。位于齿状线上、下的组织结构、血管、神经及淋巴来源各异，表现的症状和体征也不尽相同。肛管齿状线上、下部的比较（表 2–3）。

表 2-3　肛管齿状线上、下部的比较

	齿状线以上	齿状线以下
覆盖上皮	单层立方上皮	复层扁平上皮
动脉来源	直肠上、下动脉及骶正中动脉	肛门动脉
静脉回流	直肠上静脉→肠系膜下静脉→脾静脉→肝门静脉	直肠下静脉→阴部内静脉→髂内静脉→髂总静脉→下腔静脉
神经支配	自主神经，无痛觉	阴部内神经，痛觉敏感

在直肠与肛管周围有数个充满脂肪结缔组织的间隙，包括①骨盆直肠间隙；②坐骨肛管间隙；③肛门周围间隙。这些间隙极易发生感染，形成脓肿。

【生理功能】直肠的主要功能是排便，还可吸收少量水、电解质、葡萄糖和部分药物。肛管的功能是排便。

二、常见直肠肛管良性疾病

（一）肛裂

【病因、病理】肛裂是肛管皮肤的全层裂伤后所形成的经久不愈的缺血性溃疡，常发生在肛管后正中线。长期便秘、粪便干结造成排便时机械性损伤是肛裂形成的直接原因。前哨痔、肛裂和肛乳头肥大称为肛裂三联征。

（二）直肠肛管周围脓肿

【病因、病理】多由肛腺感染引起，肛腺感染蔓延至直肠肛管周围间隙，周围间隙所含的疏松结缔组织极易使感染蔓延扩散，形成不同部位的脓肿。

（三）肛瘘

【病因、病理】肛瘘是指直肠或肛管与肛周皮肤间形成的肉芽肿性管道。多因直肠肛管周围脓肿切开或自行破溃形成。由内口、瘘管及外口所组成。瘘管位于肛门外括约肌深部以上者称为高位肛瘘；瘘管位于外肛门外括约肌深部以下者成为低位肛瘘。只有一个瘘管者称单纯性肛瘘，存在多个瘘口和瘘管者称复杂性肛瘘。

（四）痔

【病因、病理】痔是直肠下段黏膜和肛管皮肤下静脉丛淤血、扩张和屈曲所形成的静脉团。痔的形成有两种学说：①肛垫下移学说。②静脉曲张学说。直肠静脉无静脉瓣，位置表浅，管壁薄，容易血液瘀滞、静脉扩张形成痔。长期饮酒和进食刺激性食物，肛周反复感染也可诱发痔。

按生长部位可分为内痔、外痔、混合痔。①内痔：位于齿状线以上，由直肠上静脉丛扩张迂曲而成，表面覆盖直肠黏膜。内痔好发于截石位 3、7、11 点。②外痔：位于齿状线下方，由直肠下静脉丛形成，表面覆盖肛管皮肤。分为血栓性外痔、结缔组织性外痔和静脉曲张性外痔，最常见的是血栓性外痔。③混合痔：位于齿状线上、下，表面被直肠黏膜和肛管皮肤覆盖。内痔发展到Ⅱ度以上多形成混合痔。

试题精选

1. 肛裂的好发部位是

A. 前正中线   B. 后正中线   C. 齿状线以上

D. 直肠下静脉丛处   E. 直肠上动脉分支处

答案：**B**。

2. 直肠肛管周围脓肿最常见的临床表现是

A. 肛门周围脓肿   B. 坐骨直肠窝脓肿   C. 骨盆直肠窝脓肿

D. 直肠后间隙脓肿   E. 直肠黏膜下脓肿

答案：**A**。

第 27 单元　门静脉高压症病人的护理

一、解剖生理概要

【解剖】肝门静脉系统由肠系膜上、下静脉和脾静脉汇合而成。门静脉是肝功能血管，收集来自消化道、脾、胰、胆囊的血液，输送入肝，除肝自身代谢能源外，还能合成新物质，供给全身组织需要；肝门静脉系统位于两个毛细血管网之间，一端为胃、肠、胰、脾的毛细血管网，另一端为肝小叶肝窦。

【生理】肝门静脉系与腔静脉系之间存在4个交通支：胃底、食管下段交通支；直肠下端、肛管交通支；前腹壁交通支；腹膜后交通支。临床上最主要的是胃底、食管下段交通支。在正常情况下，这些交通支很细，血流量很少，在肝门静脉高压时，为了使淤滞在肝门静脉系统的血液回流，这些交通支大量开放，建立侧支循环。

二、门静脉高压症

【病因、病理】门静脉高压症是门静脉系统血流受阻、发生瘀滞，而使肝门静脉压力增高，继而导致脾大伴脾功能亢进、食管胃底静脉曲张破裂大出血、腹水等一系列临床表现的疾病，肝炎后肝硬化是主要原因。

正常肝门静脉压力为 1.27～2.35kPa（13～24cmH$_2$O），而肝门静脉高压时，门静脉压力可达到 2.45～4.9kPa（25～50cmH$_2$O）。肝门静脉高压症分为肝前、肝内和肝后三型，以肝内型最常见。门静脉高压症引起腹水的原因是肝门静脉系毛细血管床滤过压增加，组织液回收减少漏入腹腔；血浆蛋白含量降低，肝内淋巴液容量增加，但回流不畅；醛固酮和抗利尿激素增加，促进肾小管对水和钠的吸收。

■ 试题精选

1. 我国门静脉高压症的常见病因是

A. 胆石症 　　　　　　　　B. 肝外门静脉血栓 　　　　　C. 酒精性肝硬化

D. 门脉主干先天畸形 　　　E. 肝炎后肝硬化

答案：E。

2. 病人门静脉高压时，门腔静脉交通支发生曲张，不包括

A. 食管下段与胃底交通支 　　B. 肛管与直肠下段交通支 　　C. 前腹壁交通支

D. 腹膜后交通支 　　　　　　E. 脾肾静脉交通支

答案：E。

第 28 单元　肝疾病病人的护理

一、解剖生理概要

【解剖】肝是人体**最大的**重要实质性腺体，重 1200 ～ 1500g。人体肝大部分位于右上腹部膈下和季肋深面，左外叶达左季肋部与脾相邻；肝上界相当于右锁骨中线第 5 ～ 6 肋间（相当于叩诊的相对浊音界）。肝血供特别丰富，25% ～ 30% 来自肝动脉，70% ～ 75% 来自肝门静脉。

【生理】肝脏是人体内最大的**消化腺**，主要生理功能是进行糖的代谢、储存糖原；参与蛋白质、脂肪、维生素、激素的代谢，在蛋白质代谢中，肝起合成、脱氨和转氨的作用。肝还有解毒功能；肝脏每天分泌 600 ～ 1000ml 的胆汁，经胆管流入十二指肠，帮助消化脂肪并促进脂溶性维生素的吸收；此外，肝有强大的再生能力，行肝部分切除术后，1 个月可见残余肝叶明显增大。

二、原发性肝癌

【病因、病理】我国原发性肝癌的发生主要与肝硬化、病毒性肝炎（**乙型、丙型和丁型**）、黄曲霉素、饮水污染等有关。肝癌病人常有**急性肝炎、慢性肝炎、肝硬化、肝癌**的发展病史。原发性肝癌组织学分型可分为肝细胞型、肝内胆管细胞型和混合型肝癌 3 种，其中**肝细胞型肝癌**在我国最多见。原发性肝癌按病理类型可分为巨块型、结节型和弥漫型，以结节型最多见。

肝癌先是通过**肝内播散**，然后再出现肝外转移，主要转移途径有：①门静脉系统：**最常见转移途径**；②肝外血行转移：最多见的部位是**肺**，其次是骨、脑等；③淋巴转移：转移至**肝门淋巴结**最多，其次为胰周、腹膜后、主动脉旁淋巴结及锁骨上淋巴结。肝外转移多数是血行转移，其次为淋巴转移。

三、肝脓肿

（一）细菌性肝脓肿

【病因、病理】

1. 细菌进入肝的途径 ①胆道系统：是最主要入侵途径，胆道感染是最常见的原因，胆道蛔虫症、胆管结石等并发化脓性胆管炎时，细菌沿着胆管上行，感染肝引起肝脓肿；②肝动脉；③门静脉；④肝外伤：肝开放性损伤，细菌直接入侵。

2. 致病菌 多为大肠埃希菌和金黄色葡萄球菌，其次为链球菌。细菌性肝脓肿可以单发，也可以多发，但后者多见。

（二）阿米巴性肝脓肿

【病因、病理】阿米巴原虫从结肠溃疡肠壁小静脉经门静脉、淋巴管或直接侵入肝。多见于30～50岁男性，典型阿米巴脓肿是单发的，容积较大，有时达1000～2000ml，中心为组织液化坏死区域，充满了由坏死组织细胞及白细胞形成的半液体残渣。

试题精选

最常见的原发性肝癌致病原因是

A. 脂肪肝　　　　　　　B. 肝炎后肝硬化　　　　　　C. 酒精性肝硬化
D. 黄曲霉素　　　　　　E. 饮水污染
答案：**B**。

第29单元　胆道疾病病人的护理

一、解剖生理概要

【解剖】胆囊呈梨形，位于肝的脏面胆囊窝内，分为底、体、颈三部。胆囊底部壁薄易穿孔，胆囊颈上部呈囊性扩大，称为 **Hartmann** 袋，是胆囊结石易嵌顿的部位。胆囊管、肝总管与肝下缘构成的三角为胆囊三角（Calot 三角），此三角内有胆囊动脉、肝右动脉及胆囊淋巴管通过。胆囊三角是胆道手术极易误伤的区域。

胆道系统分为肝内胆管和肝外胆道两部分，肝内胆管起自毛细胆管，汇集成肝内左、右肝管；肝外胆道包括肝外胆管（肝外左、右肝管，肝总管，胆总管）和胆囊。胆总管：由肝总管和胆囊管汇合而成。约85%的人胆总管与主胰管汇合，形成肝胰壶腹（Vater 壶腹）共同开口于十二指肠大乳头，壶腹周围有 Oddi 括约肌。Oddi 括约肌包括胆管括约肌、胰管括约肌和壶腹括约肌，它具有调节胆总管和胰管的排放，防止反流的作用。

【生理】

1. 胆囊的功能 ①储存胆汁：胆汁由肝细胞及毛细胆管分泌，成人每日分泌胆汁800～1200ml，胆汁中含有磷脂、胆固醇、钠、钾、钙、磷酸盐及碳酸盐等，胆汁储存在胆囊内。②浓缩胆汁：肝分泌的胆汁呈金黄色碱性，胆囊黏膜将大部分水分和电解质吸收，浓缩5～10倍，变成棕黄色或墨绿色呈弱酸性的胆汁储存于胆囊。③分泌黏液：胆囊黏膜每天能分泌稠厚的黏液约 20ml，具有保护和润滑胆囊黏膜的作用。当胆囊管阻塞后，胆汁中的胆红素被吸收，胆囊黏膜分泌液增加，胆囊内残留无色透明状液体，称为"白胆汁"。④排空胆汁：胆汁的分泌是持续的，而胆汁的排放是随进食断续进行。

2. 胆管的功能　输送胆汁至胆囊和十二指肠。

3. 胆汁的功能　①水解和乳化脂肪，促进胆固醇和脂溶性维生素的吸收；②刺激胰脂肪酶的分泌并激活；③中和胃酸，刺激肠蠕动，抑制肠道内致病菌的生长。

二、胆石症和胆道感染

（一）概述

胆石症是胆囊、胆管和肝内胆管结石的总称。

【胆道结石的形成】

1. 胆道感染　细菌产生的 β- 葡萄糖醛酸酶可使可溶性的结合性胆红素水解为非水溶性的游离胆红素，游离胆红素与钙结合形成结石。

2. 胆道异物　虫卵、炎症坏死组织的碎屑可成为结石的核心，以此为基础形成结石。

3. 胆道梗阻　胆道感染常使 Oddi 括约肌痉挛引起胆道梗阻，导致胆汁引流不畅，胆汁淤积，水分被吸收，有形成分沉淀形成结石。

4. 代谢因素　胆汁内 3 种重要成分是**胆汁酸盐、胆固醇、卵磷脂**，三者以一定的比例混合。如果胆固醇含量与胆汁酸盐及卵磷脂含量出现比例失调，胆固醇浓度过高，胆汁中胆固醇呈过饱和状态析出、沉淀、结晶，形成结石。

【胆道结石的分类】

1. 按结石化学成分分类　①胆固醇结石：以胆固醇为主，占结石总数 50%，其中 80% 发生于胆囊。质硬，外观呈白色、黄色或灰色、表面光滑，呈多面体、圆形或椭圆形，剖面可见放射状条纹，X 线检查多不显影。②胆色素结石：以胆色素为主，占结石总数的 37%，其中 75% 发生于胆管。形状大小不一，呈颗粒、长条或铸管形，一般为多发。③混合性结石：主要由胆红素、胆固醇、钙盐等混合而成，占结石总数的 6%，其中 60% 发生于胆囊，其余在胆管。因其含钙盐较多，X 线检查常显影。

2. 按结石所在部位分类　胆囊结石、肝外胆管结石、肝内胆管结石。

（二）胆囊结石及急性胆囊炎

【病因、病理】胆囊结石为综合性因素作用的结果，主要与胆汁中胆固醇过饱和及胆囊功能异常有关，胆汁成分改变是胆固醇结石形成的重要原因。急性胆囊炎是细菌性感染或化学刺激引起的胆囊炎性病变，主要病因包括胆囊管梗阻（80% 是由胆囊结石引起的）；致病菌入侵；创伤及化学刺激。

（三）胆管结石及胆管炎

【病因、病理】①肝外胆管结石：多为胆固醇结石，按病因分为原发性和继发性。继发性结石主要来自胆囊，原发性结石成因与胆汁淤积、胆道感染和异物有关。病理改变有胆管梗阻、继发性感染、肝细胞损伤、胆源性胰腺炎。②肝内胆管结石：多为胆色素钙结石。病因复杂，与胆道感染，胆道寄生虫或解剖变异、营养不良等有关。有肝内胆管狭窄、胆管炎或肝胆管癌的病理变化。

（四）急性梗阻性化脓性胆管炎

【病因、病理】 肝内外胆管结石及胆道蛔虫病是最常见的梗阻原因；本病的基本病理变化是胆管的完全梗阻和胆管内化脓性感染。梗阻后胆管扩张，管壁充血水肿、进一步加重梗阻，管腔内充满脓液，管内压力不断升高超过一定程度，细菌毒素逆行入肝，产生脓毒症，引起全身炎症反应和多器官功能衰竭。

三、胆道蛔虫病

【病因、病理】 蛔虫寄生于小肠中下段，有喜碱厌酸和钻孔习性。当消化道功能紊乱，如高热、腹泻、饥饿、胃酸度降低、饮食不洁、驱虫不当、手术刺激等，虫体上窜胆道，刺激可引起 Oddi 括约肌痉挛，出现胆绞痛。窜入胆道者 80% 在胆管内。

试题精选

胆囊结石最易嵌顿的部位是

A. 右肝管   B. 胆囊体   C. 胆囊颈

D. Hartmann 袋   E. 肝总管

答案：C。

第 30 单元　胰腺疾病病人的护理

一、解剖生理概要

【解剖】 胰腺是位于腹膜后间隙中的狭长腺体，分为头、颈、体、尾四部。胰头部宽大，为十二指肠曲凹面所包绕，胰体位于胰颈和胰尾之间，后方紧贴腰椎体，上腹部发生顿挫伤时受挤压机会最大。

【生理】 胰腺具有外分泌和内分泌功能。外分泌产生胰液，主要成分是水、碳酸氢钠和消化酶，每日分泌量是 750～1500ml；胰腺的内分泌，来源于胰岛细胞。B 细胞数量多，分泌胰岛素；A 细胞分泌胰高血糖素；D 细胞分泌生长抑素；G 细胞分泌促胃液素。

二、急性胰腺炎

【病因】 ①胆道疾病：胆道结石阻塞胆总管末端，胆汁反流至胰管，胰管内压升高，胰腺腺泡破裂，被激活的胰酶渗入胰实质中，导致胰腺组织"自我消化"发生胰腺炎；②暴饮暴食是重要诱因；③高脂血症；④感染因素；⑤创伤；⑥其他：过量饮酒、内分泌代谢因素、药物因素。

【病理】 按病理变化分为：①急性水肿性胰腺炎（轻型）：胰腺局限或弥漫性水肿、肿胀，表面充血。此型占急性胰腺炎的 80% 左右，预后良好。②急性出血坏死性胰腺炎（重型）：该型胰腺高度充血水肿，肥厚，呈深红、紫黑色。病程凶险、并发症多、病死率高。

【临床分型】

1. 水肿性胰腺炎（轻型） 主要表现为腹痛、恶心、呕吐；有腹膜炎体征，血、尿淀粉酶增高。经治疗后短期内可好转，死亡率很低。

2. 出血坏死性胰腺炎（重型）　除上述症状持续加重外，还可出现高热不退、黄疸加深、意识模糊、高度腹胀、有血性或脓性腹水、两侧腰部或脐周出现青紫瘀斑甚至休克等。白细胞增多（＞16×10^9/L）、血红蛋白和血细胞比容降低、血糖升高（＞11.1mmol/L）、血钙降低（＜2.0mmol/L）、血尿素氮或肌酐增高、甚至出现急性窘迫呼吸综合征、弥漫性血管内凝血、急性肾衰竭等，死亡率较高。

三、胰腺癌和壶腹部癌

胰腺癌是发病隐匿、恶性度高、预后差的消化道肿瘤，好发于 40 ～ 70 中老年人，好发部位是**胰头部**，其次是胰体尾部。壶腹部癌是发生于距十二指肠乳头 2cm 以内的肿瘤，其临床表现出现的较早、恶性程度低于胰腺癌，较易早发现和早诊断。高蛋白、高脂肪饮食，嗜酒和吸烟有关，糖尿病人群胰腺癌的发病率高于一般人。

【病理】　胰腺癌以**导管细胞腺癌**最多见，占**90%**。壶腹部癌以**腺癌**最多见，其次是乳头状癌和黏液癌。因为胰头和壶腹部位置相近，所以发生在这两个部位的癌肿都很容易阻塞胆总管和主胰管，导致胆汁及胰液的引流不畅，引起梗阻性黄疸及消化不良，加之消化液、食物的机械性损伤，可引起十二指肠梗阻与上消化道出血。

试题精选

1. 有关急性胰腺炎病人尿淀粉酶与血清淀粉酶描述正确的是

A. 两者同时增高　　　　　　　B. 尿淀粉酶无改变，血清淀粉酶增高

C. 血清淀粉酶先增高　　　　　D. 尿淀粉酶降低

E. 尿淀粉酶先降低后增高

答案：C。

2. 胰头癌的主要临床特点是

A. 进行性无痛性黄疸　　　B. 肝脏肿大　　　　　C. 脾功能亢进

D. 腹泻　　　　　　　　　E. 恶心，呕吐

答案：A。

第 31 单元　外科急腹症病人的护理

一、概述

【腹痛的病理生理】

1. 内脏痛　病理性刺激由自主神经传至中枢神经系统，其特点为：**疼痛定位不准确、痛觉弥散，对炎症、牵拉刺激敏感**。

2. 牵涉痛　发生内脏痛同时，在体表某一部位也出现疼痛感觉。

3. 躯体痛　壁腹膜受脊神经支配，可产生体表相应部位持续性锐痛，**感觉敏锐，定位准确**。

■ 试题精选

急腹症病人"四禁"中不包括

A. 禁食禁饮   B. 禁服泻药   C. 禁用镇痛药

D. 禁止灌肠   E. 禁止导尿

答案：**E**。

第 32 单元　周围血管疾病病人的护理

一、下肢静脉曲张

【解剖生理】 下肢浅静脉位于皮下，主要有大隐静脉和小隐静脉两条主干。下肢深浅静脉之间有很多交通支，所有交通支均有静脉瓣膜向心单向开放，以保证下肢静脉血由下向上、由浅入深的单向回流。下肢远侧静脉壁较近侧薄，承受的血柱压力比近侧高，故易发生静脉曲张。

【病因、病理】下肢静脉曲张可分为原发性和继发性两大类。

1. 原发性下肢静脉曲张　最多见。下肢浅静脉本身原因：如**静脉瓣膜缺陷、静脉壁薄弱或下肢静脉压力增高等**（如体力劳动强度大、从事久站工作、或久坐少动者）可导致下肢静脉曲张。

2. 继发性下肢静脉曲张　常继发于深静脉外的病变，如盆腔内肿瘤及妊娠子宫等压迫髂外静脉引起下肢静脉曲张。

二、血栓闭塞性脉管炎

【病因、病理】

1. 病因　好发于男性青壮年，病因尚未完全清楚，但与吸烟史、男性激素紊乱、寒冷潮湿的生活环境有关。主动和被动吸烟是本病发生和发展的重要环节。

2. 病理　主要累及四肢中小动脉和静脉，病变呈节段性。早期以血管痉挛为主，晚期可造成肢体远端坏疽或溃疡。

■ 试题精选

下列不属于原发性下肢静脉曲张病因的是

A. 静脉壁薄弱   B. 瓣膜发育不良   C. 长期从事负重工作

D. 盆腔肿瘤压迫髂外静脉   E. 慢性咳嗽

答案：**D**。

第 33 单元　泌尿系损伤病人的护理

一、肾损伤

【病因】　①开放性损伤：弹片、刀刃等锐器所致，常伴有胸、腹部等脏器的复合伤；②闭合性损伤：因直接暴力（撞击、跌倒、挤压等）或间接暴力（对冲伤、突然暴力扭转等）所致。直接暴力时，上腹部、腰背部受到外力撞击、挤压，是肾损伤最常见的原因。

【病理和分类】　①肾挫伤：较常见，表现为肾瘀斑和（或）肾包膜下血肿，肾包膜及肾盏黏膜均完整，症状轻，可自愈；②肾部分裂伤：肾实质部分裂伤，常有肾包膜破裂及肾周血肿，通常不需手术即可自愈；③肾全层裂伤：肾实质深度裂伤，常有肾周血肿、严重血尿、尿外渗，可导致肾组织缺血，这类肾损伤症状明显，后果严重，需手术治疗；④肾蒂损伤，肾蒂或肾段血管损伤可引起大出血、休克，甚至死亡，应迅速确诊并施行手术。

二、膀胱损伤

【病因】　①开放性损伤：由子弹、弹片或锐器贯穿所致，常合并直肠、阴道损伤，表现腹壁尿瘘、膀胱阴道瘘、膀胱直肠瘘等。②闭合性损伤：常因膀胱充盈时，下腹部遭撞击、挤压、骨盆骨折刺破膀胱壁；或产程过长，膀胱壁被压引起缺血性坏死导致的膀胱阴道瘘。③医源性损伤：见于膀胱镜检查、膀胱手术、盆腔手术、阴道手术等。

【病理及分类】

1. 膀胱挫伤　损伤膀胱黏膜或肌层，未穿破膀胱壁，无尿外渗、可有血尿，局部有出血或血肿形成。

2. 膀胱破裂　①腹膜外型：膀胱壁破裂但腹膜完整，尿外渗入盆腔内膀胱周围间隙，常因膀胱前壁损伤所致；②腹膜内型：常有膀胱破裂伴腹膜破裂，尿液进入腹腔引起腹膜炎。

三、尿道损伤

【病因】　尿道损伤多见于男性，男性尿道以尿生殖膈为界，分为前、后两段，前尿道损伤多发生在球部，尿道被挤向耻骨联合下方，多见骑跨伤；后尿道损伤多在膜部，尿液外渗至耻骨后间隙和膀胱周围，多见于骨盆骨折。经尿道医源性操作不当可致球膜交界处损伤。

【病理和分类】　按尿道损伤是否与体表相通分为开放性损伤和闭合性损伤，前者多因弹片、锐器伤所致，常伴有阴囊、阴茎、会阴贯穿伤；后者多因外来暴力所致尿道挫伤或尿道撕裂伤等。尿道损伤在泌尿系统损伤中最为常见，其次为肾、膀胱，输尿管损伤。

试题精选

患者，男性，45 岁。左腰部被撞 1 小时，左腰肿痛入院。血压（66/45mmHg），无血尿，可能的损伤是

A. 肾脓肿　　　　　　　B. 膀胱破裂　　　　　　　C. 脾破裂
D. 肾裂伤　　　　　　　E. 肾挫伤
答案：D。

第34单元　泌尿系统结石病人的护理

泌尿系统结石包括肾结石、输尿管结石、膀胱结石及尿道结石。按结石所在部位分为上尿路结石和下尿路结石。上尿路结石指肾和输尿管结石，以草酸钙结石多见；下尿路结石指膀胱、尿道结石，以磷酸镁铵结石常见。上尿路结石临床多见。

【病因】　结石形成的因素有很多，包括年龄、性别、种族、地理环境和气候、职业、饮食习惯、代谢等；此外尿液因素包括①尿液中形成结石的物质增加，如长期卧床病人尿钙增加等；②尿 pH 改变：碱性尿液形成磷酸钙及磷酸镁铵结石，酸性尿液形成尿酸结石和胱氨酸结石；③尿液浓缩；④尿中抑制晶体形成的物质含量减少；均会引起结石。尿路梗阻、异物、感染和药物使用是泌尿系统结石的常见原因。

【病理】　泌尿系统结石在肾和膀胱形成，绝大多数在排出过程中停留在输尿管和尿道。结石嵌顿局部可引起损伤、感染、梗阻，梗阻和感染可使结石增大，三者互为因果加重泌尿系损害。结石可导致疼痛、血尿、肾积水、肾衰竭、癌变。

试题精选

碱性尿中易形成的结石是

A. 尿酸结石　　　　　　　　B. 草酸盐结石　　　　　　　　C. 磷酸盐结石
D. 碳酸盐结石　　　　　　　E. 黄嘌呤结石
答案：**C**。

第35单元　肾结核病人的护理

【病理】　泌尿系统结核是结核分枝杆菌侵犯泌尿生殖器官引起的慢性特异性感染，大多数继发于**肺结核**。结核分枝杆菌经血液循环播散到肾，首先侵入双侧肾皮质形成微结核病灶，当机体抵抗力强时，绝大多数病灶都能愈合，不会出现症状，称**病理型肾结核**；如结核菌侵入肾髓质，表现出临床症状，称为临床型肾结核，约90%为单侧病变，其余为双侧病变。**主要病理改变为溃疡、干酪样坏死、纤维化和钙化**。

试题精选

肾结核的原发病灶常见于

A. 肾脏　　　　　　　　　　B. 肠道　　　　　　　　　　C. 骨关节
D. 肝脏　　　　　　　　　　E. 肺脏
答案：**E**。

第 36 单元　泌尿系统梗阻病人的护理

一、概述

尿液肾内形成后，经过肾盏、肾盂、输尿管、膀胱直至尿道排出体外，以上任何部位梗阻都将影响尿液的排出，称为泌尿系统梗阻。根据解剖部位分为上尿路（膀胱开口以上）和下尿路梗阻（膀胱及以下）。

【病因】　①肾梗阻：多见于先天性畸形、结石、结核、肿瘤；②输尿管梗阻：结石最常见、炎症、肿瘤、先天畸形也可引起；③膀胱梗阻：多为良性前列腺增生、前列腺肿瘤导致，主要病变部位是膀胱颈部；④尿道梗阻：先天尿道狭窄，炎症、损伤、尿道结石、结核、肿瘤等引起。

【病理】　梗阻后肾的功能变化表现为肾小球滤过率下降、肾浓缩功能下降、血流量减少及尿酸化能力下降，严重者可发生肾衰竭。梗阻以上部位的尿路扩张，逐渐出现肾积水、肾萎缩，最后全肾成为无功能的巨大水囊。梗阻导致感染、尿路结石发生。泌尿系统梗阻最危险的并发症是细菌直接进入血液循环，发展为菌血症。

二、良性前列腺增生

【病因、病理】　病因尚不明确，可能与性激素失调有关，目前公认老龄和有功能的睾丸是发病的基础。前列腺尿道周围的移行带是前列腺增生的起始部位，增大的腺体压迫尿道，使前列腺段尿道弯曲、伸长、尿道受压变窄，膀胱出口梗阻，尿液潴留在膀胱，当膀胱内压力大于尿道内压力时，出现充盈性尿失禁（假性尿失禁），随着病情加重，晚期出现肾积水、肾功能损害。梗阻引起尿潴留易继发感染和结石。

三、急性尿潴留

【病因及分类】　分成机械性和动力性梗阻。①机械性梗阻：常见于前列腺增生、膀胱尿道结石、尿道损伤和尿道肿瘤等；②动力性梗阻：常见于中枢、周围神经系统病变，肛管直肠术后、脊髓麻醉、应用松弛平滑肌的药物，也可见于高热、昏迷的病人。老年男性尿潴留最常见的原因是前列腺增生。

试题精选

老年男性泌尿系统梗阻常见的病因是

A. 吸烟　　　　　　　　　B. 外伤　　　　　　　　　C. 膀胱机能退化

D. 先天性畸形　　　　　　E. 前列腺增生

答案：E。

第 37 单元　泌尿系统肿瘤病人的护理

一、肾癌

【病因、病理】　居于泌尿系统肿瘤第二位，病因不清，与环境污染、职业暴露（如石棉、皮革）等有关。组织学上分为透明细胞、颗粒细胞和梭形细胞三类，临床上以透明细胞癌多见。肾癌可以直接侵犯肾周组织，也可通过肾静脉、腔静脉形成癌栓，经血液或淋巴途径转移。最常见的转移部位为肺，其次为肝、骨骼等。淋巴转移最先到肾蒂淋巴结。

二、膀胱癌

【病因、病理】　是泌尿生殖系统肿瘤中最常见肿瘤。病因不清，与长期接触某些致癌物质、吸烟、膀胱慢性感染与异物长期刺激及宫颈癌盆腔放疗等有关。肿瘤分布在**膀胱侧壁、后壁最多，其次是三角区和顶部**。约 1/3 的膀胱癌为多发性肿瘤，膀胱肿瘤先后或同时伴有肾盂、输尿管和尿道肿瘤。组织类型中上皮性肿瘤占 95% 以上，多为移行细胞乳头状瘤，磷癌和腺癌各占 2% ～ 3%，非上皮性肿瘤极少见，多数为肉瘤和横纹肌瘤。按生长方式分为原位癌、移行细胞癌和浸润性癌。肿瘤预后与其组织类型、细胞分化程度、生长方式和浸润深度等有关，特别是肿瘤浸润深度及细胞分化程度有关。

三、前列腺癌

【病因、病理】　多发生于 50 岁以上男性，发病率随年龄增加而增高。病因不清，可能与种族、环境、食物、性激素、遗传等因素有关。欧美国家发病率高，多为腺癌，常发生在前列腺外周带，病变可直接浸润、淋巴和血行转移 3 种方式扩散，转移至脊柱和骨盆最常见。

第 38 单元　骨科病人的一般护理

功能锻炼

【目的】　功能锻炼是骨科治疗的重要组成部分，可以促进肢体功能恢复；预防关节僵硬、肌肉萎缩和骨质疏松等并发症，促进骨折愈合。

第 39 单元　骨与关节损伤病人的护理

一、骨折概述

【骨折定义、病因与分类】

1.定义　骨的完整性和连续性中断。

2.病因　①直接暴力：外力直接作用于局部骨骼发生骨折。②间接暴力：由外力通过传导、杠杆或旋转等方式引起受力点以外的部位发生骨折，如跌倒时手掌撑地引起桡骨远端骨折。③积累性劳损：骨质长期、反复受到轻度损伤引起的骨折，如长途行军导致第 2、3 跖骨骨折。

3. 分类

（1）按骨折端是否与外界相通：闭合性骨折和开放性骨折。**开放性**骨折易引起感染。

（2）按骨折程度及形态：不完全骨折和完全骨折。①不完全骨折：骨骼连续性部分中断，按骨折形态又分为青枝骨折、裂缝骨折等。②完全骨折：骨骼连续性和完整性全部中断，按骨折形态又分为横形骨折、斜形骨折、螺旋形骨折、粉碎性骨折、嵌插骨折、压缩性骨折、凹陷骨折和骨骺分离。

（3）按骨折处的稳定性：稳定性骨折和不稳定性骨折。①稳定性骨折：骨折端不易移位或复位后不易再移位，如裂缝骨折、青肢骨折等。②不稳定性骨折：骨折端易移位或复位后易再移位，如斜形骨折、粉碎性骨折等。

（4）按骨折后时间长短：新鲜骨折和陈旧骨折。新鲜骨折：2 周内的骨折。陈旧骨折：时间超过 2 周的骨折，复位及愈合效果等都不如新鲜骨折。

【骨折愈合过程及影响因素】

1. 骨折愈合过程　分为三个阶段①血肿炎症机化期，伤后 6～8 小时骨折断端形成血肿、血块，炎性细胞逐渐清除血肿，使血肿机化形成肉芽组织，同时形成纤维连接，此过程在骨折 **2 周左右后完成**；②原始骨痂形成期，又称临床愈合期，骨内、外膜增生，新生血管长入，逐渐形成新骨，一般**需 4～8 周**；③骨板形成塑型期，又称骨性愈合期，骨小梁增粗，排列趋于规则和致密，此过程**需 8～12 周**，塑形与活动和负重有关。

2. 影响愈合的因素　①全身因素，如年龄、营养、代谢障碍性疾病等；②局部因素，如骨折部位、类型、数量、程度，骨折端血供与周围组织营养情况等。

二、常见的四肢骨折

（一）锁骨骨折

【病因、病理】多为间接暴力所致。

（二）肱骨髁上骨折

【病因、病理】多为间接暴力引起，多发生于 10 岁以下儿童，分为**伸直型**骨折和**屈曲型**骨折。伸直型常合并肱动、静脉、正中神经、桡神经、尺神经损伤，较常见。屈曲型较少合并血管、神经损伤。

（三）桡骨远端骨折

【病因与分类】多由间接外力所致，跌倒时手掌着地暴力向上传导引起，常见于骨质疏松的中老年人。分为伸直型骨折（**Colles** 骨折）和屈曲型骨折（**Smith** 骨折）。

（四）股骨颈骨折

【病因、病理】多见于中老年骨质疏松女性。**骨折后常易出现股骨头坏死或骨折不愈合。**按骨折线部位分为头下型骨折、经颈型骨折、基底骨折三类。前两者易引起血运中断，发生股骨头坏死或骨折不愈合，基底骨折对血运影响不大，愈合较好。

（五）股骨干骨折

【病因、病理】股骨是人体最粗、最长、承受应力最大的管状骨，强大暴力才能发生骨折，骨折后常有大量失血，骨折后愈合与重塑时间较长。多见于青壮年，分股骨上 1/3 段骨折、股骨中 1/3 段骨折、股骨下 1/3 段骨折。

（六）胫腓骨干骨折

【病因、病理】是**长骨骨折中最常见**的一种，多见于青壮年和儿童。直接或间接暴力引起，常形成开放性骨折，易发生骨筋膜室综合征和创伤性关节炎。

三、脊椎骨折及脊髓损伤病人的护理

【病因、病理】

1. 脊椎骨折　多因**间接暴力**引起，严重时伴关节脱位或脊髓损伤。

2. 脊髓损伤　脊髓损伤是脊椎骨折、脱位的严重并发症，多出现在颈椎下部和胸腰椎。按神经损伤的部位和程度分为脊髓震荡、脊髓挫伤、脊髓断裂、脊髓受压、马尾神经损伤。

四、骨盆骨折

【病因、病理】由强大暴力、挤压或直接撞击引起。骨折后引起大量出血，易致**腹膜后血肿和出血性休克**；还可造成邻近器官组织如膀胱、尿道、阴道和直肠，腰骶神经丛和坐骨神经损伤。

五、关节脱位

（一）概述

【定义】骨与骨之间相对的关节面失去正常对合关系。

【病因】①创伤：由外界暴力引起，是导致脱位的最常见原因。②先天因素：胚胎发育异常，导致骨关节结构缺陷，出生后发生脱位。③病理因素：骨关节患某种疾病，如骨关节结核、骨肿瘤等，使得骨关节结构破坏，关节失去稳定性，受到轻微外力即可发生脱位。④习惯性脱位：创伤性脱位破坏了关节囊、韧带，使关节松弛，关节结构不稳定，再受到轻微外力即可引起脱位。习惯性脱位与初次脱位治疗不当有关系。

【分类】按脱位程度分为全脱位或半脱位；按远侧骨端关节面移位方向分为前脱位、后脱位、侧方脱位。按脱位后时间以**2周**为限分**新鲜性脱位和陈旧性脱位**；按脱位后皮肤是否与外界相通分为闭合性脱位和开放性脱位。

【病理】关节脱位易引起关节粘连，关节活动受限或异常。此外还可伴有骨折，关节内骨折易形成创伤性关节炎，同时伴有周围血管和神经损伤。

（二）常见关节脱位

【病因、病理】

1. 肩关节脱位　青壮年男性多见，多由间接暴力引起。

2. 肘关节脱位　多由间接暴力所致，可导致神经、血管损伤。根据脱位的方向分为后脱位、侧方脱位和前脱位，其中后脱位最常见。

3. 髋关节脱位　强大暴力所导致，按股骨头的移位方向分后脱位、前脱位和中心脱位。以后脱位最多见。

六、断指再植

【病因、病理】外伤造成肢（指）体离断，没有或仅有少量组织相连。包括完全或不完全离断的肢（指）体。**切割伤**断面整齐，再植后存活率较高。**碾压伤**经过处理后可成为切割伤，再植后也可取得较好效果。**撕裂伤**组织损伤复杂且严重，血管、神经、肌腱等各类组织

断裂又往往不在同一平面，修复困难，成活率及功能恢复较差。

试题精选

1.属于不稳定性骨折的是

A.压缩性骨折　　　　　　B.螺旋骨折　　　　　　C.横形骨折

D.嵌插骨折　　　　　　　E.凹陷骨折

答案：**B**。

2.脊髓损伤最轻微的类型是

A.脊髓震荡　　　　　　　B.脊髓挫伤　　　　　　C.脊髓断裂

D.脊髓受压　　　　　　　E.马尾神经损伤

答案：**A**。

3.股骨干骨折经复位后发现"对线"不满意，表示尚有

A.重叠畸形　　　　　　　B.后方移位　　　　　　C.缩短移位

D.成角移位　　　　　　　E.前方移位

答案：**D**。

4.最容易造成缺血性骨坏死的骨折类型是

A.股骨上 1/3 骨折　　　　B.股骨头下骨折　　　　C.股骨中 1/3 骨折

D.股骨下 1/3 骨折　　　　E.股骨转子间骨折

答案：**B**。

5.患者，女性，25 岁。左手食指不慎被切割离断，断指的保存方法是

A.4℃生理盐水浸泡　　　　B.10%葡萄糖溶液浸泡　　C.伤口外用抗生素

D.干燥，包裹，4℃左右冷藏　E.-4℃以下冷冻保存

答案：**D**。

6.患者，男性，26 岁。右前臂骨折，表现为持续性疼痛，进行性加重，皮肤苍白伴活动障碍。应首先考虑的并发症是

A.脂肪栓塞综合征　　　　B.神经损伤　　　　　　C.创伤性关节炎

D.缺血性肌挛缩　　　　　E.骨筋膜室综合征

答案：**E**。

第 40 单元　常见骨关节感染病人的护理

一、化脓性骨髓炎

【病因、病理】化脓性细菌感染引起的骨膜、骨皮质和骨髓组织的炎症。按照病程发展分为以下几种。

1. 急性血源性化脓性骨髓炎　致病菌最常见的是**溶血性金黄色葡萄球菌**，其次为**乙型溶血性链球菌**（β溶血性链球菌）。常见于骨骼生长过快的儿童，发病部位多在胫骨、股骨、肱骨等长骨的干骺端，细菌多经**血液循环**播散。其病理变化是脓肿、骨质破坏、骨吸收、死骨形成及反应性骨质增生。

2. 慢性血源性化脓性骨髓炎　多由急性骨髓炎迁延而来，部分可由毒性低的病菌直接引起，开始表现即是慢性。病理特点是死骨、骨性包壳、无效腔及窦道，经久不愈，反复急性发作。

二、化脓性关节炎

【病因、病理】关节内的化脓性感染，主要致病菌是金黄色葡萄球菌，多见于儿童，好发于髋关节和膝关节。细菌通过**血行播散或**邻近病灶直接蔓延至关节腔是最多见的感染途径。化脓性关节炎病变发展过程分为3个阶段，包括浆液性渗出期，浆液纤维素性渗出期和脓性渗出期。

三、骨与关节结核

（一）概述

【病因、病理】绝大多数继发于**肺结核**，发病部位以**脊柱最多见**（约占50%），晚期可发生病理性骨折或脱位。以青少年多见。

（二）常见骨关节结核

【病理】

1. **脊柱结核**　根据椎体结核病变部位分为中心型椎体结核和边缘型椎体结核。中心型椎体结核：常见于**10**岁以下儿童，好发于胸椎。边缘型椎体结核：常见于**成人，好发于腰椎**。椎体破坏后形成死骨，死骨吸收后遗留空洞，空洞内充满脓液和干酪样物质，椎体压缩成楔形，因无急性化脓感染的红热表现，故有**寒性脓肿**之称。

2. **髋关节结核**　发病率占全身骨关节结核的15%，儿童多见。病理早期为单纯性滑膜结核或单纯性骨结核，以滑膜结核多见。

3. **膝关节结核**　发病率占骨关节结核的第2位，多见于儿童及青壮年。起病缓慢，以炎性浸润和渗出为主，关节积液较多，进一步发展累及骨骼，形成全关节结核，可发生病理性关节脱位。病变静止后，可出现纤维性或骨性强直。

试题精选

关于急性骨髓炎的叙述，正确的是

A. 多见于婴幼儿　　　　　　　　B. 多发生于长骨干骺端　　　　C. 局部皮肤温度降低

D. 患肢疼痛不明显　　　　　　　E. 形成深部脓肿时，疼痛加剧

答案：**B**。

第 41 单元　骨肿瘤病人的护理

一、概述

【分类和病理】①分类：按肿瘤来源分为**原发性和继发性**；按肿瘤细胞来源分为成骨性、软骨性、纤维性、骨髓性、脉管性和神经性等；按肿瘤细胞所显示的分化类型及所产生的细胞间质分为良性、恶性及少数的临界瘤，其中良性肿瘤中骨软骨瘤发病率最高，恶性肿瘤中骨肉瘤发病率最高。②病理：依据 G、T、M 进行外科分期，判断肿瘤的良恶性程度。

二、常见骨肿瘤

【病理】

1. 骨软骨瘤　好发于长骨的干骺端，多见于 10～20 青少年，是一种常见的良性骨肿瘤。

2. 骨巨细胞瘤　好发于股骨下端和胫骨上端，**20～40 岁多见**，属于潜在恶性或低度恶性肿瘤。

3. 骨肉瘤　骨肉瘤是最常见的原发性恶性骨肿瘤，好发于 **10～20 岁青少年，以长管状骨的干骺端多见**。该病恶性度高，预后差。血行转移以肺多见。

第 42 单元　腰腿痛及颈肩痛病人的护理

一、腰椎间盘突出症

【病因、病理】

1. 病因　最常见的原因是**腰椎间盘退行性变**；还可见于外伤、劳损、妊娠、受寒。好发年龄为 20～50 岁，男性多于女性。

2. 病理　分 4 型。①膨隆型：纤维环部分裂开，表面完整，有隆起。②突出型：纤维环完全裂开，髓核突向椎管。③脱垂游离型：破裂的椎间盘组织游离在椎管内。④ Schmorl 结节及经骨突出型：髓核经上下软骨板裂隙突入椎体骨松质内，或沿椎体间血管通路突向前纵韧带，游离于椎体前缘。**腰 4～5 和腰 5 至骶 1 是腰椎间盘突出最易发生的部位。**

二、颈椎病

【病因、病理】　**颈椎间盘退行性病变是颈椎病的基本原因**，急性或慢性损伤均可诱发颈椎间盘退行性改变。先天性颈椎管狭窄、椎管发育异常，极易引起颈椎病。

🔲 试题精选

引起颈椎病的基本原因是
A. 颈椎间盘退行性变　　　B. 急性或慢性损伤　　　C. 先天性颈椎管狭窄
D. 遗传因素　　　　　　　E. 过度负荷
答案：**A**。

附录 2-A　常见缩写的含义

1. TNA	全营养混合液
2. DIC	弥散性血管内凝血
3. ARDS	急性呼吸窘迫综合征
4. SIRS	全身炎症反应综合征
5. MODS	多器官功能障碍综合征
6. PEEP	呼气终末正压通气
7. MODF	多脏器功能不全综合征
8. MAP	平衡动脉压
9. CVP	中心静脉压
10. PAWP	肺动脉楔压
11. SB	标准碳酸氢盐
12. AB	实际碳酸氢盐
13. BB	缓冲碱
14. BE	剩余碱
15. AG	阴离子间隙
16. Ccr	内生肌酐清除率
17. TAT	破伤风抗毒素
18. TIG	破伤风人体免疫球蛋白
19. Dixon 手术	经腹直肠癌切除术
20. Miles 手术	经腹会阴联合直肠癌根治术
21. AFP	甲胎蛋白
22. ALP	碱性磷酸酶
23. PTC	经皮肝穿刺胆道造影
24. ERCP	经内镜逆行胰胆管造影
25. PTCD	经皮肝穿刺置管引流
26. SCA	选择性腹腔动脉造影
27. Perthes 试验	深静脉回流试验
28. CA19-9	糖链抗原
29. Trendelenburg 试验	浅静脉及交通支瓣膜功能试验

30. PSA	前列腺特异性抗原
31. KUB	尿路平片
32. IVP	排泄性尿路造影
33. ESWL	体外冲击波碎石术
34. TURP	经尿道前列腺切除术
35. TUVP	经尿道前列腺汽化切除术
36. BTA	膀胱肿瘤抗原
37. Colles	桡骨远端伸直型骨折
38. Smith	桡骨远端屈曲型骨折

附录 2-B　实验室检查正常值

1. 血清钾　　　　　　　　　3.5～5.5mmol/L

2. 血清钠　　　　　　　　　135～145mmol/L

3. 血浆渗透压　　　　　　　280～310mmol/L

4. 血浆 pH　　　　　　　　7.35～7.45

5. 血清钙　　　　　　　　　2.25～2.75mmol/L

6. 血清镁　　　　　　　　　0.7～1.1mmol/L

7. 血清磷　　　　　　　　　0.96～1.62mmol/L

8. 中心静脉压　　　　　　　5～12cmH$_2$O（0.49～1.18kPa）

9. 体质指数　　　　　　　　18.5～24

10. 平衡动脉压　　　　　　　10.9～13.6kPa

11. 肺动脉楔压　　　　　　　0.8～1.6kPa

12. 潮气量　　　　　　　　　400～500ml

13. 肺活量　　　　　　　　　65～75ml/kg

14. 无效腔气量 / 潮气量　　　0.25～0.4

15. 肺内分流量　　　　　　　3%～5%

16. 动脉血氧分压　　　　　　12.7～13.3kPa（80～100mmHg）

17. 动脉二氧化碳分压　　　　4.5～6kPa（34～45mmHg）

18. 血氧饱和度　　　　　　　0.96～1

19. M 缓冲碱　　　　　　　　6～7.3kPa（45～55mmHg）

20. 尿量　　　　　　　　　　1000～2000ml/24 小时

21. 内生肌酐清除率　　　　　80～120ml/ 分

22. 成年人颅内压　　　　　　0.7～2.0kPa（70～200mmH$_2$O）

23. 儿童颅内压　　　　　　　0.5～1.0kPa（50～100mmH$_2$O）

24. 胸膜腔内压　　　　　　　-0.98～-0.78kPa（-10～-8cmH$_2$O）

25. 肝门静脉压力　　　　　　1.27～2.35kPa（13～24cmH$_2$O）

26. 血清 PSA　　　　　　　　<4ng/L

27. 血清 AFP　　　　　　　　<20μg/L

第3部分

妇产科护理学

第1单元　女性生殖系统解剖与生理

一、外生殖器

【范围】女性外生殖器又叫外阴，是女性生殖器官的**外露部分**，包括耻骨联合至会阴及两股内侧之间的组织，是阴阜、大小阴唇、阴蒂、阴道前庭的统称。

【组成】女性外生殖器包括阴阜、大阴唇、小阴唇、阴蒂、阴道前庭。阴毛是女性第二性征之一，呈倒置三角形。**大阴唇**组织疏松，内含丰富的神经、血管和淋巴管，因此局部受伤后极易形成**大阴唇血肿**。小阴唇是位于大阴唇内侧的一对薄皱壁，因神经末梢丰富而极度敏感，表面湿润无毛、富有皮脂腺。两侧小阴唇于前端包绕阴蒂（**阴蒂是**位于两侧小阴唇顶端联合处有勃起功能的器官），小阴唇后端与大阴唇后端会合，形成阴唇系带。阴道前庭呈菱形状，前为阴蒂，后为阴唇系带，两侧为小阴唇。此菱形区前方为尿道外口，后方为阴道口，内含前庭球、前庭大腺、尿道口、阴道口及处女膜。**其中前庭大腺**（又称巴多林腺）位于大阴唇后部，腺管细长，开口于前庭后方小阴唇与处女膜之间，受到感染后易致腺管口闭塞，形成前庭大腺脓肿或囊肿。

二、内生殖器

【内生殖器及其功能】女性内生殖器包括阴道、子宫、输卵管及卵巢，后两者合称为子宫附件。

1. 阴道　是性交器官，也是**排出经血及娩出胎儿**的通道。阴道环绕子宫颈周围的组织称阴道穹隆。阴道后穹隆较深，其顶端为子宫直肠陷凹，后者是盆腹腔的最低部位，当该陷凹有积液时，可经后穹隆进行穿刺或引流，是诊断某些疾病或实施手术的途径。阴道壁由黏膜层（有周期性变化）、肌层和纤维层构成，有较大的伸展性；阴道壁含有丰富的静脉丛，损伤后易出血或形成血肿。

2. 子宫　呈倒置梨形，为空腔器官，位于盆腔中央，前与膀胱、后与直肠为邻；子宫腔表面为黏膜层，即**子宫内膜**（分功能层和基底层）。正常成人子宫容积约5ml，重50g，长7～8cm，厚2～3cm。成年女性的子宫内膜随体内性激素的周期性变化而有**周期性**改变，是产生月经的部位。子宫由上部较宽的子宫体和下部较窄的子宫颈组成，子宫体上端隆突部分称子宫底，与子宫底两侧连接的为子宫角。**子宫峡部为**子宫体与子宫颈之间所形成的最狭窄部分，在非孕期长约1cm。宫体与宫颈长度比例在婴儿期为**1:2，成人为2:1**。子宫颈外口柱状上皮与鳞状上皮交界处，是子宫颈癌的好发部位。维持子宫正常位置的韧带包括圆韧带、阔韧带、主韧带和宫骶韧带；其中阔韧带有维持子宫在盆腔正中位置的作用；圆韧带主要维持子宫于前倾位置；主韧带有固定子宫颈的正常位置的作用；宫骶韧带将宫颈向后上方牵引，间接维持子宫于前倾位置。

3. 输卵管　是一对细长而弯曲的管道（长8～14cm），其内侧与子宫角相连，外端游离，由内向外分为4部分：间质部、峡部、壶腹部（为正常受精部位）、伞部，是精子与卵子发生受精的场所和输送受精卵的管道。输卵管黏膜受性激素影响可有周期性变化。

4. 卵巢　是女性的重要性腺器官，能产生卵子和性激素，呈灰白色的一对扁椭圆形腺体。青春期前卵巢表面光滑，青春期出现排卵后逐渐变得凹凸不平。成年女子卵巢重5～6g，大小约为4cm×3cm×1cm，绝经后萎缩变小，变硬，位于输卵管的后下方。卵巢表面无腹膜覆盖，表层为单层立方上皮所组成的表面上皮，其下为由致密结缔组织构成的卵巢白膜。白膜下的卵巢组织又分皮质和髓质两部分，外侧为皮质，有数以万计的原始卵泡和发育程度不同的卵泡和间质组织，髓质位于卵巢中心，内无卵泡。

【内生殖器官邻近器官】　女性内生殖器官与尿道、膀胱、输尿管、直肠、阑尾在解剖结构上相互毗邻，并通过神经、血管、淋巴系统等相互影响。膀胱为位于子宫与耻骨联合之间的空腔器官，其大小、形状因盈虚及邻近器官的情况而变化。在妇科检查及手术前必须排空膀胱，以免因膀胱充盈而妨碍盆腔检查或遭误伤。输尿管穿行在子宫动脉下方，在实施附件切除或结扎子宫动脉时，应避免损伤输尿管。

三、骨盆

【骨盆的组成及分界】　由左右两块髋骨和1块骶骨及1块尾骨组成，骨与骨之间有耻骨联合、骶髂关节、骶尾关节。连接骨盆各部之间的韧带中有2对重要的韧带：骶棘韧带（位于骶、尾骨与坐骨棘之间）和骶结节韧带（位于骶、尾骨与坐骨结节之间）。以耻骨联合上缘、髂耻缘、骶岬上缘连线为界，将骨盆分成真骨盆（位于分界线以下，也叫小骨盆）和假骨盆（位于分界线以上，也叫大骨盆）。其中真骨盆又被称为骨产道，是胎儿娩出的通道。

【骨盆的平面及径线】

1. 入口平面　也是真假骨盆的交界面，内含4条径线：入口横径（13cm）、入口前后径（11cm）、入口斜径（左斜径、右斜径，12.75cm）。

2. 中骨盆平面　是真骨盆最狭窄的平面，前方为耻骨联合下缘，两侧为坐骨棘，后方为骶骨下端。内含2条径线：前后径（11.5cm）、中骨盆横径（坐骨棘间径，10cm）。

3. 出口平面　由两个在不同平面的三角形组成。内含4条径线：前矢状径（6cm）、后矢状径（8.5cm）、出口前后径（11.5cm）、出口横径（即坐骨结节间径，9cm）。若出口横径稍短，而出口后矢状径加出口横径之和大于15cm时，胎儿可经阴道娩出。

【骨盆底组织】

1. 组成　由多层肌肉和筋膜组成，有封闭骨盆出口、支持盆腔器官并使之保持正常位置的作用。尿道、阴道及直肠从此穿过。由外到内共有3层组织：外层由坐骨海绵体肌、球海绵体肌、会阴浅横肌及会阴浅筋膜和肛门外括约肌构成；中层为泌尿生殖膈，由上、下两层筋膜和会阴深横肌、尿道括约肌构成；内层为盆膈，由肛提肌及其筋膜组成，位于骨盆底的最内层，其中肛提肌的主要作用是加强盆底的托力。

2. 会阴　又称会阴体，指阴道口与肛门之间的楔形软组织，从外到内依次由皮肤、肌肉及筋膜、部分肛提肌和会阴中心腱组成，厚3～4cm。妊娠期会阴组织变软，有利于分娩。

分娩时要保护此区，以免造成会阴裂伤。

四、妇女一生各阶段的生理特点

【胎儿期】　指从受精卵形成至胎儿娩出。

【新生儿期】　出生后 4 周内的新生儿。

【儿童期】　从出生 4 周至 12 岁。儿童期体格生长发育很快，但生殖器仍不成熟。8 岁以前为儿童早期，生殖器为幼稚型；8 岁后为儿童后期，卵巢有少量卵泡发育，但不成熟不排卵，乳房和内生殖器在此期开始发育增大。

【青春期】　是儿童期向性成熟期过渡的一段快速生长时期，是女性内分泌、生殖、体格和心理等逐渐发育成熟的过程，青春期通常在 8～10 岁发动，WHO 提出青春期为 10～19 岁。乳房发育是女性第二性征的最初特征，月经初潮是青春期的标志。此期生理特点有：体格显著生长，生殖器官发育，内、外生殖器变为成年人型并初具生育能力，卵巢内有不同发育阶段的卵泡，性激素分泌增加，但整个生殖系统的功能尚未完善。女性第二性征出现：乳房发育，阴毛腋毛开始出现，还有声调变高、骨盆宽大、胸和肩部皮下脂肪增多等表现。

【性成熟期】　又称生育期，是女性生育力最旺盛的时期，约从 18 岁开始，持续 30 年左右，此阶段卵巢功能成熟并有周期性性激素分泌和排卵。

【绝经过渡期】　是从卵巢功能开始衰退到最后一次月经的时期。一般开始于 40 岁，历时 1～2 年或 10 余年不等，是妇女自性成熟期进入老年期的一个过渡时期。表现为卵巢功能逐渐减退，月经不规则，直至绝经，生殖器官开始萎缩，丧失生育能力。WHO 将卵巢功能开始衰退至绝经后 1 年的时期定义为围绝经期，容易发生绝经综合征。

【绝经后期】　是绝经后的生命时期，一般在 60 岁以后，卵巢功能进一步衰退，生殖器官进一步萎缩、退化。表现为雌激素水平降低，不能维持女性第二性征。容易发生萎缩性阴道炎、骨质疏松。

五、卵巢的周期性变化及内分泌功能

【卵巢的周期性变化】　在每个月经周期中卵巢组织中会出现卵泡发育、排卵、黄体形成和黄体萎缩等周期性变化。自青春期起，在腺垂体所分泌的促卵泡素作用下，卵巢中的原始卵泡开始发育，每个月经周期一般只有一个卵泡发育成熟并排卵。卵泡成熟后逐渐靠近卵巢表面，在表面细胞变薄破裂后发生排卵，排卵一般发生在月经来潮前的 14 日左右。排卵后残存卵泡与周围的卵泡膜细胞一起形成黄体并分泌雌、孕激素。排卵后 7～8 天黄体的体积和功能达到高峰（黄体期一般为 14 日），若卵子未受精，黄体在排卵后 9～10 天开始萎缩，形成白体。

【卵巢的功能】　具有产生卵子并排卵的生殖功能和产生女性性激素的内分泌功能。

【卵巢激素生理功能】　卵巢在 LH（促黄体生成素）及 FSH（促卵泡素）作用下分泌雌激素、孕激素及少量雄激素。

1. 雌激素　在排卵前达到高峰，黄体成熟高峰期达第二高峰，黄体萎缩时雌激素水平逐渐降低，月经前达最低水平。主要生理功能：促进卵泡及子宫发育，使子宫内膜增生，提高子宫对缩宫素的敏感性；增加输卵管上皮细胞的活动；使子宫黏液分泌增加，变稀薄；使阴道上皮细胞增生、角化，糖原增多；促使乳腺管增生；促使体内水钠潴留和骨中钙盐沉着；

通过对下丘脑的正、负反馈调节，调控垂体促性腺激素的分泌。

2. **孕激素** 排卵后7～8天黄体成熟时，分泌量达高峰，以后逐渐下降，至月经前达最低水平。主要生理功能：抑制子宫肌肉的自发性收缩，降低妊娠子宫对缩宫素的敏感性；使增生期子宫内膜转变为分泌期内膜；抑制输卵管蠕动；促使阴道上皮细胞脱落；促进乳腺腺泡发育；升高体温的作用，排卵后使基础体温升高0.3～0.5℃；促进水和钠的排泄。

3. **雄激素** 促进阴蒂、阴唇和阴阜的发育、阴毛腋毛的生长；促进蛋白合成和肌肉生长，刺激骨髓中红细胞的增生。雄激素过多对雌激素产生拮抗作用，性成熟后可导致骨骺关闭，停止生长。

六、子宫内膜的周期性变化及月经周期的调节

【子宫内膜的周期性变化】

1. **增殖期** 即月经周期的第5～14天，子宫内膜的增生与修复在月经期第2～3天即已开始。

2. **分泌期** 即月经周期的第15～28天，是卵巢周期中的黄体期。

3. **月经期** 即月经周期的第1～4天，黄体功能衰退使体内雌激素、孕激素水平降低。

【月经的周期性调节】 下丘脑、垂体和卵巢之间通过相互调节和影响，形成协调而完整的神经内分泌系统称为下丘脑-垂体-卵巢轴，而卵巢分泌的激素对下丘脑和垂体也有反馈作用。

【月经的临床表现】 随着卵巢的周期性变化而出现的子宫内膜周期性的剥脱性出血，称月经。第1次月经称初潮，两次月经第1天的间隔天数，称月经周期。一般为21～35天，平均28天。月经持续的天数称为月经期，一般为3～7天。一次月经量为30～50ml，超过80ml为月经过多。月经血呈暗红色，子宫内膜的大量纤维蛋白溶酶溶解纤维蛋白使月经血不凝。月经一般无特殊不适，不影响工作和生活。

试题精选

1. 女性青春期开始的重要标志是

A. 乳房丰满   B. 阴毛生长   C. 月经初潮

D. 骨盆变宽   E. 声调变高

答案：**C**。

2. 不属于女性外生殖器的是

A. 阴阜   B. 大阴唇   C. 阴道

D. 阴道前庭   E. 小阴唇

答案：**C**。

第2单元 妊娠期妇女的护理

一、妊娠生理

妊娠是胚胎和胎儿在母体内发育成长的过程。卵子受精是妊娠的开始，胎儿及其附属物

自母体排出是妊娠的终止。妊娠全过程平均约为 40 周。

【受精与着床】 受精发生在排卵后 12 小时内，已受精的卵子称为受精卵或孕卵。在受精后的 6 ～ 7 天，晚期囊胚侵入子宫内膜的过程，称受精卵植入或着床。受精卵着床后，子宫内膜迅速发生蜕膜样改变，按照蜕膜与囊胚的位置关系，将蜕膜分为底蜕膜、包蜕膜和壁蜕膜。

【胎儿附属物的形成与功能】

1. 胎盘 由羊膜、叶状绒毛膜和底蜕膜构成，胎盘在妊娠后 12 周末形成。胎盘是母体与胎儿间进行物质交换的重要器官，有气体交换、供应营养物质、排泄胎儿代谢产物、分泌激素、防御功能、合成功能等。其中合成功能主要为合成数种激素和酶，其中蛋白激素有绒毛膜促性腺激素（hCG）和人胎盘生乳素（HPL，产后迅速下降）；甾体激素有雌激素和孕激素；酶有缩宫素酶和耐热性碱性磷酸酶。反映胎盘功能的指标有：尿雌三醇：<10mg/24 小时表示胎盘功能低下；血清游离雌三醇：足月妊娠时临界值为 40nmol/L，急骤下降或下降超过 50% 说明有胎儿宫内死亡危险；血清胎盘生乳素（HPL）：妊娠足月<4mg/L 或突然降低 50%，提示胎盘功能低下。另外，还有血清妊娠特异性 β. 糖蛋白、缩宫素激惹试验、脐动脉血流 S/D 比值等检查可以反映胎盘的功能。

2. 胎膜 由绒毛膜（外层）和羊膜（内层）组成，绒毛膜发育过程中逐渐退化成平滑绒毛膜，妊娠晚期与羊膜紧贴，但可完全分开。

3. 脐带 来自胚胎发育过程中的体蒂，通过脐带血液循环，胎儿与母体进行营养和代谢物质的交换，足月时长 30 ～ 100cm，平均约为 55cm。脐带内含 1 条脐静脉，2 条脐动脉。

4. 羊水 为充满在羊膜腔内的液体，妊娠 36 ～ 38 周羊水量达高峰（1000 ～ 1500ml），足月时羊水量为 800 ～ 1000ml，含有大量上皮细胞及胎儿的一些代谢物，羊水的存在使胎儿在宫腔内自由活动，防止胎体粘连；保护胎儿不受直接损伤；维持羊膜腔内恒温及胎儿体液平衡；减少母体对胎动的不适感；临产时均匀分布宫缩压力；破膜后可润滑、冲洗产道，减少感染的发生等。通过羊水检查可监测胎儿成熟度、性别及某些遗传性疾病；反映胎儿成熟度的检查有① B 超：双顶径>8.5cm 提示胎儿已成熟。②羊水中卵磷脂 / 鞘磷脂比值>2，磷脂酰甘油>3% 表示胎儿肺已成熟。

【胎儿的发育】 受精后 8 周的人胚称胚胎，是主要器官结构完全分化的时期；从受精第 9 周起称胎儿，是各器官进一步发育成熟的时期。

1. 8 周末 初具人形，四肢已具雏形，超声显像可见早期心脏已形成并具有搏动。

2. 12 周末 胎儿外生殖器已发育。

3. 16 周末 部分孕妇可自觉胎动，外生殖器可确定性别。

4. 20 周末 临床可听到胎心音，出生后有心跳、呼吸、排尿及吞咽运动。

5. 24 周末 各脏器均已发育，皮下脂肪开始沉积。

6. 28 周末 出生后易发生特发性呼吸窘迫综合征，若加强护理可以存活。

7. 32 周末 出生后如注意护理可以存活。

8. 36 周末 胎儿身长约 45cm，体重约 2500g，指甲已达指端，出生后能啼哭及吸吮，生活力良好。

9. 40 周末 胎儿发育成熟，能很好存活。

【胎儿的生理特点】

1.循环系统 动脉导管位于肺动脉及主动脉弓之间，出生后闭锁形成动脉韧带；卵圆孔位于左右心房之间，出生后6个月完全闭锁。来自胎盘的血液经胎儿的腹前壁进入体内。出生后肺循环建立，开始自主呼吸，胎盘循环停止。

2.血液系统 红细胞生成在妊娠早期主要来自卵黄囊，妊娠足月至少90%的红细胞由骨髓产生。妊娠8周后，胎儿循环中出现白细胞。

3.呼吸系统 是由母儿血液在胎盘中进行气体交换完成的。

4.消化系统 妊娠11周时小肠有蠕动，妊娠16周时胃肠功能已建立。

5.泌尿系统 胎儿的肾在11～14周有排泄功能。

6.内分泌系统 甲状腺是胎儿期发育的第一个内分泌腺。

二、妊娠期母体变化

【生理变化】

1.生殖系统变化 包括子宫、卵巢、输卵管、阴道及外阴变化，其中子宫变化最为明显。妊娠后，子宫明显增大变软。妊娠12周时，子宫均匀增大并超出盆腔；妊娠晚期子宫不同程度右旋，与盆腔左侧有乙状结肠占位有关。宫腔容积由非妊娠时5ml增至足月妊娠时约5000ml。子宫峡部妊娠后形成子宫下段，临产后成为软产道的一部分。宫颈肥大、着色、宫颈黏液增多，形成黏稠的黏液栓，防止细菌侵入宫腔。卵巢略增大，停止排卵。输卵管伸长。阴道黏膜着色、增厚、皱襞增多，结缔组织松软，伸展性增加，分泌物增多。外阴充血，皮肤增厚，大小阴唇着色。

2.乳腺 乳头和乳晕着色，乳晕处有皮脂腺肥大形成散在的小隆起，称蒙氏结节。雌孕激素刺激乳腺腺管和乳腺腺泡发育，乳房增大。妊娠后期挤压乳房，可有数滴稀薄黄色液体溢出，称初乳。

3.循环及血液系统 妊娠期血容量第6～8周起开始增加，至32～34周达到高峰，增加40%～45%，约1450ml。血浆（1000ml）增加多于红细胞的增加（450ml），使血液稀释，出现生理性贫血。白细胞增加，血沉也加快，血液处于高凝状态。妊娠后，心率增快。妊娠32～34周、分娩期（第一产程末和第二产程）、产褥期最初3天内，心脏负荷较重，易发生心力衰竭。妊娠末期易发生外阴及下肢静脉曲张、仰卧位低血压综合征。

4.泌尿系统 夜尿量多于日尿量。由于肾小球滤过率（GFR）增加，肾小管对葡萄糖再吸收能力不能相应增加，约15%孕妇饭后可出现妊娠期生理性糖尿，应注意与孕前及妊娠期糖尿病相鉴别。妊娠早期，由于增大的子宫压迫膀胱，引起尿频，妊娠12周以后子宫体高出盆腔，压迫膀胱的症状消失。妊娠末期，由于胎先露进入盆腔，孕妇再次出现尿频。妊娠中期肾盂及输尿管增粗，输尿管有尿液逆流现象，孕妇易患急性肾盂肾炎，以右侧多见，与右旋子宫压迫右侧输尿管有关。

5.体重 12周前无明显变化，以后平均每周增加350g，至足月平均约增加12.5kg。

【心理变化】 妊娠期，孕妇的心理会随着妊娠的进展发生不同变化。女性对妊娠态度取决于成长的环境、所处的社会和文化环境、个人经历、朋友和亲属的态度。孕妇常见的心理反应有惊讶和震惊、矛盾心理、接受、情绪波动、内省。

三、胎产式、胎先露、胎方位

【胎产式】 即胎儿身体纵轴与母体纵轴之间的关系。两者平行称纵产式，两者垂直称横产式，两者交叉称斜产式。

【胎先露】 最先进入骨盆入口的胎儿部分称为胎先露。横产式有肩先露，纵产式有头先露和臀先露。临床上最常见为枕先露。

【胎方位】 即胎儿先露部指示点与母体骨盆的关系，简称胎位。枕先露以枕骨、面先露以颏骨、臀先露以骶骨、肩先露以肩胛骨为指示点。

四、产前检查

产前检查从诊断早孕开始。由 2011 年中华医学会妇产科分会发布的《孕前和孕期保健指南》，推荐的产前检查时间依次为妊娠 6 ～ 13^{+6} 周、14 ～ 19^{+6} 周、20 ～ 23^{+6} 周、24 ～ 27^{+6} 周、28 ～ 31^{+6} 周、32 ～ 36^{+6} 周各 1 次，37 ～ 41 周每周检查 1 次。凡属高危妊娠者，应酌情增加检查次数。

【病史】

1. 预产期推算：从末次月经第 1 天算起，月数减 3 或加 9，日数加 7（阴历日数加 15），即可推算孕产妇的预产期，但与实际分娩日期可相差 1 ～ 2 周。如孕妇记不清末次月经的日期，则可根据出现早孕反应和胎动开始的时间以及子宫底高度和 B 型超声检查的胎囊大小、胎头双顶径值、股骨长度和头臀长度等推算出预产期。

2. 月经史和孕产史。

3. 了解本次妊娠情况。

4. 既往史及配偶健康史。

5. 家族史。

【心理社会评估】

1. 妊娠早期评估孕妇对妊娠的接受程度及对妊娠的态度。

2. 妊娠中、晚期主要评估孕妇对妊娠有无不良情绪反应，并评估孕妇经济状况、居住环境、家庭支持系统及孕妇在家庭中的角色等。

【高危因素评估】 重点评估孕妇是否存在以下高危因素。

1. 年龄：≥35 岁或 <18 岁。

2. 是否残疾。

3. 是否有遗传性疾病史。

4. 既往异常孕产史，如有无畸胎史，有无异位妊娠、流产、难产、死胎等。

5. 有无妊娠合并症，如高血压、心脏病、糖尿病、肾病、肝病等。

6. 有无妊娠并发症：如羊水异常、前置胎盘、胎盘早剥、妊娠期高血压疾病、过期妊娠、胎儿生长受限、母儿血型不符等。

试题精选

1. 卵子从卵巢排出后，正常受精部位在

A. 阴道   B. 输卵管壶腹部与峡部的连接处

C. 输卵管伞部　　　　　　　　D. 子宫颈　　　　　　　　E. 子宫腔
答案：**B**。

2. 孕妇血容量增加最高峰在
A. 孕 16～19 周　　　　　　　B. 孕 20～23 周　　　　　　C. 孕 24～27 周
D. 孕 28～31 周　　　　　　　E. 孕 32～34 周
答案：**E**。

第 3 单元　分娩期妇女的护理

一、影响分娩的因素

妊娠满 28 周（196 日）及以上，胎儿及其附属物从临产开始到全部从母体娩出的过程，称为分娩。早产：妊娠满 28 周不满 37 足周期间分娩；足月产：妊娠满 37 周至不满 42 足周期间分娩；过期产：妊娠满 42 周及以后分娩。

【产力】

1. 子宫收缩力　是临产后的主要产力（简称宫缩），贯穿在整个产程过程中。临产后的正常宫缩有节律性、对称性（起自两侧子宫角并迅速以微波形式向子宫底中线集中）和极性（宫底部最强，几乎是子宫下段的 2 倍）、缩复作用（间歇期不恢复到原来长度）的特点。

2. 腹壁肌及膈肌收缩力（腹压）　是第二产程中的重要辅助力量。

3. 肛提肌收缩力　在分娩过程中主要协助胎先露完成内旋转、胎头仰伸、胎儿及胎盘娩出。

【产道】

1. 骨产道　骨产道又称真骨盆，分为入口平面、中骨盆平面和出口平面三个平面，每个平面又由多条径线组成。连接骨盆各平面中点的假想曲线构成骨盆轴，妇女站立时骨盆入口平面与地平面所形成的角度称为骨盆倾斜度（一般为 60°）。

2. 软产道　是由子宫下段、宫颈、阴道、外阴及骨盆底组织构成的弯曲管道。子宫下段形成生理缩复环；宫颈管消失；宫口扩张；骨盆底、阴道及会阴扩张，变薄。

【胎儿】

1. 胎儿大小　胎头是胎体的最大部分，也是胎儿通过产道最困难的部分。胎头颅骨由顶骨、额骨、两块颞骨及一块枕骨构成。胎头径线主要有双顶径（9.3cm）、枕额径（11.3cm）、枕下前囟径（9.5cm）及枕颏径（13.3cm）。

2. 胎位　是决定胎儿能否正常分娩的重要因素之一。

3. 胎儿畸形　胎儿某一部分发育异常，如脑积水、联体儿等。

二、正常分娩妇女的护理

【枕先露的分娩机制】　是指胎儿先露部为适应骨盆各平面的不同形态，被动地进行一系列适应性转动，以其最小径线通过产道的过程。临床上以枕左前位最多见。

1. 衔接　胎头颅骨最低点接近或达到坐骨棘水平，胎头入盆。胎头以半俯屈状态以枕额径进入骨盆入口。

2. 下降　贯穿分娩全过程，临床上常以胎头下降程度作为判断产程进展的重要标志。

3. 俯屈　原来半俯屈状态的胎头遇到肛提肌阻力，由枕额径变为枕下前囟径。

4. 内旋转　胎头为适应中骨盆发生旋转，使其矢状缝与中骨盆及骨盆出口前后径相一致，一般于第一产程末完成。

5. 仰伸　完成内旋转后胎头枕骨下部达耻骨联合下缘，以耻骨弓为支点，胎头逐渐仰伸。

6. 复位及外旋转　胎头已出骨盆，为适应与胎肩的关系发生的旋转，胎儿双肩径转成与出口前后径相一致的方向。

7. 胎肩及胎儿娩出　胎头完成外旋转后，胎头前肩在耻骨弓下先娩出，随即后肩从会阴前缘娩出。

试题精选

1. 枕左前位胎头入盆衔接时的径线是

A. 枕下后囟径　　　　　　B. 枕额径　　　　　　C. 对角径

D. 双顶径　　　　　　　　E. 枕额径

答案：**B**。

2. 产妇，34 岁。初产妇，孕 40 周，不规律宫缩 2 小时。B 超检查：胎头双顶径为 11cm。该孕妇最适合的分娩方式是

A. 剖宫产　　　　　　　　B. 自然分娩　　　　　　C. 胎头吸引

D. 产钳助产　　　　　　　E. 会阴侧切

答案：**A**。

第 4 单元　产褥期妇女的护理

一、产褥期母体变化

产褥期一般为 6 周，是指从胎盘娩出至产妇全身各器官除乳腺外恢复至正常未孕状态所需的一段时间。

【生理调适】

1. 生殖系统

（1）子宫：①子宫体肌纤维缩复：子宫复旧不是肌细胞数量的减少而是肌细胞体积的缩小。随着肌纤维的不断缩复使子宫体逐渐缩小。产后当日，子宫底位于平脐或脐下一横指；产后 1 周，在耻骨联合上方可扪及子宫底，约妊娠 12 周大小，重约 500g；产后 10 天子宫降至骨盆腔内，腹部检查摸不到子宫底；产后 6 周恢复到正常孕前大小。②子宫内膜再生：分娩后 2～3 天，表层蜕膜逐渐坏死、脱落，随恶露排出。子宫内膜残存的基底层再生新的功

能层，约产后 3 周，除胎盘附着部位外，子宫内膜基本完成修复，胎盘附着处的子宫内膜修复需产后 6 周。若此期间胎盘附着面因复旧不良出现血栓脱落，可引起晚期产后出血。③子宫颈：胎盘娩出后，子宫颈松软、壁薄皱起，外口如袖口状。产后 2～3 天，宫口仍能通过 2 指。产后 1 周，子宫颈内口关闭，宫颈管复原。产后 4 周时子宫颈完全恢复至正常状态，初产妇的宫颈外口由产前的圆形变成"一"字形横裂。

（2）阴道及外阴：分娩后，阴道壁肌张力低，肌肉松弛，阴道黏膜皱襞因过度伸展而消失，产褥期阴道腔逐渐缩小，阴道壁肌张力逐渐恢复，黏膜皱襞在产后 3 周左右开始复现，但阴道在产褥期结束时仍不能完全恢复至妊娠前的张力和紧张度。分娩后外阴有轻度水肿，产后 2～3 天后自行消退。会阴有轻度撕裂伤或有会阴侧切缝合后，均可在 3～4 天愈合。

（3）盆底组织：盆底肌及筋膜常因分娩时过度扩张而失去弹性，也可伴有部分肌纤维断裂。产褥期如能坚持产后运动，盆底肌可恢复至接近未孕状态。如盆底肌及筋膜严重断裂，产褥期内过早劳动，可导致阴道壁脱垂，甚至发生子宫脱垂。

2. 乳房变化　产褥期乳房最主要的变化为泌乳。产后 7 天内的乳汁为初乳，7～14 天为过渡乳，14 天以后为成熟乳。婴儿吸吮乳头的神经冲动可通过神经内分泌反射引起产妇腺垂体呈脉冲式释放催乳激素，即泌乳反射，促进乳汁的分泌。吸吮动作还可反射性引起神经垂体释放缩宫素，引起喷乳反射。因此，婴儿频繁吸吮乳头是保持不断泌乳的关键，并且有利于生殖器官的恢复。缩宫素还可以使子宫收缩，预防产后出血。

3. 血液循环系统　血容量于产后 2～3 周恢复至未孕状态。产后最初 3 日内，血容量增加（15%～25%），心脏负担加重。产褥早期血液仍处于高凝状态。

4. 消化系统　产后缺少运动，肠蠕动减弱，易发生便秘和肠胀气。

5. 泌尿系统　由于分娩过程中膀胱受压使黏膜充血、水肿及肌张力下降，会阴疼痛、不习惯床上排尿等原因，易发生尿潴留。

6. 内分泌系统　不哺乳的产妇，一般在产后 6～10 周月经复潮，产后 10 周左右恢复排卵。哺乳产妇一般在产后 4～6 个月恢复排卵。哺乳期产妇首次月经来潮前多有排卵，故哺乳期产妇未见月经来潮仍有受孕的可能。

【心理调适】　产褥期妇女的心理调节主要表现在两方面：确定家长和孩子的关系和承担母亲的角色。一般要经历 3 个时期：依赖期→依赖－独立期→独立期。

二、母乳喂养

【母乳喂养的优点】　①对婴儿：母乳营养物质丰富，促进发育；提高新生儿免疫力，预防疾病；保护牙齿；建立良好的母儿感情，有利于心理健康。②对母亲：预防产后出血；避孕；降低女性患癌的风险。

试题精选

1. 产褥期变化最大的器官是

A. 乳房　　　　　　B. 盆底组织　　　　　　C. 输卵管
D. 子宫　　　　　　E. 卵巢
答案：D。

2. 产后胎盘附着处的子宫内膜修复时间一般为

A. 1 周　　　　　　　　　B. 2 周　　　　　　　　　C. 5 周
D. 6 周　　　　　　　　　E. 8 周
答案：**D**。

第 5 单元　新生儿保健

一、正常新生儿的生理解剖特点与护理

【正常新生儿的生理特点】从胎儿出生后断脐到满 28 天的一段时期称为新生儿期。

1. 体温　新生儿体温调节中枢发育不完善，体温易受外界温度的影响波动。

2. 皮肤　新生儿出生时体表有**白色胎脂**覆盖，可保护皮肤、减少散热。

3. 呼吸系统　新生儿以**腹式呼吸**为主，呼吸表浅且快，40 ~ 60 次 / 分。

4. 循环系统　新生儿心率较快，睡眠时平均 120 次 / 分，醒时可达到 140 ~ 160 次 / 分。

5. 消化系统　新生儿胃容量较小，胃呈水平位，胃贲门括约肌不发达，哺乳后易发生溢乳。肠蠕动快，可进食流食，消化淀粉能力差，母乳喂养最佳。

6. 特殊生理现象　生理性黄疸即出生后体内过多的红细胞被破坏，产生大量的间接胆红素。新生儿肝功能不健全，无法在短时间内将大量的间接胆红素代谢掉，因此，出生后 2 ~ 3 天出现皮肤、巩膜黄染，持续 4 ~ 10 天后自然消退；生理性体重下降指新生儿在生后 2 ~ 4 天，其体重下降一般不超过 10%；乳房肿大及假月经。

二、婴儿抚触

【婴儿抚触的目的】

1. 促进胃液分泌，加快新生儿对食物的消化、吸收。

2. 促进新生儿神经系统的发育。

3. 增加新生儿睡眠，改善睡眠质量。

4. 促进皮肤新陈代谢及血液循环。

5. 促进免疫系统的完善，增加抵抗力。

6. 促进母婴情感交流。

第 6 单元　胎儿宫内窘迫及新生儿窒息的护理

一、胎儿宫内窘迫的护理

胎儿窘迫是指胎儿在子宫内因急性或慢性缺氧危及胎儿健康和生命的综合征。主要发生在临产过程，也可发生在妊娠后期。

【病因、病理】

1. 病因　母体因素、胎儿因素、脐带胎盘因素。

2. 病理　是缺血缺氧引起的一系列变化，缺氧早期兴奋交感神经，机体通过减少胎盘和

自身耗氧量代偿，通过减少对肾与下肢供血等方式来保证心脑血流量；缺氧严重则引起胎儿迷走神经兴奋，引起动静脉血管扩张，有效循环血量减少，主要脏器缺血缺氧严重，出现严重的脏器功能损害。

二、新生儿窒息的护理

新生儿窒息是指由于分娩过程中的各种原因使新生儿出生后不能建立正常呼吸，引起新生儿出现缺氧、酸中毒，严重时可导致全身多脏器损害的一种病理生理状况。

【病因、病理】 胎儿宫内窘迫；胎儿在产道内吸入羊水、黏液阻塞呼吸道，造成气体交换受损；缺氧、滞产、产钳术致使胎儿颅内出血及脑部长时间缺氧所致的呼吸中枢受到损害等。

试题精选

胎儿窘迫的基本病理生理变化是

A. 缺血缺氧引起的一系列变化　　　　　B. 全身小动脉痉挛

C. 母体合并其他疾病　　　　　　　　　D. 胎儿心血管系统功能障碍

E. 脐带和胎盘异常

答案：**A**。

第7单元　妊娠期并发症妇女的护理

一、流产

流产是指妊娠不足28周、胎儿体重不足1000g而终止者。发生在妊娠12周以前者称早期流产，发生在妊娠12周至不足28周者称晚期流产。

【病因、病理】 导致自然流产的最常见原因是**染色体异常**，其次为**受精卵**发育异常，其他原因包括母体生殖器官异常（如子宫畸形）或母儿双方免疫不适应、母体有发热、感染等全身性疾病，胎盘因素、物理化学等环境因素等。其病理过程多数为胚胎或胎儿先死亡后出现底蜕膜出血，使胎盘绒毛与蜕膜层相剥离，引起子宫收缩，导致阴道出血及妊娠产物排出。

二、异位妊娠

受精卵在子宫体腔以外着床发育时称异位妊娠，习称宫外孕。但二者又稍有区别，宫颈妊娠属于异位妊娠，不包括在宫外孕内。按异位妊娠的发生部位又将其分为宫颈妊娠、输卵管妊娠、卵巢妊娠、腹腔妊娠及阔韧带妊娠等，其中以输卵管妊娠最常见，约占异位妊娠的95%，其发病部位以壶腹部最多见，其余依次为峡部、伞部，间质部最少见。

【病因、病理】

1. 病因　①**输卵管炎症**：包括输卵管黏膜炎和输卵管周围炎，是引起输卵管妊娠的主要原因。②输卵管发育不良或功能异常：输卵管过长、肌层发育差、黏膜纤毛缺乏等发育不良，均可成为输卵管妊娠的原因；输卵管蠕动、纤毛活动以及上皮细胞的分泌功能异常，也可影响受精卵的正常运行。③受精卵游走。④辅助生殖技术。⑤其他：内分泌失调、神经精神功能紊乱、输卵管手术以及子宫内膜异位症等都可增加受精卵着床于输卵管的可能性；放置宫内节育器与异位妊娠发生也有相关性。

2. 病理 输卵管妊娠的结局：①输卵管妊娠流产，**多见于壶腹部妊娠**，囊胚与输卵管管壁分离，进入输卵管腔，经输卵管逆蠕动排入腹腔。②输卵管妊娠破裂，**多见于峡部妊娠**，囊胚侵蚀管壁肌层和浆膜，最终导致穿破浆膜形成输卵管妊娠破裂，出血量大，可造成休克。③陈旧性异位妊娠：发生于输卵管妊娠流产或破裂未及时治疗，或内出血已停止，病情稳定且时间久，胚胎死亡或被吸收。④继发性腹腔妊娠：胚胎排入腹腔，大部分死亡，偶尔存活者可形成继发性腹腔妊娠。⑤持续性异位妊娠：见于输卵管妊娠保守性手术术中未完全清除妊娠产物或残留的存活滋养细胞继续生长，导致术后 β-hCG 不降反升。

三、妊娠期高血压疾病

妊娠期高血压、子痫前期和子痫、慢性高血压并发子痫前期、妊娠合并慢性高血压统称为妊娠期高血压疾病。

【病因、病理】

1. 病因 其病因尚未明确。可能与以下因素有关：①初产妇。②年轻初产妇（≤18 岁）或高龄初产妇（≥35 岁）。③寒冷季节或气温变化过大，特别是气温升高时。④有慢性高血压、慢性肾炎、糖尿病等病史的孕妇。⑤营养不良，如贫血、低蛋白血症者。⑥精神过度紧张或受刺激致使中枢神经系统功能紊乱者。⑦子宫张力过高（如羊水过多、双胎妊娠、糖尿病巨大儿及葡萄胎等）者。⑧家族中有高血压史，尤其是孕妇之母有重度妊娠期高血压疾病史者。⑨体型矮胖者。

2. 病理 基本病变为**全身小动脉痉挛**。周围血管阻力增加，血压上升，水肿。全身各组织器官因缺血、缺氧而受到不同程度的损害，严重时可导致抽搐、昏迷、脑出血、心力衰竭、肝细胞坏死、胎盘绒毛退行性变、出血、梗死、胎盘早剥及凝血功能障碍等。

四、前置胎盘

孕 28 周后如胎盘附着于子宫下段，甚至胎盘下缘达到或覆盖宫颈内口，其位置低于胎先露部时，称前置胎盘。

【病因】 可能与子宫内膜病变、胎盘面积过大或受精卵发育迟缓及宫腔形态异常等有关。

五、胎盘早剥

妊娠 20 周后或分娩期，正常位置的胎盘在胎儿娩出前，部分或全部从子宫壁剥离，称为胎盘早剥。

【病因、病理】

1. 病因 目前尚不十分清楚，可能与以下因素有关。①血管病变：妊娠期高血压疾病、慢性高血压和肾炎病人或全身血管病变的病人常并发胎盘早剥；长期仰卧位造成的子宫静脉压突然升高。②机械性因素：如腹部受撞击、挤压，摔伤或行外倒转术纠正胎位，均可造成胎盘早剥。③子宫内压力突然下降：羊水流出过快、双胎分娩第一个胎儿娩出后。④其他一些高危因素包括吸烟、营养不良、吸毒等。

2.病理　主要病理改变是底蜕膜出血，形成血肿，使胎盘自附着处剥离。①显性剥离（外出血，有阴道出血）：出血冲开胎盘边缘，沿胎膜和宫壁间经子宫颈向外流出。②隐性剥离（内出血，无阴道出血）：出血积聚于胎盘和子宫壁之间，不能外流。③混合性出血。血液积聚于胎盘和子宫壁之间，压力逐渐增大，血液浸入子宫肌层，引起肌纤维分离、断裂、变性，子宫表面出现紫蓝色瘀斑，尤其在胎盘附着处最明显，称子宫胎盘卒中。

六、早产

早产是指妊娠满28周至不满37足周之间分娩者。

【病因】　早产有孕妇、胎儿、胎盘三方面因素。孕妇合并感染性疾病、子宫畸形、子宫肌瘤，急、慢性疾病及妊娠并发症易诱发早产；胎儿胎盘因素中胎膜早破和绒毛膜羊膜炎最常见，此外前置胎盘、胎盘早剥、羊水过多、多胎等也为常见原因。

七、过期妊娠

平时月经规律，妊娠达到或超过42周者，称为过期妊娠。

【病因、病理】

1.病因　与雌孕激素比例失调、头盆不称、胎儿畸形和遗传有关。

2.病理　①胎盘。胎盘功能正常，与足月胎盘无异常，仅重量有所增加；胎盘功能减退，绒毛内血管床减少，间质纤维化增加。②羊水。羊水量随妊娠进展逐渐减少。③胎儿可有以下生长模式：正常生长；体重增加成为巨大儿；成熟障碍；小样儿。

八、羊水量过多

凡在妊娠任何时期内羊水量超过2000ml者，称羊水过多。

【病因】　目前病因还不十分明确，临床常见于以下几种情况。

1.双胎妊娠。

2.胎儿畸形。

3.孕妇患各种疾病如糖尿病、母儿血型不合、妊娠期糖尿病、重度贫血、妊娠期高血压疾病等。

4.胎盘、脐带病变。

5.特发性羊水过多。

九、羊水量过少

妊娠晚期羊水量少于300ml者称为羊水过少。

【病因】

1.胎儿畸形。

2.母体因素：妊娠期高血压疾病，孕妇脱水、血容量不足。

3.胎盘功能减退：过期妊娠、胎儿生长受限和胎盘退行性变均能导致胎盘功能减退。

4.羊膜病变：羊膜通透性改变。

试题精选

1.有关胎盘早剥的叙述，正确的是

A. 不需紧急处理

B. 胎盘在胎头娩出后从子宫壁剥离

C. 正常位置胎盘在胎儿娩出前从子宫壁剥离

D. 分娩期不易发生

E. 对胎儿无影响

答案：**C**。

2. 妊娠高血压综合征最基本的病理变化是

A. 水肿　　　　　　　　　　B. 蛋白尿　　　　　　　　C. 全身小动脉痉挛

D. 弥散性血管内凝血　　　　E. 肾小球滤过率下降

答案：**C**。

第 8 单元　妊娠期合并症妇女的护理

一、心脏病

【妊娠、分娩及产褥期对心脏病的影响】

1. 妊娠期　①妊娠期孕妇循环血量于妊娠第 6 周开始逐渐增加，至 32～34 周达高峰，血容量和心排血量分别较妊娠前增加 30%～45% 和 30%～50%；心率加快，至妊娠末期每分钟心率约增加 10 次。②妊娠期子宫增大，膈肌上升使心脏向左前、向上移位致心脏大血管扭曲，易使心脏病孕妇发生心力衰竭，危及生命。

2. 分娩期　机体能量及氧消耗增加。①第一产程：每次宫缩有 250～500ml 血液挤入周围循环，回心血量增多，心排血量增加 24%。②第二产程：除宫缩外，腹肌及骨骼肌参与运动使外周循环阻力增加，产妇屏气用力导致肺循环压力和腹压升高，使内脏血液涌入心脏，此期心脏负荷显著加重。③第三产程：胎儿娩出后，腹压骤减，大量血液流向内脏，回心血量急剧减少；胎盘娩出后，胎盘血液循环停止，子宫收缩使大量血液进入体循环使回心血量急剧增加，引起的血流动力学改变，易发生心力衰竭。

3. 产褥期　产后 3 天，子宫收缩使大量血液进入体循环，如产妇机体组织内滞留的大量液体流到体循环，使循环血量再度增加，易诱发心力衰竭。总之，**妊娠 32～34 周、分娩期（第一产程末、第二产程）及产后的最初 3 天内**，是患有心脏病的孕产妇最危险的时期。

【心脏病对妊娠的影响】　由于心脏病孕妇心功能不全、活动受限易发生早产。胎儿宫内窘迫、宫内发育迟缓、先天性心脏病、胎死宫内、新生儿窒息比例比正常产妇高。

二、病毒性肝炎

【妊娠、分娩对肝炎的影响】

1. 由于早孕反应食物摄入减少，而孕期营养物质需要增加，肝内糖原储备下降，使肝脏抗病能力下降。

2. 妊娠期各种并发症、分娩时疲劳、出血、手术和麻醉均可使肝脏负担加重。

3. 孕期大量激素必须在肝内灭活，胎儿的代谢产物也经母体肝脏解毒，进一步加重肝脏负担。

【肝炎对妊娠、分娩的影响】

1. 对孕妇的影响　①妊娠早期，可使妊娠反应加重；妊娠晚期，妊娠期高血压疾病的发生频率增高。②分娩时因肝功能受损，凝血因子合成功能减退，易导致产后出血，若重症肝炎，常并发 DIC，孕产妇死亡率增高。

2. 对胎儿及新生儿的影响　①围生儿患病率及死亡率高。②肝炎病毒经胎盘感染胎儿，形成慢性病毒携带状态。

3. 乙型肝炎母婴传播　垂直传播（通过胎盘）、产时传播（胎儿经产道接触母血、羊水、阴道分泌物）、产后传播（密切接触母亲的唾液和乳汁）。

三、糖尿病

妊娠合并糖尿病包括孕前糖尿病（PGDM）（糖尿病合并妊娠，即在原有糖尿病的基础上合并妊娠）和妊娠期糖尿病（GDM）（妊娠期首次发现的糖尿病）。

【妊娠、分娩对糖尿病的影响】

1. 妊娠期　①正常妊娠的孕妇本身代谢增强，而胎儿从母体摄取葡萄糖增加，再加上早孕反应，进食少，孕妇血糖偏低。②随妊娠进展抗胰岛素样物质增加，胰岛素用量应不断增加。

2. 分娩期　①临产后进食量少，加之子宫和骨骼肌的收缩消耗大量糖原，易出现低血糖和诱发酮症酸中毒。②孕妇临产后的情绪紧张及疼痛极易引起血糖波动，胰岛素用量不易掌握。

3. 产褥期　胎盘排出后，全身内分泌变化恢复至非孕水平，胎盘所分泌的抗胰岛素物质减少，胰岛素需要量也应逐渐减少。如不调整用量，易发生低血糖。

【糖尿病对妊娠、分娩的影响】

1. 对孕妇的影响　①自然流产率相对较高。②妊娠期并发症：糖尿病病人可导致广泛血管病变，易并发妊娠期高血压疾病且发生率比正常妊娠者高 3～5 倍。并发肾脏疾病者更易发生妊娠期高血压疾病及子痫。③感染：与糖尿病有关的感染有外阴阴道假丝酵母菌病、产褥感染、乳腺炎、无症状菌尿症等。④羊水过多发生率高，也增加了胎膜早破和早产的发生率。⑤糖尿病酮症酸中毒：妊娠期代谢变化复杂，代谢紊乱加速脂肪分解，血清酮体升高，且可导致胎儿畸形、胎儿窘迫和胎死宫内。⑥增加再次妊娠患妊娠期糖尿病的风险：复发率高达 30%～50%。

2. 对胎儿、新生儿的影响　①巨大儿的发生率增高。②畸形儿的发生率增高。③早产发生率增高。④高血糖和糖尿病所致胎盘血管出现异常易发生胎儿生长受限。⑤新生儿呼吸窘迫综合征、低血糖发生率增加。

四、贫血

【贫血与妊娠的相互影响】　妊娠期贫血以**缺铁性贫血**最为常见。

1. 对母体的影响　妊娠可使原有贫血病情加重，贫血又使孕妇妊娠风险增高。贫血所致疲倦感容易使孕妇产生妊娠期的心理适应，加重心理负担。重度贫血可导致贫血性心脏病、产后出血、失血性休克、产褥感染等并发症。

2. 对胎儿的影响　母体的骨髓和胎儿两者竞争摄取母体血清中的铁，一般总是胎儿组织占优势，而且铁通过胎盘的运转是**单向性**的，因此一般胎儿缺铁的程度不会太严重。但如果母体重度缺铁，影响骨髓的造血功能可致严重贫血，则会因胎盘供氧和营养不足，造成胎儿发育迟缓，胎儿宫内窘迫、早产，甚至死胎。

试题精选

糖尿病对孕妇的影响，不正确的是

A. 受孕率相对高
B. 巨大儿发生率相对高
C. 妊娠期高血压疾病发生率相对高
D. 产后出血发生率相对高
E. 感染发生率增高

答案：**A**。

第 9 单元　异常分娩的护理

一、产力异常

产力包括子宫收缩力、腹肌及膈肌收缩力和肛提肌收缩力，以子宫收缩力为主。在分娩过程中，子宫收缩的节律性、对称性及极性不正常或强度、频率有改变，称为子宫收缩力异常，简称产力异常。

【分类】　临床上分为**子宫收缩乏力**（宫缩乏力）和**子宫收缩过强**（宫缩过强）两类。每类又分为协调性子宫收缩和不协调性子宫收缩。

【病因】

1. 子宫收缩乏力常见的原因有精神因素、头盆不称或胎位异常、子宫局部因素、内分泌失调、药物影响等。

2. 子宫收缩过强多见于精神紧张、产程延长、胎膜早破、过度疲劳及不适当地应用宫缩药等。

试题精选

单纯扁平骨盆，骨盆外测量小于正常值的径线是

A. 骶耻内径
B. 骶耻外径
C. 坐骨棘间径
D. 入口横径
E. 出口前后径

答案：**B**。

第 10 单元　分娩期并发症妇女的护理

一、胎膜早破（PROM）

【概念】　指在临产前胎膜自然破裂者。根据发生孕周分为足月 PROM 和未足月 PROM（PPROM）（妊娠 20 周以后，未满 37 周发生的胎膜破裂）。

【病因】

1. 下生殖道感染。

2. 多胎妊娠及羊水过多导致的羊膜腔内压力升高。

3. 宫颈内口松弛。

4. 机械性刺激：创伤或妊娠后期性交，引起胎膜炎。

5. 胎膜受力不均如胎先露高浮、头盆不称、胎位异常。

6. 营养缺乏。

二、产后出血

【概念】 是指胎儿娩出后24小时内出血量超过500ml，是分娩期严重并发症，占我国产妇死亡原因的首位。

【病因】

1. 子宫收缩乏力：最常见的原因，占产后出血总数的70%～80%。

2. 胎盘因素：胎盘滞留、胎盘粘连或植入、胎盘部分残留。

3. 软产道损伤：与外阴组织弹性差、急产、产力过强、巨大儿等因素有关。

4. 凝血机制障碍。

三、羊水栓塞

【概念】 是指在分娩过程中羊水突然进入母体血液循环引起急性肺栓塞、过敏性休克、弥散性血管内凝血（DIC）、多器官功能衰竭或猝死等一系列严重症状的综合征。

试题精选

1. 产后出血指胎儿娩出后24小时内阴道出血量超过

A. 300ml B. 800ml C. 500ml

D. 1000ml E. 1500ml

答案：**C**。

2. 患者，女性，27岁。足月分娩，胎儿娩出后，立即出现大量阴道出血，呈鲜红色，有血凝块。子宫平脐、宫体较硬。最可能的出血原因是

A. 宫缩乏力 B. 胎盘粘连 C. 胎盘植入

D. 软产道损伤 E. 凝血功能障碍

答案：**D**。

第11单元 产后并发症妇女的护理

一、产褥感染

【概念】 指分娩及产褥期内生殖道受病菌侵袭导致的局部或全身感染。产后出血、妊娠合并心脏病、产褥感染、严重的妊娠期高血压疾病是导致产妇死亡的四大原因。

产褥病率是指分娩后 24 小时至 10 天内，用口表每日测体温 4 次，有 2 次达到或超过 38℃。产褥感染是引起产褥病率的主要原因，此外，包括生殖道以外的其他感染，如上呼吸道感染、急性乳腺炎、泌尿系统感染、血栓静脉炎等。

【病因】

1. 诱因　在产妇机体免疫力、细菌毒力、细菌数量三者平衡失调时才会增加感染机会，如产妇伴有贫血、羊膜腔感染、产程延长、胎膜早破、产道损伤、产后出血、手术分娩、体质虚弱等。

2. 感染途径　内源性感染，正常孕产妇生殖道内所寄生的微生物在病原体数量多、毒力强和机体抵抗力低的时候，可以使非致病微生物转化为致病微生物而致病；外源性感染，由外界的病原体侵入生殖道而引起的感染。

3. 病原体　产妇生殖道内寄生有大量微生物，分为致病微生物和非致病微生物，非致病微生物在一定条件下可以致病成为条件致病菌。女性生殖道内寄生的微生物包括需氧菌（链球菌、杆菌、葡萄球菌）、厌氧菌（革兰阳性球菌、杆菌属、芽胞梭菌）、支原体、衣原体及假丝酵母菌等，其中以厌氧菌为主。

二、晚期产后出血

【概念】　指分娩 24 小时后，在产褥期内发生的子宫大量出血，称晚期产后出血。以产后 1～2 周发病最常见。产后出血是指胎儿娩出后 24 小时内出血量超过 500ml。

【病因】　胎盘、胎膜残留是最常见的出血原因，多见于产后 10 天左右，除此之外，还与蜕膜残留，子宫胎盘附着面复旧不全或感染，剖宫产术后伤口裂开等有关。

三、产后心理障碍

【概念】　产后沮丧、产后抑郁、产后精神病等是常见的产后心理障碍。产后沮丧是短暂的抑郁，也称产后心绪不良；产后抑郁是一组非精神病性精神综合征；产后精神病是产妇处于一种严重的精神错乱状态。产后抑郁症是产褥期非精神病性精神综合征中最常见的一种类型，是指在产褥期出现抑郁症状。

【病因】　主要由内分泌因素、分娩因素、心理与社会因素、遗传因素等引起。

试题精选

1. 产褥感染最常见的病原体是

A. 大肠埃希菌　　　　　　　B. 葡萄球菌　　　　　　　C. 支原体

D. 溶血性链球菌　　　　　　E. 梭状芽胞杆菌

答案：D。

2. 晚期产后出血是指在产褥期内发生子宫大量出血，出血时间是分娩

A. 72 小时后　　　　　　　　B. 48 小时后　　　　　　　C. 36 小时后

D. 32 小时后　　　　　　　　E. 24 小时后

答案：E。

第 12 单元　妇科护理病历

【病史采集方法】　是进行妇科病人健康评估的基础，医护人员一般通过观察、会谈、身体检查和心理测试等方法来获取妇科和产科护理对象的生理、心理、精神、文化和社会等方面的资料。在病史采集过程中应注意语言亲切、态度和蔼，关心体贴病人，并做到尊重病人隐私，进行询问和体格检查时要耐心细致，尽量避免第三者在场，以获得更真实和全面的资料。

第 13 单元　女性生殖系统炎症病人的护理

一、概述

【女性生殖器的自然防御功能】

1. 外阴　外阴皮肤为鳞状上皮，抵御感染力强。大阴唇自然合拢，遮盖尿道口、阴道口。

2. 阴道　盆底肌使阴道的前后壁紧贴，阴道口闭合，减少外界微生物的侵入。阴道内酸性环境（pH 在 3.8～4.4）能抑制弱碱性环境中繁殖的病原体（即阴道自净作用），阴道上皮在激素的影响下增生变厚，可以增加抵抗病原体进入的能力。

3. 子宫　子宫颈内口紧闭，子宫颈内膜分泌黏液形成黏液栓。宫颈阴道部表面覆盖复层鳞状上皮，有很强的抗感染能力。

4. 子宫内膜　育龄妇女子宫内膜的周期性脱落可以及时消除宫腔内的感染。

5. 输卵管　输卵管黏膜上皮细胞纤毛的摆动和输卵管的蠕动，能够阻止病原体的进入。

6. 生殖道的免疫系统　淋巴细胞、T 细胞、B 细胞、中性粒细胞等。

尽管女性生殖系统在解剖、生理方面有较强的自然防御功能，但是妇女在特殊生理时期如月经期、妊娠期、分娩期及产褥期，自然防御功能受到破坏，病原体容易侵入生殖道造成炎症。由于外阴与尿道、肛门毗邻，局部潮湿易受污染；外阴与阴道又是性交、分娩及各种宫腔操作、经血排出的必经之道，容易受到损伤及各种外界病原体的感染。

【病原体】　可引起女性生殖系统炎症的病原体主要是细菌，其他还包括原虫、真菌、病毒、螺旋体、衣原体、支原体等。细菌大多为化脓菌，如革兰阳性的葡萄球菌，其致病力最强；厌氧菌中致病力最强的是革兰阴性的脆弱类杆菌，容易形成盆腔脓肿和感染性血栓性静脉炎。

【传播途径】

1. 经血液途径蔓延：是结核菌的主要途径。

2. 经淋巴系统蔓延。

3. 沿生殖器黏膜上行蔓延。

4. 直接蔓延：腹腔内其他脏器感染后，直接蔓延至内生殖器。

二、外阴部炎症

（一）外阴炎

外阴炎指外阴部皮肤与黏膜的炎症，最多见于大、小阴唇。

【病因】 经血、尿液、粪便、阴道异常分泌物、产后恶露刺激可导致外阴部不同程度的炎症；尿瘘病人的尿液、粪瘘病人粪便、糖尿病病人的糖尿的长期浸渍；长期穿化纤内裤、局部潮湿等均可引起外阴部炎症。

（二）前庭大腺炎

前庭大腺位于两侧大阴唇下 1/3 深部，腺体开口处位于小阴唇与处女膜之间。

【病因】 主要病原体有葡萄球菌、大肠埃希菌、肠球菌、链球菌，淋病奈瑟菌和沙眼衣原体也为常见病原体。炎症急性发作时腺管口因肿胀阻塞，渗出物不能外流，积存形成脓肿，称前庭大腺囊脓肿。

三、阴道炎症

（一）滴虫性阴道炎

【病因与发病机制】 **滴虫性阴道炎是女性生殖器官最常见炎症，病原体为阴道毛滴虫。25～40℃，pH为5.2～6.6** 的潮湿环境是滴虫适宜的生长环境。滴虫于 3～5℃可生存21天，46℃可生存 20～60 分钟，在半干燥环境中可生存10小时。滴虫性阴道炎病人的阴道 pH 多数>6.0，一般为 5.0～6.5。月经前后阴道 pH 发生变化使隐藏在腺体和阴道皱襞中的滴虫得以繁殖。妊娠期和产后的阴道环境也适宜滴虫生长。**滴虫可以经性交直接传播**，也可经衣物、坐便、浴池、游泳池等间接传播及经医源性传播。

（二）外阴阴道假丝酵母菌病（VVC）

【病因与发病机制】 是由假丝酵母菌引起的常见外阴阴道炎症。最常见的病原体为白假丝酵母菌，它是条件致病菌，适宜在酸性环境中生长，感染后阴道 pH 在 4.0～4.7，对日光、干燥、紫外线及化学制剂等抵抗力强。常见诱发因素为孕妇、糖尿病、大量应用免疫抑制药及长期使用广谱抗生素，另有胃肠道假丝酵母菌、应用避孕药、肥胖、穿紧身化纤内裤等。寄生在阴道内、口腔内及肠道内的假丝酵母菌可相互传染，也可通过性交、接触感染的衣物直接或间接传染。

（三）萎缩性阴道炎

【病因】 见于自然绝经妇女、人工绝经妇女、药物假绝经治疗或产后闭经妇女等。**雌激素水平低，阴道壁萎缩**，黏膜变薄，上皮细胞内糖原减少，阴道内 pH 升高，局部抵抗力降低，病菌易入侵繁殖。

四、子宫颈炎症

【病因】 包括宫颈阴道部炎症及宫颈管黏膜炎症，后者多见。多由分娩、流产、手术造成宫颈损伤使病原体入侵感染所致。宫颈炎的主要病原体为淋病奈瑟菌、沙眼衣原体等。

【病理】 慢性子宫颈管黏膜炎、子宫颈息肉、子宫颈肥大是慢性宫颈炎的主要病理改变。

五、盆腔炎症

盆腔炎症是指女性上生殖道的一组感染性疾病，主要包括子宫内膜炎、输卵管炎、输卵管卵巢囊肿、盆腔腹膜炎。最常见的是输卵管炎及输卵管卵巢炎。如急性期未得到有效治疗，可能导致上生殖道感染后遗症，如炎症反复发作等，称盆腔炎性疾病后遗症。

（一）急性盆腔炎

【病因】 高危因素：①年轻妇女，15 ～ 25 岁是高发年龄；②不良性行为；③下生殖道感染；④宫腔内手术操作后感染；⑤经期卫生不良；⑥邻近器官炎症蔓延。

（二）盆腔炎性疾病后遗症

【病因、病理】 本病因急性盆腔炎病程迁延而致。慢性盆腔炎病程长，症状可在月经期加重，机体抵抗力下降时反复发作。①输卵管阻塞；②输卵管增粗；③输卵管卵巢肿块；④输卵管积水或输卵管卵巢囊肿；⑤盆腔结缔组织炎时，主韧带、骶韧带纤维组织增生变硬，甚至使子宫固定而形成"冰冻骨盆"。

六、尖锐湿疣

【病因】 本病是由**人乳头瘤病毒**（HPV）感染生殖器官及其附近表皮所导致的鳞状上皮疣状增生病变，属于性传播疾病。发病高危因素有：性伴侣较多、早年性交、免疫力低、吸烟、高性激素水平等。糖尿病病人及免疫功能低下者，尖锐湿疣生长迅速，不易控制。

【感染途径】 主要经**性交传播**，其次通过衣物、器械间接传播，孕妇可传染给新生儿，但传播途径尚无定论，一般认为可经软产道接触 HPV 而感染。

七、淋病

【病因】 发病率位居我国性传播疾病的**首位**，由革兰染色阴性的淋病奈瑟菌（淋菌）感染引起。主要侵袭生殖、泌尿系统黏膜的**柱状**上皮和**移行**上皮，人是其唯一天然宿主。消毒剂、肥皂液易将其杀灭。

【感染途径】 成年人通过性交经黏膜感染。多见宫颈管受感染。也可经衣物、毛巾、床单等间接传播及母婴传播。

八、梅毒

【病因】 本病病原体为苍白螺旋体，为慢性全身性的性传播疾病，肥皂水及一般的消毒剂均可杀灭该病原体，干燥的条件下亦不易生存。

【感染途径】 性接触是最主要的传播途径（95% 梅毒病人经此途径感染）。未经治疗的病人在感染后 1 年内最具传染性。病程超过 4 年的基本无传染性。患梅毒的孕妇即使病程超过 4 年也可通过垂直传播，引起先天梅毒。少数病人也可经医源性途径、接吻、哺乳、接触污染的衣裤等间接传播。

九、获得性免疫缺陷综合征

【病因】 本病又称艾滋病，病原体为**人类免疫缺陷病毒**，以人体**免疫功能**严重损害为特征的性传播疾病。

【感染途径】 有性接触直接传播、血行传播（通过感染 HIV 的注射器和血制品）和胎盘垂直传播（分娩时经阴道、出生后经母乳）三种方式。

试题精选

1.慢性子宫颈炎症临床最常见的病理类型是

A.宫颈黏膜充血水肿　　　　B.宫颈腺体囊肿　　　　C.宫颈黏膜出血

D. 宫颈黏膜外翻　　　　　　　　　E. 宫颈糜烂

答案：**E**。

2. 由苍白螺旋体感染所致的疾病是

A. 淋病　　　　　　　　　B. 梅毒　　　　　　　　　C. 萎缩性阴道炎

D. 盆腔炎　　　　　　　　E. 艾滋病

答案：**B**。

第 14 单元　女性生殖内分泌疾病病人的护理

一、排卵障碍性异常子宫出血

凡不符合正常月经周期（21～35 天）、经期持续时间（2～8 天）、平均失血量（20～60ml）的子宫出血都属于异常子宫出血，可由全身或生殖器官器质性病变引起，也可由生殖内分泌轴功能紊乱所致，后者称为功能失调性子宫出血（功血），是由于生殖内分泌轴功能紊乱造成的异常子宫出血，而全身及内外生殖器官无明显器质性病变存在。可分为无排卵性异常子宫出血和黄体功能异常。

【病因与发病机制】　发病机制是下丘脑－垂体－卵巢轴功能紊乱所致异常子宫出血。

1. 无排卵性异常子宫出血　多见于青春期和绝经过渡期妇女，也可发生在生育期。①青春期：由于下丘脑－垂体－卵巢轴对雌激素的正反馈调节异常。②围绝经期：卵巢对促性腺激素反应性降低而不能排卵。③生育期妇女：内外环境的某种刺激引起短暂阶段的无排卵。

2. 黄体功能异常　见于育龄期妇女。①黄体功能不足：病因复杂，卵泡期延长，黄体期缩短等。②子宫内膜不规则脱落：下丘脑－垂体－卵巢轴调节功能紊乱或黄体机制异常－萎缩过程延长－子宫内膜不能如期完整脱落。

二、闭经

年龄超过 14 岁、第二性征未发育；或年龄超过 16 岁、第二性征已发育、月经尚未来潮或者，称为原发性闭经。在正常规律的月经周期建立后，因某些病理因素所导致的月经停止 **6 个月**或按自身月经周期停经 **3 个周期以上者**，称继发性闭经。

【病因与发病机制】　原发性闭经分为第二性征存在的原发性闭经和第二性征缺乏的原发性闭经。继发性闭经根据生殖轴病变和功能失调的部位分为以下几种。

1. 下丘脑性闭经最常见，常见原因为精神应激、运动性闭经、药物性闭经、体重下降和神经性厌食、颅咽管瘤。

2. 垂体性闭经。

3. 卵巢性闭经。

4. 子宫性闭经。

5. 内分泌功能异常。

三、痛经

痛经指月经期出现下腹疼痛、坠胀、腰酸或合并头痛、乏力、头晕恶心等其他不适，影响工作和生活质量者。生殖器官无器质性病变者称为原发性痛经。由盆腔器质性病变引起者为继发性痛经。

【病因与发病机制】　原发性痛经主要与月经期间子宫内膜前列腺素含量增高或失衡有关；原发性痛经还受精神、神经因素影响。

四、绝经综合征

绝经是回顾性的判断，停经后12个月随诊方可判定绝经，指卵巢功能停止所致永久性无月经状态。绝经方式有人工绝经和自然绝经。绝经综合征是指绝经前后出现性激素波动或减少所致的一系列躯体及精神心理症状。

【病因与发病机制】　发病因素主要有内分泌因素：卵巢内卵泡生理性耗竭或残余卵泡失去对促性腺激素的反应，卵泡不再发育和分泌雌激素；卵巢因手术切除或放化疗损伤了卵巢功能。绝经年龄与遗传、营养、环境、地区、吸烟等因素有关。

试题精选

1. 继发性闭经是指月经初潮后，因某种病理性原因停经在

A. 6个月以上 B. 8个月以上 C. 12个月以上

D. 24个月以上 E. 36个月以上

答案：**A**。

2. 患者，女性，34岁。月经周期正常，近来经期延长至10余天，经量增多。盆腔检查均正常，基础体温呈双相型，但下降缓慢。诊断为功血，其发生的原因可能是

A. 下丘脑－垂体－卵巢轴发育不完善

B. 子宫内膜功能异常

C. 黄体萎缩不全

D. 黄体发育不全

E. 排卵前后激素水平不稳定

答案：**C**。

第15单元　妊娠滋养细胞疾病病人的护理

妊娠滋养细胞疾病是一组来源于胎盘绒毛滋养细胞的疾病，包括葡萄胎、侵蚀性葡萄胎、绒毛膜癌，胎盘部分滋养细胞肿瘤和上皮样滋养细胞肿瘤。

一、葡萄胎

【概述】　葡萄胎是一种滋养细胞的良性病变，发生于任何年龄的生育期妇女，可分为完全性葡萄胎和部分性葡萄胎。

【病理改变】　病变局限于**子宫腔内**。镜下表现为滋养细胞不同程度增生，绒毛间质水肿及间质内胎源性血管消失。

二、妊娠滋养细胞肿瘤

妊娠滋养细胞肿瘤是滋养细胞的恶性病变，组织学上分类包括侵蚀性葡萄胎、绒毛膜癌、胎盘部分滋养细胞肿瘤和上皮样滋养细胞肿瘤。侵蚀性葡萄胎和绒毛膜癌的临床表现、诊断和处理等方面基本相同，故又将两者合称为妊娠滋养细胞肿瘤。

【概述】　60% 的妊娠滋养细胞肿瘤继发于葡萄胎，30% 继发于流产，10% 继发于足月妊娠或异位妊娠。绒毛膜癌可继发于葡萄胎妊娠、流产、足月妊娠、异位妊娠者，恶性程度极高，早期可发生血行转移；侵蚀性葡萄胎全部继发于葡萄胎妊娠，恶性程度低、预后较好。

【病理改变】　侵蚀性葡萄胎大体检查可见子宫肌壁内大小不等、深浅不一的水泡状组织，镜下可见侵入子宫肌层的水泡状组织的形态与葡萄胎相似，绒毛结构及滋养细胞增生和分化不良。绒毛膜癌肿瘤常位于子宫肌层内，也可突入宫腔或穿破浆膜，镜下滋养细胞不形成绒毛或水泡结构，极度不规则增生，排列紊乱。

三、化疗病人的护理

【常用化疗药物的种类】

1. 烷化剂是细胞周期非特异性药物。临床上常用的药物有邻脂苯芥、硝卡芥。

2. 抗代谢药物能干扰核酸代谢，导致肿瘤死亡，属细胞周期特异性药物。常用的有氟尿嘧啶、甲氨蝶呤。

3. 抗肿瘤植物药临床常用的有长春碱、长春新碱。

4. 抗肿瘤抗生素是由微生物产生的具有抗肿瘤活性的化学物质，属细胞周期非特异性药物。常用的有放线菌素 D，即更生霉素。

5. 铂类化合物属细胞周期非特异性药物。常用的有顺铂和卡铂。

【主要作用机制】

1. 直接干扰核糖核酸（RNA）的复制。

2. 影响去氧核糖核酸（DNA）的合成。

3. 干扰转录、抑制信使核糖核酸（mRNA）的合成。

4. 阻止蛋白质合成。

5. 阻止纺锤丝形成。

试题精选

1. 葡萄胎病变局限于

A. 阴道　　　　　　　　　B. 宫腔　　　　　　　　　C. 卵巢

D. 输卵管　　　　　　　　E. 子宫肌层

答案：**B**。

2. 病理检查可见绒毛结构的疾病是

A. 宫颈癌　　　　　　　　B. 卵巢癌　　　　　　　　C. 侵蚀性葡萄胎

D. 绒毛膜癌 　　　　　　　　E. 葡萄胎

答案：**C**。

第 16 单元　妇科腹部手术病人的护理

一、妇科手术病人的一般护理

【妇科腹部手术的种类】　按手术急缓分为择期手术、限期手术和急诊手术。按手术范围可分为剖腹探查术、附件切除术、次全子宫切除术、全子宫切除术、子宫根治术、剖宫产术、全子宫及附件切除术等。

二、子宫颈癌

【概述与病因】　宫颈癌是最常见的妇科恶性肿瘤之一。其发病与早婚、早育、性生活紊乱、多产、种族、病毒感染和地理环境因素有关。凡与阴茎癌、前列腺癌男性有性接触的女性易患宫颈癌。单纯疱疹病毒Ⅱ型、人乳头瘤病毒等与宫颈癌发病有关。

【正常宫颈上皮生理】　子宫颈上皮由子宫颈阴道部的鳞状上皮和子宫颈管柱状上皮共同组成。两种上皮交接部位在子宫颈外口，此部位称鳞 - 柱交接部或鳞柱交界。此交接部位随体内雌激素水平的高低而发生生理性移位。在原始鳞 - 柱交接部和生理性鳞 - 柱交接部之间的区域为转化区（也称移行带区），转化区是子宫颈癌及其癌前病变的好发部位。转化区未成熟的化生鳞状上皮在 HPV 的刺激下可以发生细胞的异常增生，最后形成子宫颈上皮内瘤变（CIN），CIN 形成后随着细胞增生的不断进展，癌细胞最终可突破上皮下基底膜并浸润间质形成宫颈浸润癌。

【病理改变】　按组织学分类：大多为鳞状细胞癌，占 75～80%，多发生于**宫颈鳞状上皮与柱状上皮交界处的移行带区的非典型增生上皮和原位癌**，其次为腺癌，占 20～25%。

三、子宫肌瘤

【概述及病因、病理】　子宫肌瘤是女性生殖器官最常见的良性肿瘤，多见于育龄妇女。确切的病因尚不明了，一般认为其发生和生长与体内性激素长期刺激有关，与雌激素长期刺激子宫肌细胞增生肥大和孕激素刺激子宫肌瘤细胞核分裂有关。当子宫肌瘤失去其典型结构时称为肌瘤变性。常见变性有玻璃样变、囊性变、红色变、肉瘤变样和钙化。

【分类】

1. 按肌瘤所在的部分可分为宫体肌瘤和宫颈肌瘤，以宫体肌瘤多见。

2. 按肌瘤与子宫肌层的关系分为肌壁间肌瘤（肌瘤生长在子宫肌壁内，最常见）；浆膜下肌瘤（肌瘤突出于子宫表面，由浆膜层覆盖）；黏膜下肌瘤（肌瘤向子宫腔内生长，表面由黏膜层覆盖）。

四、子宫内膜癌

【概述及病因、病理】　子宫内膜癌是发生于子宫体内膜层的一组上皮性恶性肿瘤，绝大多数为腺癌，是女性生殖器三大恶性肿瘤之一。可能与长期持续的雌激素刺激、遗传因素有关，常伴有肥胖、糖尿病、高血压、不孕不育及绝经延迟。子宫内膜癌的常见转移途径有**淋巴转移**，直接蔓延，晚期有血行转移。根据病变形态和范围可分为弥漫型和局灶型两种。镜下可见 4 种类型：内膜样腺癌、腺癌伴鳞状上皮分化、透明细胞癌、浆液性腺癌、黏液性癌。

五、卵巢肿瘤

【概述、组织学分类】　**卵巢肿瘤**是妇科常见的肿瘤，可发生于任何年龄。恶性卵巢肿瘤是女性生殖器三大恶性肿瘤之一，病死率最高。可能与家族因素、高胆固醇饮食、内分泌因素有关。组织学分类主要包括上皮性肿瘤、生殖细胞肿瘤、性索间质肿瘤、转移性肿瘤。主要通过**直接蔓延、腹腔种植及淋巴**方式转移。

【常见卵巢肿瘤的病理改变】

1. 卵巢上皮性肿瘤　是最常见的卵巢肿瘤，多见于中老年妇女，肿瘤可分为良性、交界性和恶性。有浆液性囊腺瘤、交界性浆液性囊腺瘤、浆液性囊腺癌、黏液性囊腺瘤、交界性黏液性囊腺瘤、黏液性囊腺癌。

2. 卵巢生殖细胞肿瘤　多发于青少年和儿童。包括畸胎瘤、无性细胞瘤、卵巢囊瘤。

3. 卵巢性索间质肿瘤　占卵巢肿瘤的 4.3%～6%，包括①颗粒细胞瘤：为低度恶性肿瘤，任何年龄均可发病，多发于 45～55 岁妇女；②卵泡膜细胞瘤：为良性肿瘤；③纤维瘤：较常见的卵巢良性肿瘤，多见于中年妇女；④支持细胞-间质细胞瘤：多于 40 岁以下妇女。

4. 卵巢转移性肿瘤　由原发于卵巢外的恶性肿瘤播散至卵巢所致，以胃肠道、乳腺、生殖道、泌尿道的转移癌常见。

六、子宫内膜异位症

【概述、病因与发病机制】　子宫内膜腺体和间质出现在子宫体以外的部位时称为子宫内膜异位症。异位子宫内膜可以侵犯全身任何部位，最常见的种植部位是盆腔内生殖器及其邻近器官的腹膜，最常见的被侵犯部位依次为：卵巢、宫骶韧带、子宫浆膜、子宫直肠陷凹、子宫后壁下段等。发病机制尚未完全明了，目前有 3 种学说。

1. 种植学说：经血倒流。

2. 体腔上皮化生学说。

3. 诱导学说。

【病理改变】　异位的子宫内膜随卵巢激素变化而发生周期性出血，从而导致周围纤维组织增生和粘连，在病变部位形成紫褐色斑点或小泡，最后形成实质性瘢痕结节或囊肿。

试题精选

子宫颈癌的好发部位是

A. 宫颈阴道部　　　　　　　B. 宫颈鳞柱状上皮交界处　　C. 子宫颈管内

D. 子宫峡部　　　　　　　　E. 子宫颈外口

答案：B。

第 17 单元　外阴、阴道手术病人的护理

一、外阴、阴道手术病人的一般护理

【外阴、阴道手术种类】　外阴、阴道手术是指女性外生殖器部位的手术，主要有外阴癌根治术、外阴切除术、局部病灶切除术、前庭大腺切开引流术、处女膜切开术、宫颈手术、陈旧性会阴裂伤修补术、阴道成形术、阴道前后壁修补术、尿瘘修补术、子宫黏膜下肌瘤摘除术、阴式子宫切除术。

二、外阴癌

【概述】　是女性外阴恶性肿瘤中最常见的一种（占 80%～90%），以外阴**鳞状**细胞癌最常见。

【病因及病理改变】　病因尚不明确。原发性外阴癌 95% 为鳞状细胞癌，约 2/3 的外阴癌发生在大阴唇。与 HPV 感染和吸烟、慢性非瘤性皮肤黏膜病变和外阴慢性长期刺激有关。

三、外阴、阴道创伤

【病因】　分娩是导致外阴、阴道创伤的主要原因。

四、子宫脱垂

【概述】　是指子宫脱离正常位置并沿阴道下降，宫颈外口达到坐骨棘水平以下，甚至子宫全部脱出于阴道口外。常伴阴道前后壁膨出。

【病因】　**分娩损伤**是子宫脱垂的最主要原因，产后过早参加体力劳动；长期腹压增加（慢性咳嗽、排便困难、超重负荷、盆腹腔内巨大肿瘤、腹水、腹型肥胖等）；盆底组织发育不良或退行性变。

五、尿瘘

【概述】　尿瘘是指生殖道和泌尿道之间有异常通道，尿液自阴道排出，病人无法控制。临床上以**膀胱阴道瘘**最为常见。

【病因】

1.产伤是引起尿瘘的主要原因。

2.妇科手术创伤。

3.其他：生殖系统癌症、膀胱结石、膀胱结核、长期放置子宫托、生殖系统肿瘤放射治疗后等。

试题精选

1.子宫脱垂是指子宫颈外口达

A.耻骨联合水平以上　　　　B.耻骨联合水平以下　　　　C.坐骨棘水平以上

D.坐骨棘水平以下　　　　　E.骶髂关节以下

答案：**D**。

2. 外阴癌最常发生的部位是

A. 会阴　　　　　　　　　B. 子宫内膜　　　　　　　C. 小阴唇

D. 大阴唇　　　　　　　　E. 子宫颈

答案：D。

第 18 单元　不孕症妇女护理

一、不孕症

不孕症是指女性无避孕性生活至少 12 个月而未受孕。分为原发性不孕和继发性不孕。前者指从未妊娠者；后者指有过妊娠而后不孕者。

【病因与发病机制】

1. 女性不孕因素　①输卵管因素：是女方不孕的最常见因素。输卵管粘连和堵塞、子宫内膜异位症、先天性发育不良、纤毛运动及管壁蠕动功能丧失等影响运送精子、摄取卵子、把受精卵送进宫腔。②卵巢因素：**无排卵**是最严重的一种因素。主要原因有卵巢病变、下丘脑－垂体－卵巢轴功能紊乱、全身性因素（如压力、营养不良、甲状腺功能亢进症、肥胖、肾上腺功能异常、药物副作用）等。③子宫因素：先天畸形、黏膜下肌瘤、内膜分泌反应不良、子宫内膜炎。④宫颈因素：宫颈狭窄、先天性宫颈发育异常、宫颈感染、炎症时不利于精子的穿过。⑤外阴和阴道因素：处女膜发育异常、阴道部分或完全闭锁、阴道损伤、阴道炎等。

2. 男性不育因素　生精障碍和输精障碍。①精子生成障碍：精索静脉曲张、睾丸炎症和发育异常、内分泌系统疾病、理化因素等均影响精子质量；②精子运送障碍：精子先天性和外伤性损伤和功能性改变引起精子运送和排出障碍；③精子异常：精子本身不具备受精能力。

3. 男女双方因素　缺乏性生活的知识、精神因素、免疫因素。

二、辅助生殖技术及护理

【人工授精】　指用器械将精子通过非性交方式注入女性生殖道内使其受孕的技术。

1. 适应证　①丈夫精液人工授精：适用于男方少精、弱精、液化异常、患性功能障碍、生殖道畸形、宫颈因素不育、生殖道畸形及心理因素导致、免疫性不育、原因不明不育。②供精者精液人工授精：适于丈夫精子质量有问题、输精管复通失败、射精障碍、严重遗传性疾病、母儿血型不合使得新生儿不能存活。

2. 禁忌证　严重生殖器官发育不全或畸形、有全身疾病及传染病者、无排卵、严重宫颈糜烂、双侧输卵管梗阻者。

3. 受精时间　取精前 24 小时内禁饮含乙醇饮料并禁欲 5～7 天。最好在排卵前、后 24 小时内各注射 1 次精液。

【体外受精与胚胎移植】　即试管婴儿，体外受精指从妇女体内取出卵子放入试管内培养一个阶段，与精子受精后发育成早期胚泡；胚胎移植指将胚泡移植到妇女宫腔内使其着床发育成胎儿的全过程。移植后卧床 24 小时，限制活动 3～4 天。输卵管堵塞性不孕症是最主要的适应证。主要步骤是：促进与监测卵泡发育→取卵→体外受精→胚胎移植→移植后处理。

【配子输卵管内移植】 是直接将卵母细胞和洗涤后的精子移植到输卵管壶腹部的一种助孕技术。步骤是：诱发超排卵→监测卵泡→处理精子→采卵→移植配子。

【配子宫腔内移植】 是指将精子和卵子取出体外之后不进行体外受精，直接移植入子宫腔内，从而使妇女受孕的一种助孕技术。移植后卧床2小时，限制活动3～5天。

试题精选

1. 女性不孕因素中最常见的是
A. 卵巢因素　　　　　B. 输卵管因素　　　　　C. 子宫因素
D. 免疫因素　　　　　E. 阴道因素
答案：B。

2. 试管婴儿主要适用于
A. 无排卵　　　　　B. 少精症　　　　　C. 多囊卵巢综合征
D. 输卵管不通　　　E. 子宫内膜异位症
答案：D。

第19单元　计划生育妇女的护理

一、避孕方法及护理

【工具避孕】 利用器具阻止精子和卵子结合或通过改变宫腔内环境达到避孕目的的方法。①阴茎套；②女用避孕套；③宫内节育器（IUD）：为中国妇女的主要避孕方式，大致可分为两大类，即惰性宫内节育器及活性宫内节育器（带铜宫内节育器和药物缓释宫内节育器）。

1. 宫内节育器放置术　①适应证：凡育龄妇女无禁忌证自愿要求放置者；无相对禁忌证，要求紧急避孕或继续以IUD避孕者。②禁忌证：妊娠或可疑妊娠；生殖器官炎症；月经量过多、过频或不规则出血；生殖器官肿瘤、畸形；宫颈过松、重度裂伤、重度狭窄或Ⅲ度子宫脱垂；严重全身性疾病；各种性病未治愈；有铜过敏史者；宫腔直径<5.5cm或>9.0cm者；盆腔结核；人工流产术后子宫收缩不良；产时或剖宫产时胎盘娩出后。③放置时间：月经干净后3～7天内且无性交为宜；产后满42天子宫恢复正常大小，恶露已干净且会阴切口已愈合；剖宫产术后半年；人工流产术后、中期妊娠引产术后24小时内或清宫术后；自然流产于转经后放置，药物流产2次正常月经后放入；含孕激素IUD在月经第3天放入；哺乳期或月经延期放置时先排除早孕者；紧急避孕在性交后5天内放置。

2. 宫内节育器取出术　①适应证：因不良反应治疗无效或出现并发症者；改用其他避孕措施或绝育者；计划再生育者或无性生活不再需要者；放置期限已满需更换者；绝经过渡期停经半年后或月经紊乱者；带器妊娠者。②取出时间：一般于月经干净后3～7天；出血多者随时取出；带器妊娠者于人工流产时取出；带器异位妊娠于术前诊断性刮宫时或术中、术后取出。

3. 宫内节育器并发症　感染、节育器嵌顿或断裂、节育器异位、脱落、带器妊娠。

4. 健康指导　放置术后休息3天，1周内避免重体力劳动，2周内禁止性生活及盆浴；放置术后分别于3个月、6个月及1年到医院各复查1次，以后每年复查1次；术后3个月内每次行经或排便注意有无IUD脱落；术后出现发热、下腹痛及阴道流血量增多应随时就诊。

【激素避孕】

1. 原理　抑制排卵，干扰受精和受精卵着床（改变宫颈黏液性状，改变子宫内膜的形态和功能，改变输卵管的正常分泌和蠕动频率，影响受精卵的正常运行速度）。

2. 种类　口服避孕药、探亲避孕药、长效避孕针、缓释系统避孕药、避孕贴剂。

3. 禁忌证　严重心血管疾病；血液病或血栓性疾病；急、慢性肝炎或肾炎；内分泌疾病；子宫或乳房肿块病人、恶性肿瘤、癌前病变；哺乳期妇女因雌激素可抑制乳汁分泌而影响乳汁质量；精神病生活不能自理者；月经稀少或年龄＞45岁者；原因不明的阴道异常流血。

4. 短效口服避孕药的用法与注意事项　单相片自月经第5天开始每晚服1片，连服22天，不能中断；如果漏服，应于次晨补服1片。

5. 不良反应与应对措施　①类早孕反应，如恶心、呕吐甚至乏力、头晕、乳房胀痛、白带增多等。②阴道流血。服药期间发生不规则少量出血，若出血稍多，可每晚加服炔雌醇1片（0.005mg），如出血量多如月经或流血时间接近月经期，即应停药，待出血第5天再开始下一周期用药。③月经过少或停经。④色素沉着。⑤体重增加。⑥其他：皮疹、皮肤瘙痒、乳房胀痛、头痛、复视。

【其他避孕方法】　紧急避孕（可采用宫内节育器和紧急避孕药物）、外用避孕药具（阴茎套；女用避孕套；阴道隔膜、宫颈帽和阴道避孕囊；阴道杀精剂）、自然避孕法（排卵前后4～5天为易孕期，其余时间视为安全期）、黄体生成激素释放激素类似物避孕、免疫避孕法。

试题精选

1. 目前我国育龄妇女采用的主要避孕措施是
A. 长效避孕针　　　　　　　B. 宫内节育器　　　　　　C. 短效口服避孕药
D. 避孕套　　　　　　　　　E. 避孕贴剂
答案：**B**。

2. 育龄妇女放置宫内节育器的时间，不正确的是
A. 月经干净后3～7天
B. 产后3个月，恶露已净，会阴切口已愈合
C. 剖宫产术后3个月
D. 哺乳期排除早孕者
E. 人工流产术后出血少、宫腔深度＜10cm者
答案：**C**。

第20单元　妇女保健

【目的及意义】

1. 妇女保健工作以保障女性生殖健康为目标，开展贯穿妇女青春期、婚前期、围生期、围绝经期及老年期的各项保健工作，为妇女提供连续的生理、心理服务与健康管理，消灭并控制某些疾病及遗传病的发生和性疾病的传播，以降低孕产妇及围生儿死亡率，减少患病率和伤残率，提高妇女生活质量，促进健康。

2. 妇女保健的意义在于它是我国卫生保健事业重要组成部分，其宗旨是维护和促进妇女身心健康，促进人口综合素质的提高，增进家庭幸福，有效的落实计划生育基本国策。

【组织机构和工作方法】

1. 组织机构　行政机构；专业机构。

2. 工作方法　做到群体保健与临床保健、防治结合。优化创新服务模式，有计划培训和继续教育，不断提高专业队伍的业务技能水平，加强孕产期保健、妇幼保健及计划生育技术服务间的功能衔接与协同合作，提高群众自我保护意识，从而能为女性提供安全、便捷、温馨的服务，提高卫生服务绩效，保障妇女的合法权利。

【妇女病普查普治及劳动保护】

1. 妇女病普查普治　健全妇女保健网络，定期对育龄妇女进行妇女常见病及良恶性肿瘤的普查普治工作，35岁以上妇女，每1～2年普查1次，中老年妇女以防癌为重点，做到早期发现、早期诊断及早期治疗，提高妇女生命质量。针对普查结果，制定预防措施，降低发病率、提高治愈率、维护妇女健康。

2. 妇女劳动保护　我国政府十分重视保护劳动妇女的健康，制定比较完善的法规确保女职工在劳动中的安全和健康，如《中华人民共和国妇女权益保障法》等。①月经期：劳动分配遵循调轻不调重、调干不调湿原则。②妊娠期：妇女在劳动时间进行产前检查，可按劳动工时计算；孕期不得加班、加点，妊娠满7个月后不得安排夜班劳动；对不能适应原岗位的妊娠期女职工进行适当的岗位调整。③围生期：女职工产假为98天，其中产前休息15天，难产增加产假15天，多胎生育每多生一个婴儿增加产假15天。若妊娠未满4个月流产者，享受15天产假；妊娠4个月后流产者享42天产假。④哺乳期：时间为1年，每班工作应给予两次哺乳时间。每次哺乳时间单胎为30分钟，每增加一个胎儿，哺乳时间每天增加1小时；有未满1周岁婴儿的女职工，不得安排夜班及加班。

附录 3-A 常见缩写的含义

1. GFR　　　　　　　　肾小球滤过率

2. HCG　　　　　　　　绒毛膜促性腺激素

3. HPL　　　　　　　　胎盘生乳素

4. DIC　　　　　　　　弥散性血管内凝血

5. IUGR　　　　　　　胎儿宫内发育迟缓

6. NST　　　　　　　　无应激试验

7. OCT　　　　　　　　缩宫素激惹试验

8. Apgar　　　　　　　阿普加评分法

9. E_2　　　　　　　　雌二醇

10. 3P 试验　　　　　　纤维蛋白原和鱼精蛋白副凝试验

11. PROM　　　　　　　足月胎膜早破

12. PPROM　　　　　　未足月胎膜早破

13. GDM　　　　　　　妊娠期糖尿病

14. PGDM　　　　　　孕前糖尿病

15. FPG　　　　　　　空腹血糖

16. OGTT　　　　　　口服葡萄糖耐量试验

17. CST　　　　　　　宫缩应激试验

18. LMP　　　　　　　末次月经

19. PMP　　　　　　　末次月经的前一次

20. VVC　　　　　　　外阴阴道假丝酵母菌病

21. RVVC　　　　　　复发性外阴阴道假丝酵母菌病

22. AIDS　　　　　　艾滋病

23. HIV　　　　　　　人类免疫缺陷病毒

24. TBS　　　　　　　宫颈细胞分类法，伯塞斯达系统

25. CIN　　　　　　　子宫颈上皮内瘤变

26. OHSS　　　　　　卵巢过度刺激综合征

27. IUD　　　　　　　宫内节育器

附录3-B 实验室检查正常值

1. 骨盆入口前后径	11cm
2. 骨盆入口横径	13cm
3. 骨盆入口斜径	12.75cm
4. 中骨盆前后径	11.5cm
5. 坐骨棘间径	10cm
6. 骨盆出口前后径	11.5cm
7. 坐骨结节间径	9cm
8. 骨盆出口前矢状径	6cm
9. 骨盆出口后矢状径	8.5cm
10. 髂棘间径	23～26cm
11. 髂嵴间径	25～28cm
12. 骶耻外径	18～20cm
13. 骶耻内径	11cm
14. 枕下前囟径	9.5cm
15. 枕额径	11.3cm
16. 枕颏径	13.3cm
17. 双顶径	9.3cm
18. 胎儿头皮血 pH	7.25～7.35
19. 血红蛋白	110～150g/L
20. 阴道流液 pH	4.4～5

第4部分

儿科护理学

第1单元　绪论

一、儿科护理学的任务和范围

【儿科护理学的任务】　儿科护理学是从身体、心理、智能、行为和社会等各方面来研究和保护小儿，以儿童及家庭为中心提供全方位整体护理，运用现代护理理论和技术，对儿童提供综合性、广泛性的护理，以增强儿童体质，提高疾病的治愈率，降低儿童死亡率，促进儿童健康发育的一门专科护理学。

【儿科护理学的范围】　凡涉及儿童时期健康与卫生的问题都属于儿科护理学的范围，包括儿童生长发育、正常儿童身心保健、儿童疾病的预防与护理等，并与心理学、社会学、教育学等多门学科广泛联系。儿科护理应将护理延伸到社区及家庭，并取得社会多方面的支持，达到保障和促进儿童健康的目的，以适应儿科护理学的发展。

二、儿科护士的角色与素质要求

【儿科护士的角色】　①专业照护者：为儿童及其家庭提供直接的专业照护，以满足儿童身心需求。②护理计划者：在护理过程中，收集儿童生理、心理、社会状况等资料，制定护理计划，并采取相应的护理措施。③健康教育者：根据各年龄段儿童智力水平，向患儿及家属解释疾病治疗和护理过程，帮助其建立自我保健意识，纠正不良行为习惯，并向儿童家长宣传科学育儿的知识。④健康协调者：护士需联系并协调与其他专业人员及机构的相互关系，维持一个有效的沟通网，以促进诊断、治疗、护理等工作能够互相协调合作，保证儿童获得最适宜的全方位医护照顾。⑤健康咨询者：倾听患儿及家属的诉求，解答他们的疑问，给予健康指导。⑥儿童及其家庭代言人：护士要保护儿童的合法权益，代替小儿解释或针对所采取的护理措施提出疑问。⑦护理研究者：护士应在护理工作中通过研究来验证、扩展理论知识，发展护理技术，此外还需探讨隐藏在儿童症状及表面行为下的真正问题，提高儿科护理质量，促进专业发展。

【素质要求】　①思想道德素质：要有高度的责任感与慎独修养，忠于职守，救死扶伤，实行人道主义。②科学文化素质：具备文化素养、多学科知识、掌握一门外语及现代科学发展的新理论、新技术。③专业素质：具备扎实的专业理论知识及精湛的护理技术、良好的评判性的思维能力、协调沟通能力及科研能力。④身体心理素质：具有健康身心、较强的适应能力与进取心，并维护、尊重儿童。

第 2 单元　小儿保健

一、小儿年龄阶段划分及各期特点

见表 4-1。

表 4-1　小儿年龄阶段划分及各期特点

小儿年龄阶段	特　点
胎儿期 受精卵着床→出生，共 40 周	以脂肪及肌肉迅速生长为主，体重增加迅速 妊娠早期（12 周）→妊娠中期（13～28 周）→妊娠后期（29～40 周）
新生儿期 胎儿娩出脐带结扎→生后 28 天	易患产伤、窒息、出血、溶血、感染等，且病死率高，约占婴儿死亡率的 1/3～1/2 胎龄满 28 周→出生后 7 足天，称围生期，此期死亡率最高
婴儿期 出生后→1 周岁	小儿生长发育最迅速的时期（第一个生长高峰），所需的热能和蛋白质比成年人相对高些，但因其消化功能尚差，易发生消化不良及营养紊乱
幼儿期 1～3 周岁	体格发育较前减慢，语言、思维、动作、智能发育较前突出，但自我保护能力不足，是小儿最易发生意外的年龄。此期乳牙已出齐
学龄前期 3 周岁→6～7 周岁	生长较以前缓慢，但语言、思维、动作、智能发育仍然较快，求知欲强、好奇、爱发问、善模仿，并能独立完成日常生活的动作
学龄期 6～7 周岁→青春前期（11～12 周岁）	各系统、器官和智能发育更成熟，是开始接受各种知识的重要时期 此期易患变态反应性疾病及近视、龋齿等，应注意矫正
青春期 性发育为标志，女孩：11～12 周岁→17～18 周岁；男孩：13～14 周岁→18～20 周岁	体格生长再次加速（第二个生长高峰），生殖器官及第二性征的发育加快并趋于成熟，内分泌系统发生一系列变化，自主神经功能不稳定

■ 试题精选

小儿最易发生意外的年龄是
A. 从受精卵着床到出生
B. 从胎龄满 28 周到生后 7 天
C. 从 28 天到满 1 周岁
D. 从 1 周岁后到满 3 周岁
E. 从 3 周岁到满 6 周岁
答案：**D**。

二、生长发育

【小儿生长发育的规律】

1. 生长发育的连续性和阶段性：在整个儿童时期，生长发育呈一连续的过程，但生长速度呈阶段性。

2. 各系统器官发育的不平衡性：神经系统发育较早；生殖系统发育较晚；淋巴系统先快后慢，其他系统如呼吸、循环、消化、泌尿、肌肉等的发育基本与体格生长平行。

3. 生长发育的顺序性：遵循由上到下、由近到远、由粗到细、由低级到高级、由简单到复杂的顺序或规律。

4. 生长发育的个体差异。

【小儿生长发育的影响因素】

1. 遗传因素　由父母双方遗传因素共同决定。性别可造成生长发育的差异，女孩平均身高、体重低于同龄男孩，但语言、运动发育略早于男孩。

2. 环境因素　①营养：合理的营养是小儿生长发育的物质基础。②孕妇状况：孕妇的生活环境、营养、情绪、疾病等因素均可影响胎儿在宫内的发育。③疾病：如急性感染常使体重减轻，长期慢性疾病则同时影响体重和身高的增长等，对儿童生长发育影响明显。

【小儿体格生长常用指标及其意义】

1. 体重　指身体各器官、组织、体液的总和，是反映体格生长发育尤其是营养状况的最重要指标，也是临床计算药量、输液量等的重要依据。

体重公式：平均男婴出生时体重为 3.3±0.4kg，女婴为 3.2±0.4kg。部分新生儿在出生后数天内，可出现生理性体重下降，多由于摄入不足、水分及胎粪排出体外所致。一般体重下降原有体重的 3%～9%，多在出生后 3～4 天降至最低，至第 7～10 天恢复到出生时的水平。

儿童年龄愈小，体重增长愈快。出生后前 3 个月体重每月增长 600～1000g，4～6 个月每月平均增长 500～600g，一般生后 **3 个月**时体重约为出生时的 **2 倍**，出生后 9 个月的体重增长约为前 3 个月的体重增长，故 **1 周岁**时体重约为出生时的 **3 倍**，即**第 1 个生长高峰**。出生第 2 年体重增长 2～3kg，**2 周岁**时体重约为出生时的 **4 倍**，2 周岁后到青春前期体总稳步增长，每年稳步增长 2～3kg。进入**青春期**后体格生长又加快，出现**第 2 个生长高峰**。

当无条件测量体重时，为便于日常应用，可按表 4-2 或表 4-3 的公式简单估算小儿体重。

表 4-2　小儿体重估算（一）

年龄（月/岁）	体重（kg）
1～6 个月	出生体重（kg）＋月龄×0.7
7～12 个月	6＋月龄×0.25
2 岁至青春前期	年龄×2＋7（或 8）

表4-3　小儿体重估算（二）

年龄（月/岁）	体重（kg）
3～12个月	（月龄＋9）/2
1～6岁	年龄（岁）×2＋8
7～12岁	[年龄（岁）×7-5]/2

2. 身高（长）　头部、脊柱和下肢的长度的总和，是反映骨骼发育的重要指标，受遗传、种族、内分泌、营养、运动和疾病影响。①新生儿出生时平均身长50cm；②1周岁时平均身长约75cm；③2周岁时平均身长约85cm；④2～12岁身长（高）公式：身高（cm）＝年龄×7＋77。

3. 坐高　头顶到坐骨结节的距离，代表头颅与脊柱的生长。出生时为身高的67%，14岁时为53%。

4. 头围　经眉弓上方、经枕后结节绕头一周的长度，是反映颅骨生长与脑发育情况的一个重要指标。①出生时33～34cm。②1周岁以内增长较快，前3个月和后9个月都约增长6～7cm，故1周岁时约为46cm。③2岁时约为48cm，15周岁时为54～58cm（接近成年人头围）。头围测量在2周岁前最有价值。较小的头围常提示脑发育不良；头围增长过快则提示脑积水、脑肿瘤的可能。

5. 胸围　沿乳头下缘经肩胛骨角下绕胸一周的长度，反映胸廓、胸背部肌肉、皮下脂肪及肺的发育情况。①出生时胸围约32cm；②1周岁时头围与胸围大致相等；③1岁至青春前期胸围应大于头围的厘米数约等于小儿岁数减1。

6. 上臂围　沿肩峰与尺骨鹰嘴连线中点的水平绕上臂一周的长度，反应上臂骨骼、肌肉、皮下脂肪和皮肤的发育水平。用于在测量体重、身高不方便的地区，普查5岁以下小儿营养状况。评估标准：＞13.5cm为营养良好；12.5～13.5cm为营养中等；＜12.5cm为营养不良。

7. 囟门　前囟1～1.5岁时应闭合，最迟不超过2岁。后囟门出生时即已很小或已闭合，最迟出生后6～8周闭合。前囟检查意义：①前囟过小或者早闭见于小脑畸形；②前囟过大或迟闭见于佝偻病、先天性甲状腺功能减低症等；③前囟饱满：见颅内压增高时；④前囟凹陷：见脱水时。

8. 牙齿　婴儿出生后4～10个月乳牙开始萌出（一生乳牙为20颗），12个月未萌出者称为乳牙萌出延迟。乳牙计算公式：月龄－4～6，约2岁半出齐。6周岁左右萌出第一颗恒牙，12周岁萌出第二磨牙，18周岁萌出第三磨牙，即智齿（一生恒牙32颗）。

【小儿感觉运动功能的发育】

1. 感觉

（1）视觉：新生儿出生时已有视觉感应功能，第2个月可协调性的注视物体，3～4个月头眼协调较好，追寻活动的物体或人；6～7个月出现眼手协调动作，目光可随上、下移动的物体垂直方向转动，开始认识母亲和奶瓶，喜鲜艳明亮的颜色；8～9个月可以出现视深度的感觉；1.5周岁能区别各种图形；2周岁时可区别垂直线与横线；5周岁时能辨别颜色；6周岁时视深度已充分发育，视力达1.0。

（2）听觉：新生儿出生时鼓室无空气及有羊水潴留，听力差；3～7天后即有听力；1个月时能分辨"吧"和"啪"的声音；**3～4个月时有定向反应，听到悦耳声音时会微笑；6个月可辨别父母的声音，唤名有应答反应**；7～9月可确定声源，区别语言的意义；1周岁时能听懂自己的名字；2周岁能听懂简单的吩咐；4周岁**听觉发育完善**。

（3）味觉和嗅觉：出生时嗅觉和味觉发育已基本完善；出生1～2周新生儿可辨别母亲和其他人气味，3～4个月时能区别愉快和不愉快气味；**4～5个月能对食物味道的细微改变反应敏感，应开始添加过渡期食物**。

（4）皮肤感觉：新生儿的触觉很灵敏，尤其以口周、手掌、脚掌及眼睑等部位最敏感。新生儿已有痛觉，但较迟钝，疼痛刺激后出现泛化现象，2个月后方逐渐改善。新生儿温度觉很敏感，对冷的反应更明显，如温度骤降就啼哭。2～3岁时儿童通过接触能区分物体的软、硬、冷、热等属性。5～6岁时能分辨体积相同而重量不同的物体。

（5）知觉：生后5～6个月时小儿已有手眼协调动作，随着语言的发展，小儿的知觉开始在语言的调节下进行。1岁末开始有空间和时间知觉；3岁能辨上下；4岁能辨前后；5岁辨别以自身为中心的左右。4～5岁时已有时间概念；5～6岁时能辨别时序、四季等。

2. 运动功能发育　分为大运动和精细运动。其发育规律遵循自上而下、由近及远、由不协调到协调、从正向动作到反向动作等。大运动（是指身体对大动作的控制，如抬头、坐、爬、站、走、跑、跳等）的发育进程，可总结为"2抬4翻6会坐，7滚8爬周会走"（数字代表月龄）。精细运动是指手的精细动作，如抓、握、捏、敲物品、涂画等。**6～7个月时物品能换手，出现捏、敲等探索性动作**；9～10个月出现拇、食指取物，如喜撕纸等；**12～15个月**时学会用匙，乱涂画；**1.5周岁**时能叠2～3块积木；**2周岁**能叠6～7块积木，能持杯喝水；3周岁能临摹简单图形，在他人协助下能穿衣服；4周岁能自己脱、穿衣服；5周岁时开始学习写字。

试题精选

1. 反映小儿体格生长发育尤其是营养状况的最重要指标，也是临床计算药量、输液量等的重要依据是
A. 身长　　　　　　B. 头围　　　　　　C. 体重
D. 牙齿　　　　　　E. 囟门闭合情况
答案：**C**。

2. 婴儿出生后机体发育最早的系统是
A. 神经系统　　　　B. 淋巴系统　　　　C. 循环系统
D. 泌尿系统　　　　E. 生殖系统
答案：**A**。

三、小儿心理发展

【语言的发展】　语言的发展过程经历发音、理解和表达3个阶段。①发音阶段：新生儿已会哭叫；婴儿7～8个月能发两个单音，如爸爸、妈妈等，8～9个月时通过模仿练习发

音；1.5～2周岁能用简单语言表达自己的需要。②理解语言阶段：始于发音阶段，婴儿已经可以逐步理解一些日常用语和特定的称呼。③表达语言阶段：在理解的基础上，学会表达语言，婴儿先会说单词，后组成句子，由简单句到复杂句。

【情感的发展】 情感是在情绪的基础上产生的对人、物的关系的体验，属于较高级复杂的情绪。随着年龄的增长和与周围人交往增加，学龄期的儿童已能有意识地控制自己情感，产生信任感、安全感、荣誉感、责任感及道德感等。

四、小儿的营养与喂养

【小儿能量与营养素的需要】

1. 能量 机体所需能量主要来源于**糖类、脂肪**，其次为蛋白质，是维持机体新陈代谢的物质基础。儿童对能量的需要主要包括基础代谢所需、食物特殊动力作用、生长发育、活动所需及排泄损失能量等5个方面。婴儿基础代谢所需的能量占总需能量的55%，生长发育所需为婴儿所特有。根据儿童年龄、体重及生长速度估计每天所需的能量，日龄1周的新生儿约为250kJ（110kcal）/kg，第2～3周约41kJ（100kcal）/kg，1岁以内婴儿平每日需460kJ（110kcal）/kg，以后每增加3岁减42kJ（10kcal）/kg，至15岁时约250kJ（60kcal）/kg。总能量的需求存在个体差异性，如体重相同的健康儿，瘦长体型者因体内代谢活跃组织多，对能量的需要量更大。

2. 营养素 能够维持生命活动的物质称为营养素。营养素分为能量、宏量营养素（蛋白质、脂类、糖类）、微量营养素（矿物质、维生素）及其他膳食成分（膳食纤维和水）。

（1）蛋白质：是组织细胞生长、修复的重要物质，其供给能量占总能量的8～15%。

（2）脂肪：是第二供能营养素，占婴儿期总能量的45%（35%～50%），随年龄增长，年长儿为25%～30%。

（3）糖类：是主要供能营养素，其所供给的能量占总能量的55%～65%。

（4）水：年龄愈小，需水量相对越多，儿童每日需水量约150ml/kg，以后每增长3岁减少25ml/kg，成年人每日45～50ml/kg。

（5）维生素和矿物质：为非供能营养素，是调节机体各种代谢、生理活动、维持正常生长发育的重要物质。每日膳食需要量在100mg以上的元素为常量元素。体内除氢、氧、氮、碳四种基本元素外，钠、钙、磷、钾、氯、硫亦为常量元素。铁、铜、锌、碘、硅及氟等均为微量元素。其中铁、锌、碘缺乏症是全球最主要的微量营养素缺乏症。钙、铁、锌和铜是婴幼儿最易缺乏的元素。

【儿童少年膳食安排】

1. 幼儿的膳食 营养素、能量的摄入要满足该年龄阶段儿童的需要。由于幼儿咀嚼消化功能渐强，食量增加，食物种类应多样，注意色、香、味、形，增强食欲。注意不挑食，不偏食，不暴饮暴食，养成良好的进食习惯。

2. 学龄前儿童的膳食 各种营养素的需要量相对高于成年人，膳食应以谷类食物为主，多吃蔬菜水果，经常吃鱼、禽、蛋、瘦肉、奶制品及豆制品，避免过硬、过油及辛辣刺激性食物。

3. 学龄期儿童和青少年的膳食 饮食应多样化、荤素搭配、平衡饮食，补充蛋白质和足够的热能。能量需要个体差异较大，要注意维生素及钙、铁、锌等的供给。

第 3 单元　新生儿及患病新生儿的护理

一、概述

【新生儿分类】

1. 根据胎龄分类　①足月儿：胎龄 **37 足周**≤胎龄＜**42 足周**的新生儿。②早产儿：胎龄＜**37 周**的新生儿。③过期产儿：胎龄≥**42 周**的新生儿。

2. 根据出生体重分类　①正常出生体重儿：出生体重为 2500～4000g 者。②低出生体重儿：出生体重＜2500g 者，体重＜1500g 者为极低出生体重儿，体重＜1000g 称超低出生体重儿；低出生体重儿多为早产儿和小于胎龄儿。③巨大儿：出生体重＞4000g 者，包括正常和有疾病者。

3. 按出生体重与胎龄的关系分类　①适于胎龄儿：出生体重在同胎龄儿平均体重的第 10～90 百分位的新生儿。②小于胎龄儿：出生体重在同胎龄儿平均体重的第 10 百分位以下的新生儿。我国习惯将胎龄已足月而体重＜2500g 的婴儿称足月小样儿。③大于胎龄儿：出生体重在同胎龄儿平均体重的第 90 百分位以上的新生儿。

4. 高危儿　是指已发生或有可能发生危重情况而需要密切监测的新生儿。包括①异常妊娠的新生儿；②异常分娩的新生儿；③出生时有异常的新生儿。

■ 试题精选

胎龄满 35 周，出生时体重 2000g，该新生儿应属于

A. 足月儿　　　　　　　　B. 巨大儿　　　　　　　　C. 正常体重儿

D. 低出生体重儿　　　　　E. 过期产儿

答案：**D**。

二、足月新生儿的特点及护理

【正常新生儿的特点】

1. 外观特点　正常新生儿哭声**响亮**，肌肉有一定张力，四肢屈曲，皮肤红润，胎毛少，耳郭软骨发育好；乳晕清晰，乳房可扪及结节，指（趾）甲达到或超过指（趾）端，男婴睾丸降，女婴大阴唇覆盖小阴唇；整个足底有较深的足纹。

2. 生理特点

（1）呼吸系统：呼吸中枢发育不成熟，呼吸节律不规则，呼吸频率**40 次/分**。胸腔小，胸廓运动较浅，主要靠膈肌运动，以**腹式**呼吸为主。

（2）循环系统：脐带结扎使胎盘－脐血循环终止；呼吸建立和肺膨胀后，肺血管阻力降低，肺血流增加；左心房的血量显著增加，压力增高，使卵圆孔功能性关闭；PaO_2 增高，使动脉导管收缩，出现功能性关闭。新生儿心率波动较大，100～150 次/分，平均 120～140 次/分，血压平均 70/50mmHg。

（3）消化系统：吞咽功能完善，但婴儿胃呈**水平**位，幽门括约肌较发达，易**溢乳**甚至呕

吐。出生后 **10～12小时** 开始排出胎粪，呈墨绿色，3～4天排完。24小时未排胎粪者应检查是否为肛门闭锁或消化道畸形。

（4）血液系统：出生时血液中红细胞及血红蛋含量高，胎儿血红蛋白对氧有较强的亲和力，不易将氧释放到组织，所以新生儿缺氧时发绀不明显。白细胞计数出生时较高，3天后下降。由于胎儿肝脏维生素K储存量少，凝血因子活性低，故生后常规注射维生素K_1。

（5）泌尿系统：生后 **24小时内排尿**，如出生后48小时仍无尿，需检查原因。新生儿肾小球滤过率低、浓缩功能较差，稀释功能尚可。排磷功能差，易出现低钙血症。

（6）神经系统：新生儿脑相对较大，脊髓相对较长，皮质兴奋性低，睡眠时间长。出生后具有觅食反射、吸吮反射、握持反射、拥抱反射、颈肢反射等原始反射。由于小儿神经系统发育不完善，巴宾斯基征、奥本海姆征等病理反射阳性对于2岁以内小儿属于正常现象。

（7）免疫系统：胎儿可通过胎盘从母体获得免疫球蛋白IgG，因此新生儿对某些传染病（如麻疹等）不易感染。而免疫球蛋白IgA和IgM不能通过胎盘，易患呼吸道、消化道感染和大肠埃希菌、金黄色葡萄球菌败血症。

（8）体温调节：新生儿体温调节功能差，皮下脂肪薄，体表面积相对较大，易散热。产热主要靠棕色脂肪的代谢。室温高时足月儿能通过皮肤散热，但如果体内水分不足，血液浓缩可发生"脱水热"；室温过低可发生硬肿症。新生儿体温在36～37℃之间波动，其适中温度与胎龄、日龄和体重有关。

（9）能量、水和电解质：出生后第1周每天总能量需要为50～75kcal/kg，以后逐渐增至每日100～120kcal/kg；新生儿体液总量占体重的70%～80%；新生儿患病时特别容易发生酸碱失衡，特别是代谢性酸中毒，需及时纠正。

【新生儿的特殊生理状态】

1. 生理性体重下降　出生后数日内，体重下降≤10%，生后10天左右恢复到出生时体重。

2. 生理性黄疸　生后 **2～3天出现**，5～7天最重，10～14天可自行消退，一般不必处理。新生儿一般情况良好，食欲正常。

3. 乳腺肿大　生后第3～5天发生，一般生后2～3周内消退。切勿挤压，以免感染。

4. "马牙"和"螳螂嘴"　"马牙"系上皮细胞堆积或黏液腺分泌物积留所致，表现为婴儿上腭中线和齿龈切缘上常有黄白色小斑点，持续数周至数月自行消退，一般**不必处理，不可挑破**。"螳螂嘴"系新生儿面颊部的脂肪垫，其对吸乳有利，不应挑割。

5. 假月经　系因妊娠后期母亲雌激素进入胎儿体内，婴儿出生后突然中断，形成类似月经的出血，一般不必处理。于女婴生后 **5～7天出现**，可持续1周。

6. 粟粒疹　生后3周内出现，系新生儿皮脂腺功能未完全发育成熟所致，表现为新生儿鼻尖、鼻翼、面颊部长出细小的、白色或黑色的、突出在皮肤表面的皮疹，多自行消退，一般不必处理。

🔲 **试题精选**

新生儿生理性黄疸消退的时间是

A. 出生当天　　　　　B. 出生2～3天　　　　　C. 出生4～5天

D. 出生5～7天　　　　E. 出生2周内

答案：**E**。

三、早产儿的特点及护理

【早产儿的特点】早产儿，即未成熟儿，是指 28 周≤胎龄＜37 周的活产婴儿。

1. 外观特点　哭声轻弱，皮肤红嫩、胎毛多，耳郭软骨发育不好；触摸不到乳房结节，指（趾）甲未超过指（趾）尖，男婴睾丸未降至阴囊，阴囊少皱襞，女婴大阴唇不能遮盖小阴唇；足底纹少、足跟光滑，肌张力低下呈伸直状。

2. 生理特点

（1）呼吸系统：呼吸不规则且易发生暂停；由于肺泡表面活性物质少，易发生肺透明膜病。

（2）循环系统：心率快，血压低于足月儿低，部分可伴有动脉导管未闭。

（3）消化系统：易发生溢乳甚至呕吐；因消化吸收功能差，以母乳喂养为宜；缺氧或喂养不当可引起坏死性小肠结肠炎；生理性黄疸的程度较足月儿重，持续时间也长；胎粪排出延迟。

（4）血液系统："生理性贫血"出现早。维生素 K、凝血因子活性低、血小板数量较足月儿略低，易发生出血。铁及维生素 D 贮存较足月儿低，更易发生贫血和佝偻病。

（5）泌尿系统：肾小管对醛固酮反应低下，排钠分数高，易产生低钠血症；葡萄糖阈值低，易发生糖尿；碳酸氢根阈值低、肾小管排酸能力差，晚期可发生代谢性酸中毒。

（6）神经系统：胎儿反射差，易发生缺氧，而致缺氧缺血性脑病。因脑室管膜下存在发达的胚胎生发层组织，极易导致颅内出血。

（7）体温调节：棕色脂肪少，产热少，而体表面积相对大，皮下脂肪少，易散热，体温易随环境温度变化而变化，且常因寒冷而导致低体温、硬肿症的发生。

（8）水及电解质代谢：易发生酸中毒、低钠血症、低钙血症、低血糖、高血糖。

（9）免疫系统：由于特异性和非特异性免疫发育不够完善，SIgA 缺乏，易患感染性疾病。

（10）生长发育：增长速度较足月儿快，由于生长快，易患佝偻病。

四、新生儿窒息

新生儿窒息是胎儿因缺氧发生宫内窘迫或娩出过程中引起的呼吸、循环障碍，导致生后 1 分钟内无自主呼吸或未能建立规律性呼吸，出现低氧血症和混合性酸中毒。新生儿窒息是新生儿伤残和死亡的重要原因之一。

【病因与发病机制】

1. 病因　凡能影响母体与胎儿或新生儿间血液循环和气体交换的因素都会造成胎儿窒息。①孕母因素：孕母有妊娠高血压综合征、糖尿病、心脏病、严重贫血等疾病；孕母吸毒、吸烟；孕母年龄＞35 岁或＜16 岁等。②分娩因素：难产、手术产、产程中药物使用不当等。③胎儿因素：早产儿、巨大儿、先天畸形、羊水或胎粪吸入、胎儿宫内感染等；④胎盘或脐带因素：前置胎盘、胎盘早剥、脐带受压等。

2. 发病机制　①呼吸改变：胎儿或新生儿窒息缺氧 1～2 分钟时呼吸深快，若缺氧未及时纠正，可转为呼吸抑制和反射性心率减慢，若及时予以适当刺激，可恢复呼吸为原发性呼吸暂停。若缺氧持续存在，患儿出现喘息样呼吸，血压下降，肌张力消失，呼吸运动减弱等表现，最终出现一次深度喘息，继而进入继发性呼吸暂停。②各器官缺血缺氧改变：窒息开始时，由于低氧血症和酸中毒，使体内血液重新分布，从而保证生命器官（如心、脑、肾上腺等）的供血。若缺氧继续，将导致重度代谢性酸中毒，重要器官供血减少，脑损伤发生。③血液生化和代谢改变。缺氧时血 $PaCO_2$ 升高，pH 和 PaO_2 降低。在窒息应激状态时，早期血糖正常或增高；当缺氧状况仍未改变，遂出现低血糖。应激情况下，易致低钙血症。此外，窒息酸中毒可导致高胆红素血症及低钠血症。

五、新生儿缺血缺氧性脑病

新生儿缺血缺氧性脑病是由于各种原因引起的缺氧和脑血流减少或中断而致胎儿和新生儿脑损伤。本病是新生儿窒息的严重并发症，病情重，病死率高。

【病因与发病机制】

1. 病因　①缺氧：围生期窒息（主要原因）、反复呼吸暂停、严重呼吸系统疾病先天性心脏病等。②缺血：严重的心动过缓、心跳停止，重度心力衰竭或周围循环衰竭。

2. 发病机制　脑组织所需能量几乎全部由**葡萄糖氧化**而来，耗氧量可占全身耗氧量的50%。脑发生缺氧时，脑细胞代谢受损，造成脑损伤。

六、新生儿颅内出血

新生儿颅内出血主要是由缺氧或产伤所致，早产儿发病率较高，是新生儿早期的重要疾病和死亡原因，预后较差。

【病因与发病机制】

1. 缺氧缺血性颅内出血　任何引起缺氧的原因均可导致颅内出血的发生，如缺氧和酸中毒。

2. 产伤性颅内出血　分娩过程中因胎儿头围过大、急产或头盆不称，或高位产钳、臀牵引、胎头吸引器等器具的使用，使胎儿头部受挤压、牵拉而使颅内血管撕裂。

3. 其他　输入高渗液体过快、频繁吸引、气胸、出血性疾病、肝功能不成熟，凝血因子少可引起新生儿颅内出血。

七、新生儿黄疸

新生儿黄疸是胆红素（大部分为未结合胆红素）在体内聚积而引起，分为生理性黄疸和病理性黄疸两种。重者可致胆红素脑病，常引起严重后遗或死亡。故应加强对新生儿黄疸的临床观察，尽快发现，及时治疗。

【新生儿胆红素代谢特点】

1. 胆红素生成相对较多　新生儿每日生成的胆红素量为 8.8mg/kg，成年人仅为 3.8mg/kg，大部分为未结合胆红素。

2. 肝功能发育不完善　新生儿肝细胞内摄取胆红素必需的 Y、Z 蛋白含量低，生后5～10天才达成人水平；形成结合胆红素的功能差，即肝细胞内尿苷二磷酸葡萄糖醛酸转移酶的量少且活力不足，不能有效地将未结合胆红素转变为结合胆红素；排泄结合胆红素能力差，易出现胆汁淤积。

3. 转运胆红素的能力差　由不同程度的酸中毒、早产儿白蛋白的数量较足月儿为低所致。

4. 肠肝循环的特性　由于新生儿肠道内细菌量少，无法将肠道内的胆红素还原成尿胆原、粪胆原；同时肠道内葡萄糖醛酸酶活性较高，将结合的胆红素水解成葡萄糖醛酸及未结合胆红素，又被肠吸收经门脉而达肝脏。

【新生儿黄疸的分类】

1. 生理性黄疸特点　①一般情况良好。②足月儿于生后 **2 ～ 3 天内出现黄疸，4 ～ 5 天达到高峰，2 周内消退**，早产儿延至 3 ～ 4 周。③国内学者对原定数值足月儿血清胆红素＜205.2μmol/L（12mg/dl）和早产儿血清胆红素＜257μmol/L（15mg/dl）已提出异议。因发现较小的早产儿即使胆红素＜171μmol/L（10mg/dl），也可能发生胆红素脑病。国内学者监测足月儿生理性黄疸的胆红素值，发现其上限在 205.2 ～ 256.5μmol/L（12 ～ 15mg/dl），超过原定数值者占 31.3% ～ 48.5%，故正在通过调研拟重新修订我国生理性黄疸的诊断标准。现国外界定足月儿生理性黄疸的血清胆红素＜220.59μmol/L（12.9mg/dl）。

2. 病理性黄疸特点　①黄疸出现于出生后 24 小时内；②黄疸程度较重，足月儿血清胆红素＞205.2μmol/L（12mg/dl），早产儿血清胆红素＞257μmol/L（15mg/dl）或每日上升超过85μmol/L（5mg/dl）；③黄疸持续时间长，足月儿＞2 周，早产儿＞4 周；④黄疸退而复现；⑤血清结合胆红素＞26μmol/L（1.5mg/dl）。

八、新生儿肺透明膜病

新生儿肺透明膜病又称新生儿呼吸窘迫综合征，由于缺乏肺表面活性物质所导致的新生儿期重要的呼吸系统疾病。临床以出生后不久出现进行性加重的呼吸窘迫和呼吸衰竭为特征，多见于早产儿。本病患儿病死率较高，多发生于 **3 天内**。

【病因与发病机制】目前认为其主要原因是早产儿的肺泡缺乏**表面活性物质**（具有降低肺泡壁表面张力，保持肺泡张开的作用）。表面活性物质缺乏使呼气时肺泡萎缩，导致通气不良，出现缺氧和二氧化碳潴留。缺氧、酸中毒引起肺血管痉挛，导致动脉导管、卵圆孔开放，血液由右向左分流，青紫加重。肺组织若在长时间缺血缺氧，纤维蛋白沉积，继而形成透明膜，加重缺氧。而**早产**是诱发新生儿肺透明膜病的主要因素。

九、新生儿肺炎

新生儿肺炎是新生儿常见疾病，是新生儿死亡的重要原因之一。

【病因与发病机制】

1. 吸入性肺炎　主要原因为羊水、胎粪（最严重）、乳汁等吸入。胎粪吸入后引起气管、细支气管阻塞，继而出现**肺不张、肺气肿**、肺内水肿及充血等炎性反应。羊水吸入性肺炎的致病菌为**大肠埃希菌**，主要是由于宫内或生产过程中，胎儿因缺氧而出现呼吸运动加强所引起。

2. 感染性肺炎　①出生前感染：胎儿吸入污染的羊水、胎膜早破，孕母受细菌或病毒感染。②出生时感染：因分娩过程中吸入污染的产道分泌物或断脐消毒不严发生血行感染。③生后感染：上呼吸道感染传至肺部或病原体通过血液循环直接引起肺部感染。

十、新生儿败血症

新生儿败血症是指细菌侵入血液循环并生长繁殖，产生毒素而造成的全身感染性疾病。

【病因与发病机制】

1. 自身因素　由于新生儿免疫系统功能不成熟，血中补体少，白细胞在应激状态下杀菌力下降等，细菌一旦侵入易发生感染。

2.病原菌　我国以金黄色葡萄球菌、大肠埃希菌为主，克雷伯杆菌、铜绿假单胞菌等条件致病菌败血症增多。

3.感染途径　①产前：主要是通过<u>胎盘传播</u>。②产时：主要通过产道细菌感染。③产后：细菌可侵入消化道、呼吸道、泌尿道等易感部位，<u>脐部最易受感染</u>。

十一、新生儿寒冷损伤综合征

新生儿寒冷损伤综合征，主要是新生儿期由寒冷和（或）疾病所致，表现为低体温和皮肤硬肿，故亦称新生儿硬肿症，重症时可并发多器官功能衰竭。未成熟儿发病率较高。

【病因与发病机制】**寒冷、早产、感染、缺氧**为主要原因。①新生儿体温调节功能不足：新生儿体温调节中枢发育不完善；体表面积相对较大，血流丰富，易散热；以棕色脂肪阻止的化学产热为主，能量储存不足；新生儿皮下脂肪以饱和脂肪酸含量居多，其熔点较高，体温降低时易硬化。②寒冷损伤：寒冷时失热增加，若产热不抵失热时，继而易出现体温下降。引起皮肤血管痉挛收缩，血流缓慢凝滞，造成组织缺氧、代谢性酸中毒和微循环障碍，引起 DIC 和全身多器官损伤或衰竭。③疾病：缺氧、酸中毒及感染时可导致本病发生。

十二、新生儿破伤风

新生儿破伤风是由于破伤风梭状杆菌经脐部侵入引起的一种急性严重感染，常在生后 7 天左右发病。临床表现为全身骨骼肌强直性痉挛和牙关紧闭，故有"脐风""七日风""锁口风"之称。新中国成立后发病率和死亡率明显下降，但尚未完全消灭。

【病因与发病机制】新生儿破伤风主要是由于**断脐时消毒处理不当**，致使破伤风杆菌自脐部侵入体内，在缺氧环境中迅速繁殖并产生外毒素，外毒素与神经细胞结合而产生一系列症状。

第4单元　营养性疾病患儿的护理

一、营养不良

营养不良，主要是热量和（或）蛋白质摄入不足，不能维持正常的新陈代谢而引起的一种营养缺乏症。典型表现为体重下降，皮下脂肪减少甚至消失，皮下水肿等，并伴有机体各器官的功能紊乱。<u>常见于 3 岁以内小儿</u>。

【病因与发病机制】

1.膳食供应不足　我国主要<u>由于**喂养不当**所致</u>（最常见），如母乳不足，未及时引入其他食物等。

2.疾病　如消化系统先天畸形、迁延性腹泻等。

二、小儿肥胖症

小儿肥胖症是因长期能量摄入超过人体的消耗，使体内脂肪过度积聚、体重超过一定范围的一种营养障碍性疾病。

【病因与发病机制】

1. 能量摄入过多　长期摄入的营养超过机体需要，剩余的能量便转化为脂肪贮积于体内。

2. 活动量过少　活动过少和缺乏适当的体育锻炼是发生小儿肥胖症的重要因素，即便摄食不多，也可引起肥胖。

3. 遗传因素　肥胖有高度遗传性。

4. 其他　进食过快、饱食中枢和饥饿中枢调节失衡、精神创伤以及心理异常等因素均可致儿童过量进食。

三、维生素 D 缺乏性佝偻病

维生素 D 缺乏性佝偻病是由于儿童体内维生素 D 不足导致钙、磷代谢失常，产生以骨骼病变为特征的全身慢性营养性疾病，是我国儿科重点防治的四大疾病之一。

【病因与发病机制】

1. 病因　①日照不足（人体维生素 D 的主要来源为光照合成）；②维生素 D 摄入不足；③生长速度过快；④疾病与药物影响。

2. 发病机制　维生素 D 缺乏时，肠道吸收钙、磷减少，导致血清中血钙及血磷降低，甲状旁腺分泌增加，动员骨释放钙、磷，以维持血钙接近正常或正常水平。但又因甲状旁腺素（PTH）可抑制肾小管对磷的重吸收，使尿磷排出增加，血磷降低，当血清钙、磷浓度不足时，骨样组织钙化受阻，骨基质不能正常矿化，成骨细胞代偿性增生，局部骨样组织沉积，从而导致本病的发生。

试题精选

1. 婴儿前囟迟闭最常见于

A. 呆小病　　　　　　　　B. 甲状腺功能亢进症　　　　　C. 佝偻病

D. 小头畸形　　　　　　　E. 营养不良

答案：C。

2. 人体内维生素 D 的主要来源是

A. 母体 – 胎儿的转运　　　B. 肝脏合成　　　　　　　　　C. 母乳

D. 食物中获取　　　　　　E. 皮肤的光照合成

答案：E。

四、维生素 D 缺乏性手足搐搦症

维生素 D 缺乏性手足搐搦症系因维生素 D 缺乏致血钙水平降低，而出现神经兴奋性增高症状，如惊厥、喉痉挛、手足抽搐等。目前由于普及维生素 D 缺乏预防工作，发病率逐渐下降。6 个月以内的小婴儿多见。

【病因与发病机制】血钙降低是引起惊厥、喉痉挛及手足抽搐的直接原因。①春季，日光接触多，或开始服用维生素 D 时，大量钙沉积于骨，致血钙下降；②人工喂养儿时食用了含磷过高的奶制品；③合并发热、感染或饥饿时，血磷增加，导致 Ca^{2+} 下降；④ pH 增高，

血清 Ca^{2+} 水平降低，若合并酸中毒时，纠正酸中毒后血 pH 上升，患儿可出现低血钙抽搐。

第5单元　消化系统疾病患儿的护理

【小儿消化系统解剖生理特点】

1. 口腔　足月新生儿出生时有较好吸吮吞咽功能，早产儿较差。婴幼儿口腔黏膜干燥、薄嫩，血管丰富，唾液腺发育不够完善，易损伤和发生局部感染；3个月以下小儿唾液中淀粉酶含量低下，不宜喂淀粉类食物。3～4个月唾液分泌增加，**5～6个月**时明显增多，而婴儿口底浅，不能吞咽所分泌的全部唾液，常出现生理性流涎。

2. 食管　新生儿食管长8～10cm，1岁时12cm，5岁时16cm，学龄儿童20～25cm，成年人25～30cm。婴儿食管呈漏斗状，黏膜纤弱、腺体缺乏、弹力组织及肌层尚不发达，食管下端贲门肌发育不成熟，控制能力较差，常发生胃食管反流，一般在小儿8～10个月消失。新生儿食管有3个狭窄部位，其中通过膈部的狭窄相对较窄。

3. 胃　婴儿胃呈水平位，**贲门和胃底部肌发育差**，幽门括约肌发育良好，易发生幽门痉挛而出现溢乳、呕吐。胃容量新生儿为30～60ml，1～3个月时90～150ml，1岁时250～300ml，5岁时700～850ml，成年人2000ml。胃排空时间因食物种类不同而异，水为**1.5～2小时**，母乳**2～3小时**，牛乳**3～4小时**。早产儿胃排空慢，易发生胃潴留。

4. 肠　儿童肠管比成人长，一般为身长的5～7倍。黏膜血管丰富，小肠绒毛发育较好，有利于消化吸收。肠黏膜肌层发育差，肠系膜相对较长且活动度大，易患肠套叠及肠扭转。由于肠壁薄，通透性高，屏障功能弱，容易引起全身性感染和变态反应。

5. 肝　年龄越小，肝相对越大。婴幼儿肝在右肋缘下可触及，6～7岁不能触及。婴儿肝功能不成熟，解毒能力差，在感染、缺氧等情况下易发生肝肿大和变性。

6. 胰腺　出生时胰液分泌量少，3～4个月时随着胰腺的发育而增多，6个月以内胰淀粉酶活性较低，1岁接近成年人。婴儿胰脂肪酶和胰蛋白酶的活性均较低，因此对脂肪和蛋白质的消化和吸收较差，易发生消化不良，因此不宜过早喂淀粉类食物。

7. 肠道细菌　肠道菌群受食物的影响，母乳喂养儿肠内菌以**双歧杆菌为主**，人工喂养儿以大肠埃希菌、嗜酸杆菌、双歧杆菌及肠球菌所占比例几乎相等。

8. 健康小儿粪便

（1）粪便排出时间：因年龄和喂养方式而不同，母乳喂养平均为13小时，人工喂养平均为15小时。（2）不同方式喂养的粪便特点：①母乳喂养儿粪便：呈黄色或金黄色、糊状、偶有细小乳凝块，或稀薄、绿色、不臭，每日排便2～4次。②人工喂养：呈淡黄色或灰黄色，较干稠，多成形，呈中性或碱性，量多，有臭味，每日1～2次。③混合喂养儿粪便：与人工喂养儿相似，但较软、黄，每日排便1次，添加谷类、蛋、肉及蔬菜等辅食后，粪便性状均接近成年人。

一、口腔炎

口腔炎是指口腔黏膜的炎症。若病变仅局限于舌、齿龈、口角，也称为舌炎、齿龈炎或口角炎。全年均可发病，多见于婴幼儿。

【病因】多由病毒、真菌、细菌引起。本病可单独发生，也可继发于全身性疾病如急性感染、腹泻、营养不良、久病体弱和维生素 B、维生素 C 缺乏等。食具消毒不严、口腔卫生不良或各种疾病导致机体抵抗力下降均可导致口腔炎发生。目前细菌感染性口炎已较少见，但病毒及真菌感染引起的口炎仍较常见。

二、小儿腹泻

小儿腹泻病是由多病原、多因素引起的，以大便次数增多和大便性状改变为特征的消化道综合征，严重者可引起水、电解质和酸碱平衡紊乱。6 个月至 2 岁小儿多见。

【病因与发病机制】

1. 易感因素　由于小儿消化系统发育不成熟、生长发育快、机体防御功能差、肠道菌群失调、人工喂养等，易患腹泻。

2. 感染因素　①肠道内感染：由细菌、真菌、病毒与寄生虫引起，尤以细菌、病毒多见。寒冷季节婴幼儿腹泻由 80% 由病毒引起（**轮状病毒最常见**），细菌感染（不包括法定传染病）以**大肠埃希菌**多见。②肠道外感染：发热及病原体毒素作用使消化功能紊乱，或肠道外感染的病原体同时感染肠道，因此患肺炎、中耳炎、泌尿道感染时，易出现腹泻。

3. 非感染因素　主要为由饮食因素（喂养不当、食物过敏因素等）或气候因素（气候骤冷、天气过热等）引起。

试题精选

1. 引起夏季小儿腹泻的最常见病原体是

A. 致病性大肠杆菌　　　　B. 流感嗜血杆菌　　　　C. 轮状病毒

D. 绿脓杆菌　　　　　　　E. 柯萨奇病毒

答案：**A**。

2. 患儿，女，7 个月。10 月上旬入院，其入院前 3 天出现发热、咳嗽，继而呕吐 4 次，黄绿色稀便，每日近 10 次，黏液少，无腥臭味。查体：T38.9℃，精神萎靡，眼窝凹陷，泪液少，皮肤弹性略差，咽稍充血，心肺功能正常，粪便检查（－）。引起腹泻最可能的病原体是

A. 轮状病毒　　　　　　　B. 绿脓杆菌　　　　　　C. 链球菌

D. 金黄色葡萄球菌　　　　E. 致病性大肠埃希菌

答案：**A**。

三、急性坏死性小肠结肠炎

急性坏死性小肠结肠炎是一种累及小肠和结肠的急性出血坏死性炎性疾病。多在出生后2 周内发病，特别是**早产儿和低体重儿**，是婴幼儿最常见的急症之一。

【病因与发病机制】病因目前尚不完全清楚，可能与感染、缺氧、饮食因素有关。病变以**空肠**为主。

四、小儿液体疗法及护理

【小儿体液平衡的特点】体液包括细胞内液和细胞外液，后者由血浆及间质液组成。年龄越小，体液总量相对越多，主要是间质液比例高。足月新生儿体液占体重的78%，婴儿体液占70%，2～14岁体液占65%，成年人体液占55%～60%。

第6单元　呼吸系统疾病患儿的护理

一、小儿呼吸系统解剖生理特点

【解剖特点】呼吸系统以**环状软骨**为界，分为上、下呼吸道。上呼吸道包括鼻、鼻窦、咽、咽鼓管、会厌与喉；下呼吸道包括气管、支气管、毛细支气管、呼吸性毛支气管、肺泡管与肺泡。

1. 上呼吸道　①鼻：鼻腔相对短，无鼻毛，后鼻道狭窄，黏膜柔嫩，血管丰富，易受感染；感染后易充血肿胀出现鼻塞，导致呼吸困难、吮乳困难。②鼻窦：儿童各鼻窦发育先后不同，婴幼儿较少发生鼻窦炎。由于鼻腔黏膜与鼻窦黏膜相延续，鼻窦口相对较大，因此急性鼻炎时易导致鼻窦炎的发生，其中以上颌窦和筛窦最易感染。③鼻泪管和咽鼓管：鼻泪管短，开口接近内眦，瓣膜发育不全，因此鼻腔感染时易侵入结膜发生炎症。咽鼓管短、宽、直、呈水平位，故鼻咽炎易侵及中耳而致中耳炎。④鼻咽和咽部：窄小且垂直。腭扁桃体1岁末逐渐增大，4～10岁时发育达高峰，14～15岁时逐渐退化，因此扁桃体炎多见于**年长儿**，1岁以内少见。咽扁桃体又称腺样体，生后6个月已发育，腺样体肿大一发生阻塞行睡眠呼吸暂停综合征。⑤喉部：呈漏斗形，相对狭窄，黏膜柔嫩，富有血管和淋巴组织，故发生喉炎时易发生充血水肿，出现喉梗阻而致**窒息**、**痉挛**，声音嘶哑及吸气性呼吸困难。

2. 下呼吸道　①气管和支气管：婴幼儿的气管和支气管相对狭窄，黏膜血管丰富，但缺乏弹性组织，支撑作用小，黏液腺分泌不足，纤毛运动差，清除能力弱，易发生炎症，导致阻塞。左侧支气管细长，右侧支气管短粗且垂直，因此异物易进入右侧支气管。②肺：小儿肺泡数量少且面积小，弹性组织发育差，血管丰富，间质发育旺盛，使肺含量相对多而含气量少，易发生肺部感染，并易引起间质性肺炎、肺气肿及肺不张等。

3. 胸廓和纵隔　婴幼儿胸廓上下径较短，前后径较长，呈圆**桶状**，肋骨呈水平位，膈肌位置较高。呼吸肌发育差，不能充分扩张、换气和通气，容易出现呼吸困难。小儿纵隔相对成人较大，亦限制肺的扩张。纵隔周围组织松软且有弹性，在气胸和胸腔积液时易导致纵隔移位。

【生理特点】

1. 呼吸频率和节律　小儿年龄越小，呼吸频率越快（表4-4）。婴儿（尤其是早产儿、新生儿）由于呼吸中枢发育不成熟和呼吸调节功能不完善，**易出现呼吸节律不齐**。

表 4-4　不同年龄小儿呼吸频率

年　龄	呼吸频率（次／分）
新生儿	40 ～ 44
1 个月至 1 岁	30
1 ～ 3 岁	24
4 ～ 7 岁	22
8 ～ 12 岁	20

2. 呼吸类型　婴幼儿呼吸肌发育不成熟，呼吸时胸廓的活动范围小，呈腹膈式呼吸；随着年龄的增长，出现胸腹式呼吸；7 岁以后以混合式呼吸为主。

3. 呼吸功能　儿童各项呼吸功能储备能力均较差，肺活量、肺容量、潮气量均较成年人小，而呼吸道阻力较成年人大，当患呼吸道疾病时，易发生呼吸功能不全。

4. 血气分析　婴幼儿的肺功能检查难以进行，但可通过血气分析了解氧饱和度水平和血液酸碱平衡状态。

【免疫特点】小儿呼吸道的非特异性及特异性免疫功能均较差。婴幼儿**分泌型 IgA** 含量低，故易患呼吸道感染。

二、急性上呼吸道感染

急性上呼吸道感染简称上感，俗称"感冒"。是小儿最常见的疾病，主要指鼻、鼻咽和咽部的急性感染。根据感染部位的不同可诊断为急性鼻炎、急性咽炎、急性扁桃体炎等。本病一年四季均可发生，以冬、春季节及气候骤变时多见。

【病因】90% 以上是**病毒**所致，主要有鼻病毒、合胞病毒、流感病毒、副流感病毒、腺病毒、冠状病毒等。可继发细菌感染，最常见为**链球菌**。

三、急性感染性喉炎

急性感染性喉炎是指喉部黏膜的急性炎症。临床特征为犬吠样咳嗽、声音嘶哑、喉鸣、吸气性呼吸困难。冬春季节好发。婴幼儿多见。

【病因】多由**病毒**或**细菌**感染引起，可在麻疹、水痘或其他急性传染病的病程中发生。由于小儿喉部解剖特点，炎症时易充血、水肿，发生喉梗阻。

四、急性支气管炎

急性支气管炎是指由于各种病原体引起的支气管黏膜的急性感染。因气管常同时受累，故又称为急性气管支气管炎。常继发于上呼吸道感染之后，或为一些急性传染病的一种临床表现，**婴幼儿多见**。

【病因与发病机制】由各种病毒（最常见）、细菌或混合感染引起。本病的危险因素为特异性体质、免疫功能失调、营养不良、佝偻病等。

五、小儿肺炎

肺炎是由不同病原体或其他因素（如吸入羊水、过敏）所引起的肺部炎症。以发热、咳嗽、气促、呼吸困难及肺部固定湿啰音为临床特征。重者可出现循环、神经、消化系统表现。肺炎是婴幼儿时期的常见病，是我国住院小儿死亡的第一位原因，被卫生部列为小儿四大防治疾病之一。一年四季均可发病，以冬、春季节多见。

【分类】

1.病理分类　大叶性肺炎、支气管肺炎和间质性肺炎等；儿童以**支气管肺炎**最常见。

2.病因分类　分为感染性肺炎（病毒性肺炎、细菌性肺炎、支原体肺炎、衣原体肺炎、等）和非感染性肺炎（吸入性肺炎、坠积性肺炎）。

3.病程分类　急性肺炎（病程<1个月）、迁延性肺炎（病程1～3个月）、慢性肺炎（病程>3个月）。

4.病情分类　轻症肺炎（主要是呼吸系统受累，无全身中毒症状）；重症肺炎（除呼吸系统受累外，其他系统也受累，全身中毒症状明显）。

5.临床表现典型与否分类　典型肺炎（如肺炎链球菌、金黄色葡萄球菌、肺炎杆菌感染等）；非典型肺炎（如肺炎支原体、衣原体、军团菌、病毒感染等）；2002年冬季和2003年春季我国发生的一种传染性非典型性肺炎是新型冠状病毒引起，称之为严重急性呼吸道综合征，近年也有高致病性禽流感病毒所致的肺炎。

6.肺炎发生的地区分类　社区获得性肺炎（无明显免疫抑制的患儿在院外或住院48小时内发生的肺炎）；院内获得性肺炎又称医院内肺炎（指住院48小时后发生的肺炎）。

【病因与发病机制】

1.病因　常见的病原体为细菌、病毒。病毒以呼吸道合胞病毒多见。细菌以肺炎链球菌多见。发达国家以病毒为主，而发展中国家以细菌为主。近年来肺炎支原体、衣原体和流感嗜血杆菌肺炎日渐增多。空气污染、阳光不足、气温变化可诱发本病发生。营养不良、维生素D缺乏性佝偻病、先天性心脏病等患儿病情严重，易迁延不愈。

2.发病机制　主要是病原体进入肺部引起支气管黏膜、肺泡壁充血水肿，影响通气和换气，导致缺氧和二氧化碳潴留，从而影响循环、神经、呼吸、消化系统功能，导致心力衰竭、中毒性脑病、中毒性肠麻痹、混合性酸中毒、电解质紊乱，严重者可发生弥漫性血管内凝血。

试题精选

1.小儿急性上呼吸道感染最常见的病原体是

A.金黄色葡萄球菌　　　　B.寄生虫　　　　　　C.病毒

D.支原体　　　　　　　　E.立克次体

答案：**C**。

2.疱疹性咽峡炎的病原体是

A.鼻病毒　　　　　　　　B.合胞病毒　　　　　C.副流感病毒

D.柯萨奇病毒　　　　　　E.轮状病毒

答案：**D**。

第 7 单元　循环系统疾病患儿的护理

一、小儿循环系统解剖生理特点

【心脏】

1. 心脏的胚胎发育　胚胎第 2 周开始形成原始心脏，心脏在胚胎第 4 周开始有循环作用，第 8 周房室中隔完全形成，即成为具有四腔的心脏。所以心脏发育的关键时期是胚胎 2～8 周，在此期间如受到某些物理、化学或生物因素的影响，则易引起心血管发育畸形。

2. 心脏大小和位置　小儿心脏体积与成年人比相对较大，随着年龄的增长，心脏重量与体重的比值下降，且左右心室的增长不平衡。胎儿右心室负荷大于左心室，出生时两侧心室壁厚度基本相等，随着小儿的生长发育，左心室壁较右心室壁增厚快。新生儿和小于 2 岁小儿的心脏多呈横位，以后逐渐转为斜位，心尖搏动位于左侧第 4 肋间、锁骨中线外侧，心尖部分主要为右心室。3～7 岁时心尖搏动位于左侧第 5 肋间、锁骨中线处，左心室形成心尖部。7 岁以后心尖位置逐渐移动到锁骨中线内 0.5～1cm。

【心率】　由于小儿新陈代谢旺盛和交感神经兴奋性高，故心率快。小儿心率随着年龄增长而逐渐减慢（不同年龄小儿心率见表 4-5）。进食、活动、哭闹和发热等可影响心率，一般体温每升高 1℃，心率增加 10～15 次/分。因此应在小儿安静或睡眠时测心率和脉搏。

表 4-5　不同年龄小儿心率

年　龄	心率（次/分）
新生儿	120～140
1 岁以内	110～130
2～3 岁	100～120
4～7 岁	80～100
8～14 岁	70～90

【血压】　小儿血压偏低，系因心排血量较少，动脉壁的弹性较好且血管口径相对较大所致。随年龄的增长，血压逐渐升高。新生儿收缩压平均 60～70mmHg（8.0～9.3kPa）；1 岁时 70～80mmHg（9.3～10.7kPa），2 岁以后收缩压可按公式计算：收缩压（mmHg）＝年龄×2+80（年龄×0.26+10.7kPa）。舒张压为收缩压的 2/3。高血压为收缩压高于此标准 20mmHg（2.6kPa），低血压为收缩压低于此标准 20mmHg。一般情况下，下肢血压比上肢高 20mmHg。测血压时，袖带宽度为上臂长度的 2/3 为宜。

二、先天性心脏病

（一）先天性心脏病概述

【分类】　根据左右心腔或大血管之间有无分流和青紫分为 3 类。

1. 左向右分流型（潜伏青紫型）　常见的有房间隔缺损、室间隔缺损或动脉导管未闭。

正常情况下，由于体循环的压力高于肺循环压力，故平时血液从左向右分流不出现青紫。当屏气、剧烈哭闹等情况下致肺动脉或右心室压力增高并超过左心室时，血液自右向左分流，可出现暂时性青紫。

2.右向左分流型（青紫型）　最严重的一组先天性心脏病。常见的有**法洛四联症**和**大动脉错位**等。由于畸形造成右心压力增高并超过左心时，血液从右向左分流，或因大动脉起源异常，使大量静脉血流入体循环，引起全身持续性青紫。

3.无分流型（无青紫型）　常见的有**主动脉狭窄**和**肺动脉狭窄**。无分流型是在心脏左、右两侧或动、静脉之间无异常分流或通路，故无青紫现象。

（二）常见先天性心脏病

常见先天性心脏病包括室间隔缺损、房间隔缺损、动脉导管未闭、法洛四联症等。

【病因与发病机制】病因尚不明确，主要由遗传和环境因素及其相互作用所致。①遗传因素：主要是染色体异常、基因突变或先天性代谢紊乱引起。②环境因素：主要是妊娠早期**宫内感染**，如风疹、流行性感冒、流行性腮腺炎等。孕妇接触大剂量放射线、服药（抗肿瘤药、甲苯磺丁脲）、代谢紊乱性病（糖尿病、高钙血症）、不良生活方式（妊娠早期饮酒、吸毒）等也引起本病的发生。

试题精选

1.属于左向右分流型先天性心脏病的是

A.房间隔缺损　　　　　　B.大血管错位　　　　　　C.右心室肥厚

D.右位心　　　　　　　　E.主动脉骑跨

答案：**A**。

2.婴儿期后最常见的青紫型先天性心脏病是

A.大动脉错位　　　　　　B.室间隔缺损　　　　　　C.动脉导管未闭

D.法洛四联症　　　　　　E.房间隔缺损

答案：**D**。

第8单元　血液系统疾病患儿的护理

一、小儿造血和血液特点

【造血特点】　分胚胎期造血和生后造血。

1.胚胎期造血　①中胚叶造血期：主要造血部位是**卵黄囊**。约从胚胎第3周开始，在卵黄囊上形成许多血岛，含有原始红细胞，第6～8周退化，第12～15周消失。②肝（脾）造血期：**肝脏**为胎儿中期主要造红细胞的器官。肝造血从胚胎第**6～8周**开始，第4～5个月达高峰，6个月后逐渐退化，约出生停止。③骨髓造血期：**骨髓**为胎儿晚期的主要造血器官。胚胎第6周出现骨髓，但至胎儿**4个月开始造血**，直至出生后2～5周后成为唯一的造血器官。

2.出生后造血　①骨髓造血：**骨髓**是出生后主要的造血器官，是胚胎造血的继续，生成各种血细胞。婴幼儿期骨髓均为红骨髓，全部参与造血，5～7岁开始，红骨髓逐渐被黄骨髓替代，成年后骨髓仅限于断骨、不规则骨和长骨近端。②骨髓外造血：婴幼儿时期，造血代偿能力低，当发生各种感染或贫血等造血增加时，肝、脾和淋巴结可恢复到胎儿期的造血状态，出现肝、脾、淋巴结肿大，外周血液中出现有核红细胞和（或）幼稚中性粒细胞。这是小儿造血器官的一种特殊反应。

【血液特点】

1. 红细胞数和血红蛋白量　由于胎儿期组织处于缺氧状态，故红细胞数和血红蛋白量较高。出生时红细胞数为（5.0～7.0）×10^{12}/L，血红蛋白量150～220g/L。出生后随着自主呼吸建立，血氧含量增加，红细胞生成素减少，骨髓造血功能暂时下降；红细胞破坏增加；生长发育迅速，循环血量增加等因素。出生后10天，红细胞数和血红蛋白量逐渐下降，至2～3个月时红细胞数降至3.0×10^{12}/L，血红蛋白量降至100g/L左右，出现轻度贫血。称为"生理性贫血"。此过程呈自限性，3个月以后，红细胞数和血红蛋白量缓慢增加。约至12岁达成年人水平。

2. 白细胞数与分类　初生时白细胞为（15～20）×10^9/L，出生后6～12小时可为（21～28）×10^9/L，然后逐渐下降，婴儿期维持在10×10^9/L，8岁后接近成年人水平。出生时中性粒细胞约占65%，淋巴细胞占30%。出生后4～6天两者比例相等（第一次交叉），1～2岁时淋巴细胞约占60%，中性粒细胞约占35%，至4～6岁两者又相等（第二次交叉），此后以中性粒细胞为主，7岁以后达成人水平。

3. 血小板　与成年人相似，为（150～250）×10^9/L。

4. 血容量　新生儿血容量相对较成人多，约占体重的10%；儿童为8%～10%，成人约为6%～8%。

二、小儿贫血概述

【诊断标准】　6个月以下婴儿按国内标准：新生儿Hb<145g/L，1～4个月Hb<90g/L，4～6个月Hb<100g/L。6个月以上按WHO标准：6个月～6岁Hb<110g/L，6～14岁Hb<120g/L为贫血。海拔每升高1000米，Hb上升4%。

【分度】　根据末梢血中血红蛋白量可将贫血分为轻、中、重、极重四度。具体见表4-6。

表4-6　小儿贫血的分度

血红蛋白量（Hb）（g/L）		轻　度	中　度	重　度	极重度
	新生儿	144～120	120～90	90～60	<60
	儿童	120～90	90～60	60～30	<30

【分类】

1. 病因分类

（1）红细胞和血红蛋白生成不足性贫血：①造血物质缺乏：如铁缺乏（营养性缺铁性贫血）、维生素B_{12}和（或）叶酸缺乏（营养性巨幼红细胞性贫血）等；②骨髓造血功能障碍：如再生障碍性贫血；③感染性贫血；④其他：如慢性肾病或铅中毒等所致贫血。

（2）红细胞**破坏过多**性贫血（溶血性贫血）：见于遗传性球形红细胞增多症、红细胞葡萄糖 −6− 磷酸脱氢酶缺陷症、自身免疫性溶血性贫血等。

（3）红细胞**丢失过多**性贫血：见于急性、慢性失血性贫血。

2. 形态分类　根据红细胞平均容积、红细胞平均血红蛋白量和红细胞平均血红蛋白浓度，将贫血分为四类（表 4-7）。

表 4-7　贫血的细胞形态分类

分类	红细胞平均容积（fl）	红细胞平均血红蛋白量（pg）	红细胞平均血红蛋白浓度（%）
正常值	80 ～ 94	28 ～ 32	32 ～ 38
正细胞正色素性	80 ～ 94	28 ～ 32	32 ～ 38
大细胞性	>94	>32	32 ～ 38
单纯细胞性	<80	<28	32 ～ 38
小细胞低色素性	<80	<28	<32

三、营养性缺铁性贫血

营养性缺铁性贫血是由于体内铁缺乏导致血红蛋白合成减少而引起的一种小细胞低色素性贫血。**6 个月至 2 岁**的婴幼儿最常见，是**最常见**的小儿贫血，本病为我国重点防治的小儿疾病之一。

【病因与发病机制】

1. 病因　①先天储铁不足：胎儿在孕后期的 3 个月平均每日从母体获得 4mg 铁，足月新生儿从母体所获得的铁量可满足其生后 4 ～ 5 个月的造血所需。早产、双胎、多胎、胎儿失血、孕母患严重缺铁性贫血等可致胎儿**储存铁**减少。②铁摄入不足：是小儿缺铁性贫血的**主要原因**。婴儿单纯人乳、牛奶喂养，未及时添加换乳期食物，年长儿不良饮食习惯（偏食、挑食）等可致铁摄入量不足。③生长发育快：婴儿期和青春期的儿童生长发育快，早产儿生长发育更快，其铁的需要量相对增多，若不及时添加含铁丰富的食物，易发生缺铁。④丢失过多：用未经加热的鲜牛奶喂养婴儿，肠息肉、膈疝、钩虫病，初潮期少女月经过多等可致铁丢失过多。⑤铁吸收减少：慢性腹泻、胃肠炎、感染、食欲减退、饮食搭配不合理可减少铁的吸收。

2. 发病机制　①对造血的影响：铁缺乏时，血红蛋白合成减少，细胞质较少，细胞变小；缺铁对细胞的分裂、增殖影响较小，故红细胞数量减少不如血红蛋白量减少明显，从而形成小细胞低色素性贫血。②对非造血的影响：铁缺乏可影响肌红蛋白的合成。含铁酶（细胞色素酶、过氧化氢酶、单胺氧化酶等）含有与蛋白结合的铁，其活性依赖于铁的水平，并与机体的生物氧化、组织呼吸、神经介质分解与合成有关。当铁缺乏时，**含铁酶活性降低**，细胞功能紊乱而出现一系列非血液系统的表现（消化系统、神经系统、心血管系统表现等）。

四、营养性巨幼红细胞贫血

营养性巨幼红细胞性贫血是由于**维生素 B_{12} 和（或）叶酸缺乏**所引起的大细胞性贫血，

以 **6 个月至 2 岁**小儿多见。

【病因与发病机制】

1. 先天储存不足　胎儿可从母体中获得 B_{12}，若孕母缺乏 B_{12}，导致婴儿 B_{12} 储备不足。

2. 维生素 B_{12} 和（或）叶酸摄入不足　体内叶酸主要来源于食物，如绿色蔬菜、水果、酵母、谷类和动物内脏等，但经加热易被分解破坏。维生素 B_{12} 主要来自肝、肾、肉类、蛋类等动物性食物内，乳类中含量少，羊乳几乎不含维生素 B_{12} 和叶酸，植物性食物中含量极少。因此单纯母乳喂养或母亲长期素食或未按时添加换乳期食物可致维生素 B_{12} 或叶酸摄入不足，长期羊乳喂养或牛乳类制品在加工过程中叶酸被破坏可致叶酸摄入不足。

3. 吸收障碍　慢性腹泻、小肠疾病或小肠切除等可致吸收障碍。抗癫痫药、抗生素药物也可影响叶酸的吸收。

4. 需要量增加　生长发育迅速对维生素 B_{12} 和叶酸需要量增加。维生素 B_{12} 和叶酸缺乏时，DNA 合成障碍，红细胞的分裂延迟，细胞核的发育落后于胞质，使红细胞胞体变大，骨髓中巨幼红细胞增生而出现巨幼细胞贫血。

五、原发性血小板减少性紫癜

特发性血小板减少性紫癜，又称自身免疫性血小板减少性紫癜，是小儿最常见的出血性疾病。临床上以皮肤、黏膜自发性出血、血小板减少、出血时间延长，血块收缩不良、束臂试验阳性为特征。

【病因与发病机制】病因尚不明确。患儿在发病前 1 ~ 3 周常有病毒感染史。由于病毒感染后使机体产生血小板相关抗体，并可与血小板结合，或体内形成抗原抗体复合物可附着于血小板表面，使血小板受到损伤而被单核 – 巨噬细胞系统所清除，血小板寿命缩短，引起血小板减少，发生出血。感染可加重血小板减少或使疾病复发。

🔲 试题精选

1. 婴幼儿最常见的贫血是

A. 感染性贫血　　　　　　　　B. 失血性贫血　　　　　　　　C. 营养性混合性贫血

D. 营养性缺铁性贫血　　　　　E. 营养性巨幼红细胞性贫血

答案：**D**。

2. 婴幼儿出现骨髓外造血的常见原因是

A. 缺少红骨髓　　　　　　　　B. 骨髓造血功能尚不成熟　　　C. 肝脾淋巴结功能活跃

D. 缺乏黄骨髓，造血代偿潜力很低　　　　　　　　　　　　　E. 红骨髓过多

答案：**D**。

第 9 单元　泌尿系统疾病患儿的护理

一、小儿泌尿系统解剖生理特点

【解剖特点】

1. 肾　小儿年龄越小，肾相对越大。婴幼儿肾脏位置较低，下极位于髂嵴以下第 4 腰椎，

2岁以内小儿腹部触诊可触及肾脏。婴儿肾表面呈分叶状，2～4岁时分叶消失。

2. **输尿管** 婴幼儿输尿管长且弯曲，管壁肌肉及弹性纤维发育不全，容易扩张受压和扭曲，导致尿潴留而诱发泌尿系感染。

3. **膀胱** 位置相对较高，尿液充盈时，腹部触诊可扪及膀胱。

4. **尿道** 女婴尿道较短，新生儿尿道仅为1cm，（性成熟期3～5cm），尿道外口暴露，且接近肛门，易受细菌污染。男婴尿道较长（5～6cm），但常有包茎和包皮过长，污垢积聚引起上行性细菌感染。

【生理特点】

1. **肾功能** 肾储备能力不足，调节机制不成熟。新生儿及婴儿肾小球滤过率低，肾小管的重吸收能力差，易发生尿潴留；尿的浓缩功能差，而稀释功能较好，因此脱水时易发生氮潴留；药物排泄功能差，故对于新生儿应慎重选择药物的种类和剂量；新生儿及婴儿易发生酸中毒。小儿1～1.5岁时，肾功能达成人水平。

2. **尿液特点** ①排尿次数：93%新生儿在出生后24小时内开始排尿，99%在出生后48小时内排尿。出生后最初几天，排尿4～5次/日，1周后排尿20～25次/日，后逐渐减少，学龄期为6～7次/日。②尿量：受液体的入量、活动量、气温、食物种类及精神因素等影响。婴幼儿每天尿量为**400～600ml**，学龄前为600～800ml，学龄期为800～1400ml。小儿少尿标准：学龄儿童每尿量**<400ml/d**；学龄前**<300ml/d**；婴幼儿**<200ml/d**。小儿无尿标准：**30～50ml/d或以下**。③尿的性质：正常尿液为**淡黄**色透明，因出生后最初几天尿中含尿酸盐较多，放置后有淡红色或红褐色尿酸盐结晶，故尿色较深，稍混浊。尿的渗透压和尿比重低，随年龄增长而增高，1岁达成人水平。

二、急性肾小球肾炎

急性肾小球肾炎简称肾炎，是一组不同病因所致的感染后免疫反应引起的急性弥漫性肾小球炎性病变，为小儿泌尿系统最常见的疾病。临床以急性起病，**水肿、少尿、血尿、高血压**为主要表现。本病多发生于溶血性链球菌感染后，被称为急性链球菌感染后肾炎。

【病因与发病机制】多属于**A组β溶血性链球菌**感染后引起的免疫复合物肾小球肾炎。

三、原发性肾病综合征

原发性肾病综合征简称肾病，是一组由多种病因引起的以大量蛋白尿、低蛋白血症、高脂血症和明显水肿为特点的临床综合征。其中大量蛋白尿和低蛋白血症是诊断必要条件。

【病因与发病机制】病因尚不明确，可能与T细胞机体免疫功能紊乱有关。由于肾小球基膜**通透性增高**，血浆蛋白经肾小球滤出，造成大量蛋白尿；蛋白大量丢失和分解增加出现低蛋白血症，使血浆胶体渗透压下降，血管内水渗到组织间隙，导致循环血容量较少，激活肾素–血管紧张素、醛固酮系统，造成水钠潴留，出现水肿；低蛋白血症刺激肝脏代偿性增加脂蛋白合成，出现高脂血症（特别是胆固醇增高）。

四、泌尿道感染

泌尿道感染是指病原体直接侵入尿路，在尿中生长繁殖，并侵犯尿路黏膜或组织而引起损伤。根据病原菌侵袭的部位，分为肾盂肾炎、膀胱炎、尿道炎，其中肾盂肾炎为上尿路感染，膀胱炎和尿道炎为下尿路感染。新生儿和婴儿感染多不局限在某一部位，故不加区分，统称为泌尿道感染。

【病因与发病机制】

1.病因　以革兰阴性杆菌感染为主，最常见的是**大肠埃希菌**，其次为变形杆菌、克雷伯杆菌、副大肠埃希菌等。

2.发病机制

（1）感染途径：包括**上行感染**（最为常见）、血行感染（金黄色葡萄球菌多见）、淋巴感染和直接蔓延。

（2）易感因素：a.解剖生理因素：由于婴幼儿输尿长且弯曲，管壁弹力纤维发育不全，易受压、扭曲，引起尿潴留而感染；女孩尿道短、宽、直，男孩虽有包茎，但易积聚污垢发生上行感染。b.泌尿系先天畸形和和膀胱、输尿管尿液反流：易发生尿潴留，引起上行感染。c.其他：医疗器械损伤、不及时更换尿布，蛲虫病、机体防御能力下降等与泌尿道感染密切相关。

（3）细菌毒力：宿主无特殊易感的内在因素，则微生物的毒力是决定细菌能否引起上行感染的主要因素。

试题精选

1.婴幼儿尿路感染最常见的感染途径是

A.血源感染　　　B.上行感染　　　C.下行感染

D.皮肤感染　　　E.邻近器官蔓延

答案：**B**。

2.急性链球菌感染后引发的肾小球肾炎主要的病原体是

A.肺炎链球菌　　　B.流感嗜血杆菌　　　C.A 组 β 溶血性链球菌

D.B 组 β 溶血性链球菌　　　E.绿脓杆菌

答案：**C**。

第 10 单元　神经系统疾病患儿的护理

一、小儿神经系统解剖生理特点

【小儿神经系统特点】

1.脑　胎儿期神经系统最先开始发育，出生时大脑已有全部沟回；出生时大脑重量约370g；3 个月时神经活动不稳定，肌肉张力较高；1 岁、3 岁、6 岁分别完成脑发育的 50%、75%、90%；在基础代谢状态下，脑耗氧量占机体总耗氧量 50%。8 岁接近成年人。

2.脊髓　出生时脊髓重 2～6g，结构较完善，功能基本成熟，2 岁时结构接近于成人。但结构发育与脊柱发育不平衡。出生时脊髓末端位于第 2 腰椎下缘，4 岁时末端位于第 1～2 腰椎之间，故婴幼儿做腰椎穿刺时位置要低，应以第 4～5 腰椎间隙为宜，4 岁以后以第 3～4 腰椎间隙为宜。

3.脑脊液　新生儿脑积液的量少、压力低，外观无色透明。随着年龄的增长和脑室的发育，脑积液的量和压力逐渐增加。

二、化脓性脑膜炎

化脓性脑膜炎是由各种化脓性的细菌感染引起的脑膜炎症。临床以发热、呕吐、颅内压增高、嗜睡、惊厥、脑膜刺激征阳性及脑脊液改变为主要特征。

【病因与发病机制】

1. 致病菌侵袭　2/3 患儿由脑膜炎奈瑟菌、肺炎链球菌、流感嗜血杆菌引起。新生儿及 2 个月以下患儿以革兰阴性菌（大肠埃希菌、铜绿假单胞菌）、B 组溶血性链球菌、金黄色葡萄球菌等为主；出生 2 个月至 2 岁儿童以流感嗜血杆菌为主。最常见的途径是血行感染，致病菌通过感染灶（呼吸道、皮肤、黏膜或新生儿脐部）进入血流，引起菌血症，到达脑膜而发生化脓性脑膜炎。少数由于临近组织感染（头面部软组织感染、鼻窦炎、中耳炎、颅底骨折等），经局部扩散到达脑膜。细菌也可直接进入蛛网膜下腔。

2. 机体免疫状态　小儿机体免疫能力及血脑屏障功能较差，易发生化脓性脑膜炎。

三、病毒性脑膜炎、脑炎

病毒性脑膜炎、脑炎是由多种病毒引起的颅内急性炎症。若炎症主要累及脑膜，称为病毒性脑膜炎；若病变累及大脑实质，称为病毒性脑炎。

【病因与发病机制】病毒性脑膜炎80%是由肠道病毒（柯萨奇病毒和埃可病毒）引起的，其次为单纯疱疹病毒、虫媒病毒、腮腺炎病毒、腺病毒等。

四、急性感染性多发性神经根炎

急性感染性多发性神经根炎又称吉兰-巴雷综合征或格林-巴利综合征。本病以对称性迟缓性瘫痪为特征，病程呈自限性，严重者可死于呼吸麻痹。多见于为 10 岁以下儿童，男孩多于女孩，农村高于城市。

【病因与发病机制、分型】病因及发病机制尚不明确，本病为一种急性免疫性周围性神经病，与感染因素、疫苗接种、免疫遗传因素有关。本病分为急性感染脱髓鞘性多发性神经根炎、急性运动轴性神经炎、急性感觉运动轴神经炎、Miler-Fisher 综合征。

五、脑性瘫痪

脑性瘫痪简称脑瘫，是小儿出生前到生后 1 个月内，多种原因引起的脑损伤所致的非进行性脑损伤。临床以中枢性运动障碍和姿势异常为主要特征，伴有智力、感觉、行为异常等。

【病因与发病机制】

1. 出生前因素　母体感染、大量接触放射线、患有疾病等。

2. 出生时因素　缺氧窒息、机械损伤，新生儿早产、低体重等。

3. 生后因素　感染、头部创伤、缺氧等。

六、注意缺陷多动障碍

注意缺陷多动障碍是与年龄不相称的注意力不集中、多动、冲动，但智力基本正常的行为障碍。1/3 以上患儿伴有学习困难和心理异常。

【病因与发病机制】尚不明确，可与遗传因素、环境因素、神经及生化因素、解剖学因素有关。

试题精选

1. 病毒性脑膜炎常见的病原体是

A. 风疹病毒   B. 登革病毒   C. 疱疹病毒

D. 柯萨奇病毒   E. 虫媒病毒

答案：**D**。

2. 注意缺陷多动障碍的病因是

A. 病因不明确   B. 与惊吓有关   C. 与年龄有关

D. 与性别有关   E. 与教育有关

答案：**A**。

第 11 单元　结缔组织病患儿的护理

一、风湿热

风湿热是一种累及多系统的免疫炎症性疾病，以 6～15 岁儿童多见，一年四季均可发病，冬春季节好发。

【病因与发病机制】病因尚未明确，一般认为本病是 A 组乙型溶血性链球菌咽峡炎后的**自身免疫**性疾病，主要机制为抗链球菌免疫反应与人体组织发生免疫交叉反应，导致心脏、关节和皮肤损害。病变过程可分为渗出期、增生期和硬化期，但各期病变也可同时存在。

二、儿童类风湿病

儿童类风湿病是一种自身免疫性疾病。以慢性关节滑膜炎为主要特征，伴全身多脏器功能损害，多见于 16 岁以下儿童。

【病因与发病机制】病因尚不明确，可能与感染、遗传、免疫因素等有关。发病机制可能为外界抗原作用于有遗传背景的人群，使机体发生自身免疫反应，造成全身各部位的结缔组织功能损害。

三、过敏性紫癜

过敏性紫癜又称亨-舒综合征，是以**毛细血管**变态反应性炎症为主要病变的血管炎综合征。多见于 6 岁以上的儿童和青少年，一年四季均可发病，春秋季节好发。

【病因与发病机制】病因不明确，目前认为本病与某种致敏因素引起的自身免疫反应有关。致病因素有感染、食物（鱼、虾、蛋、牛奶等）、药物、预防接种、花粉、蚊虫叮咬、疫苗注射等。致敏因素作用于具有遗传背景的个体，激发 B 细胞克隆扩增而导致 IgA 介导的系统性血管炎。本病的基础病理改变为全身性白细胞碎裂性小血管炎。

四、皮肤黏膜淋巴结综合征

皮肤黏膜淋巴结综合征又称川崎病，是一种**全身中、小动脉炎**性病变为主要病理改变的急性发热出疹性疾病。表现为发热、皮肤黏膜病损和淋巴结肿大。

【病因与发病机制】病因不明，可能与立克次体、丙酸杆菌、链球菌、反转录病毒、支原体等多种病原体感染有关。发病机制尚不明确，目前认为皮肤黏膜淋巴结综合征一种免疫介导的全身性血管炎。其基本病理变化为全身性血管炎，好发于冠状动脉，可造成心肝、肾、脑等功能损害。

试题精选

关于过敏性紫癜的描述，错误的是

A. 毛细血管变态反应性炎症　　B. 多见于儿童及青少年

C. 春秋季节好发　　D. 与接触食物、花粉、药物等因素相关

E. 属遗传性疾病

答案：E。

第 12 单元　常见传染病患儿的护理

一、总论

【传染过程】　传染过程是病原体侵入人体后与机体与相互作用、相互斗争的过程。①病原体被清除：病原体侵入人体后，被人体的非特异性免疫或特异性免疫消灭或排出体外，机体不产生病理改变，也不引起临床症状。②显性感染：也称临床感染，病原体侵入人体后，不仅引起机体发生免疫应答，还造成组织损伤，导致病理改变，出现临床症状、体征。显性感染后机体获得特异性免疫，不易再感染，少数可复发。③隐性感染：也称为亚临床感染，病原体侵入人体后，仅引起机体发生免疫应答，组织损伤轻微，临床上无任何症状、体征，只有通过免疫学检查才发现。隐形感染后机体获得特异性免疫，少数转为病原携带状态。④病原携带状态：病原体在人体内生长、繁殖，并不断排出体外，但不引起机体出现症状、体征，是传染病流行重要的传染源。根据携带病原菌的种类不同分为带病毒者、带菌者和带虫者。⑤潜伏性感染：病原体感染人体后，寄生在机体的某个部位，与人体互相作用时，保持暂时的平衡状态，不引起发病。当机体防御功能下降时，可导致发病，如水痘、疟疾等。上述 5 种传染过程的表现形式，在一定条件下可相互转化。一般隐性感染最多见，病原携带状态次之，而显性感染最少见，若出现最易识别。

【传染病的基本特征】　包括有病原体、传染性、流行病学特征（流行性、季节性和地方性）、感染后免疫。

【传染病流行的三个环节】　包括**传染源、传播途径和易感人群**。三者相互联系、同时存在，使传染病不断传播蔓延。①传染源：是指病原体已在体内生长繁殖并将其排出体外的人和动物，如病人、隐性感染者、病原携带者、受感染的动物等。②传播途径：是指病原体从传染源体内排出后，侵入到另一个易感者的途径。常见的传播途径有：水与食物传播（伤寒、霍乱）、空气飞沫传播（流脑、猩红热）、虫媒传播（疟疾、乙型脑炎）、接触传播（乙型肝炎、狂犬病）。③易感人群：是对某一传染病缺乏特异性免疫力的人。

【影响流行过程的因素】　传染病流行受社会因素（地理、气候和生态环境等）和自然因素（生活条件、文化水平、宗教信仰、社会制度等）影响。

二、麻疹

麻疹是由**麻疹病毒**引起的急性呼吸道传染病，以发热、咳嗽、流涕、结膜炎、口腔麻疹黏膜斑及全身皮肤斑丘疹为主要特征。本病传染性强，病后大多可获得终身免疫。

【病因与发病机制】麻疹病毒属副黏液病毒科，仅有一个血清型，抗原性稳定。不耐热，对紫外线和消毒剂均敏感。在低温中能长期存活。麻疹病毒通过**上呼吸道**进入人体，在呼吸道上皮细胞和局部淋巴结繁殖，并有少量病毒侵入血液，形成第一次病毒血症，被单核细胞吞噬后复制活跃，并再次侵入血液，形成第二次病毒血症，侵犯肺、肝、脾、肾、结膜、皮肤等。

【流行病学】**麻疹患者**是唯一的传染源，出疹前 5 天至出疹后 5 天均有传染性，有并发症者传染性可延至出疹后 10 天。病毒主要通过**飞沫传播**，如打喷嚏、咳嗽和说话等。密切接触者也可经污染的手传播。普遍易感，以 6 个月至 5 岁小儿多见。一年四季均可发病，以冬、春两季为主。

三、水痘

水痘是由**水痘—带状疱疹病毒**所引起的传染性极强的出疹性疾病。临床特点为轻度发热、全身性分批出现的皮肤黏膜斑疹、丘疹、疱疹和结痂并存，全身症状轻微。感染后可获得持久免疫力，但以后可发生带状疱疹。

【病因与发病机制】水痘－带状疱疹病毒属疱疹病毒科 α 亚科。人是唯一宿主。该病毒在体外抵抗力弱，不耐热和酸，对各种有机溶剂敏感，不能在痂皮中存活。病毒侵入机体后在呼吸道黏膜细胞复制后进入血液，形成病毒血症。被单核巨噬细胞系统吞噬后大量繁殖，再次进入血液，形成第二次病毒血症，引起各器官病变。主要损害部位在皮肤和黏膜（仅限于表皮棘细胞层，脱屑后不留瘢痕），偶尔累及内脏。

【流行病学】水痘患者是唯一的传染源，多发生在冬春季节。主要通过飞沫、空气传播，也可通过直接接触传播。出疹前 1 ～ 2 天至疱疹全部结痂均具有传染性。人群普遍易感，以 2 ～ 6 岁儿童多见。

四、猩红热

猩红热是一种由 **A 组乙型溶血性链球菌**所致的急性呼吸道传染病。临床以发热、咽炎、草莓舌、全身弥散性鲜红色皮疹和疹退后片状脱皮为特征。3 ～ 7 岁儿童多见。

【病因与发病机制】病原菌为 **A 组乙型溶血性链球菌**，其致热性外毒素可引起发热、头痛等全身症状。对热及干燥抵抗力不强，在 0℃环境中可存活数月。溶血性链球菌侵入机体后，主要产生 3 种病变：化脓性病变（引起咽峡炎、扁桃体炎）、中毒性病变（引起中毒症状、猩红热皮疹）、变态反应性病变（引起肾小球肾炎及风湿热）。

【流行病学】主要传染源为猩红热病人及不典型病例者。主要通过飞沫传播，多在冬、春季节发病。人群普遍易感，以 3 ～ 7 岁小儿多见。

五、流行性腮腺炎

流行性腮腺炎是由**腮腺炎病毒**引起的急性呼吸道传染病，其临床表现以腮腺肿痛为特征，各种唾液腺体和器官均可受累。好发于儿童及青少年。

【病因与发病机制】腮腺炎病毒属副黏液病毒科，RNA病毒，只有一个血清型。人是病毒的唯一宿主，存在于患儿的唾液、血液、尿液及脑脊液中。病毒对物理和化学因素敏感，对外界抵抗力弱，一般室温2～3天即可失去传染性，加热至56℃、20分钟即失去活力，紫外线照射可将其杀灭。病毒经口、鼻侵入人体后，在呼吸道上皮细胞中增殖，引起局部炎症和免疫反应，进入血液后后引起病毒血症，侵及腮腺、胰腺、生殖腺等多种腺体引起炎症。

【流行病学】腮腺炎患者和健康带病者均是传染源，腮腺肿大前1天到消肿后3天均有传染性。主要传播途径是飞沫传播，好发年龄为5～15岁，全年均可发病，以冬、春季多见。

六、中毒型细菌性痢疾

中毒型细菌性痢疾是急性细菌性痢疾的危重型，起病急，以发热、反复惊厥、嗜睡，迅速发生昏迷和休克为临床特征。病死率高。

【病因与发病机制】病原菌为**痢疾杆菌**，属肠杆菌的志贺菌属。志贺菌侵入人体后，可释放大量内毒素和少量外毒素，内毒素从肠壁吸收入血，引起发热、毒血症和急性微循环障碍。此外，中毒型菌痢可发生脑水肿甚至脑疝，表现为抽搐、昏迷及呼吸衰竭。

【流行病学】痢疾病人及带菌者是主要传染源；主要通过**粪-口途径**传播，主要流行于夏、秋季节；多见于2～7岁小儿。

试题精选

1. 水痘的传播途径主要是

A. 血液传播　　　B. 虫媒传播　　　C. 接触传播
D. 呼吸道传播　　E. 粪–口传播
答案：**D**。

2. 猩红热的主要传播途径是

A. 母婴传播　　　B. 密切接触　　　C. 玩具污染
D. 产道恶露　　　E. 空气飞沫
答案：**E**。

第13单元　结核病患儿的护理

一、总论

结核病是由结核杆菌引起的慢性传染病，全身各个脏器均可受累，以肺结核最常见。重者可引起血性播散，发生粟粒型结核或结核性脑膜炎。

【病因与发病机制】结核菌属于分枝杆菌属，具有抗酸性，为需氧菌，革兰染色阳性。结核杆菌的抵抗力较强，在外界环境中可长期存活，在阳光直射下 1～2 小时灭活，紫外线照射仅需 10 分钟，**湿热 68℃需 20 分钟**即可灭活，**干热 100℃则需 20 分钟**以上才能杀死。最简单的灭菌方法是将痰吐在纸上直接焚烧。

小儿初次感染结核菌是否发展成为结核病，与机体的免疫力、细菌的毒力和数量有关。

结核菌侵入人体 4～8 周后，发生细胞介导的免疫反应和迟发型发生变态反应，机体在感染结核菌后可获得免疫力。

【流行病学】开放性肺结核病人是主要传染源，主要通过飞沫或尘埃经**呼吸道**传播，少数经消化道传播，经皮肤或胎盘传染者少见。社会经济落后、生活贫困、居住拥挤、营养不良等是结核病高发的原因。新生儿对结核菌很敏感。

二、原发型肺结核

原发型肺结核是结核菌初次侵入人体后发生的原发感染，包括原发综合征和支气管淋巴结结核，是小儿肺结核的主要类型。本病多呈良性经过，但也可导致干酪样肺炎、结核性胸膜炎，或恶化血行播散致急性粟粒型结核或结核性脑膜炎。

【发病机制及病理改变】原发综合征包括肺部原发病灶、局部淋巴结炎和淋巴管炎。支气管淋巴结结核以胸腔内肿大淋巴结为主。原发病灶多位于肺右侧，肺上叶底部和下叶的上部，近胸膜处。由于肺部原发病灶范围较小，或被纵隔掩盖，或病灶已吸收，仅留有重大的淋巴结，故原发综合征和支气管淋巴结结核常并为一型，即原发性肺结核。基本病变为**渗出、增殖和坏死**。病理转归为**吸收好转（最常见）**、病变进展、恶化**血行播散**。

三、急性粟粒型肺结核

急性粟粒型肺结核或称急性血行播散型肺结核，常是由原发综合征发展而来。主要见于小儿时期，尤其是婴幼儿。本病早发现、早治疗预后良好。伴结核性脑膜炎时，预后较差。

【病因与发病机制】婴幼儿免疫力低下，机体处于高度敏感状态，易感染结核分枝杆菌而形成菌血症。原发灶或胸腔内淋巴结干酪样坏死溃破后，细菌由此入血，从而引起粟粒型肺结核。可累及肺、肝、肾、脑、心、胸膜等多个脏器。播散到肺中的结核结节以肺上部居多，呈灰白色半透明或淡黄色不透明，直径 1～2mm。

四、结核性脑膜炎

结核性脑膜炎简称结脑，是结核菌侵犯脑膜引起的炎症，是小儿结核病中**最严重**的类型。若诊断不及时和治疗不当，病死率和后遗症发生率高，常在结核原发感染后 1 年内发生，尤其在初染结核 3～6 个月最易发生。多见于 3 岁以内婴幼儿，冬、春季好发。

【病因与发病机制】结脑为全身粟粒性结核的一部分，常为血行播散所致。结脑的病原菌为人型或牛型结核杆菌。小儿血 – 脑屏障功能差，中枢神经系统发育不成熟，免疫功能不完善与本病的发生密切相关。亦可由脑实质或脑膜的结核病灶溃破，结核菌进入蛛网膜下腔及脑脊液所致。结核菌可引起脑膜、脑神经、脑血管、脑实质、脊髓改变，出现神经系统症状，重者可发生脑疝，甚至死亡。

试题精选

1. 小儿结核病的主要传播途径是

A. 密切接触传播　　　　B. 母婴传播　　　　C. 呼吸道传播

D. 粪－口传播　　　　E. 血液传播

答案：**C**。

2. 小儿最常见的肺结核类型是

A. 原发型肺结核　　　　B. 粟粒型肺结核　　　　C. 空洞型肺结核

D. 干酪样肺炎　　　　E. 结核性脑膜炎

答案：**A**。

第14单元　常见急症患儿的护理

一、小儿惊厥

小儿惊厥是指全身或局部骨骼肌突然发生不自主收缩，以强直性或阵挛性收缩为主要表现，常伴意识障碍，是儿科常见的急症，可在小儿许多疾病过程中出现，可随原发病结束而消失，以婴幼儿多见。

【病因与发病机制】

1. 感染性原因　①颅内感染：如病毒、细菌、原虫、寄生虫、真菌等引起的脑膜炎、脑炎及脑脓肿等；②颅外感染：如热性惊厥、中毒性脑病、败血症、破伤风等，其中**热性惊厥最常见**。

2. 非感染性原因　①颅内疾病：产伤、脑血管病、脑外伤、脑占位性病变、先天脑发育异常、癫痫等；②颅外疾病：如缺氧缺血性脑病（窒息、溺水、心肺严重疾病等）、代谢性疾病（中毒、水电解质紊乱、肝肾衰竭、遗传代谢性疾病等）。

二、急性颅内压增高

急性颅内压增高简称颅内高压，是由多种原因引起脑实质和（或）颅内液体量增加所致的一种临床综合征。临床主要表现为头痛、呕吐、意识改变、生命体征改变、惊厥等，重者迅速发展为脑疝而危及生命。

【病因与发病机制】

1. 病因　如感染、脑缺血缺氧、颅内占位性病变、脑脊液循环异常、高血压脑病等。

2. 发病机制　颅内压是指颅内各种结构（脑组织、脑血管及脑脊液）所产生压力的总和。正常情况下保持相对恒定（60～160mmH$_2$O），若其中一种内容物体积增大时，其余内容物相应减少，以维持颅内压稳定。当脑脊液压力超过180mmH$_2$O时，发生颅内压增高，严重时可发成脑疝而危及生命。儿童囟门或颅缝未闭合时，对颅内压有一定缓冲作用，可暂时避免脑损害，但易掩盖症状，延误诊断。

三、急性呼吸衰竭

急性呼吸衰竭简称呼衰，是儿科常见危重症。是指各种原因导致的中枢和（或）外周性的肺氧合障碍和（或）肺通气不足，影响气体交换，出现低氧血症和（或）高碳酸血症，引起一系列生理功能和代谢紊乱的临床综合征。根据血气分析结果，将呼吸衰竭分为Ⅰ型（低氧血症）和Ⅱ型（低氧血症伴高碳酸血症）。

【病因与发病机制】中枢性呼吸衰竭由呼吸驱动障碍引起，而呼吸器官的本身可正常。周围性呼吸衰竭由呼吸器官或呼吸肌的病变所致。新生儿发生本病主要原因为呼吸窘迫综合征、新生儿窒息、吸入性肺炎等。小于 2 岁儿童主要原因为支气管肺炎、哮喘持续状态、先天性心脏病、喉炎、气道异物、先天性气道畸形、鼻咽梗阻等。2 岁以上儿童主要原因为哮喘持续状态、多发性神经根炎、脑炎、中毒、溺水等。

四、充血性心力衰竭

充血性心力衰竭是指心脏的收缩或舒张功能下降，即心排血量绝对或相对不足，不能满足周身循环和组织代谢的需要，而出现的一种病理状态。充血性心力衰竭是儿童时期常见的危重急症之一。小儿 1 岁以内发病率最高。

【病因与发病机制】

1. 心血管因素　先天性心脏病（最多见）、心肌炎、心内膜弹力纤维增生症、心瓣膜狭窄、主动脉狭窄、肥厚性心肌病等。

2. 非心血管因素　支气管肺炎、支气管哮喘、毛细支气管炎、急性肾炎、严重贫血、脓毒败血症、严重电解质代谢紊乱、甲状腺功能亢进、维生素 B_1 缺乏等。急性心力衰竭的诱发因素为感染、心律失常、输液或剧烈体力活动、输血过量或过速、情绪激动、手术、严重失血等。

五、急性肾衰竭

急性肾衰竭是各种原因引起的短期内肾功能急剧进行性减退而出现的临床综合征。临床主要表现为氮质血症，水、电解质和酸碱平衡紊乱。

【病因与发病机制】

1. 肾前性　肾实质无器质性改变，是多种原因（呕吐、腹泻、烧伤等）引起的血容量减少，导致肾血流量下降、肾小球滤过率降低。

2. 肾性　最常见，如肾小球疾病（急性肾炎、紫癜性肾炎、狼疮性肾炎）、肾小管疾病、肾间质疾病（急性间质性肾炎、急性肾盂肾炎）。

3. 肾后性　各种原因引起的泌尿道梗阻。发病机制因病因和病期不同而不同。新生儿期主要原因为围生期缺氧、败血症、严重溶血或出血；婴儿期多由重症感染、严重腹泻脱水及先天畸形引起；年长儿则多因肾炎、休克引起。

六、心跳呼吸骤停

心跳呼吸骤停是临床上最危重的急症，指患儿呼吸和循环功能停止。

【病因与发病机制】①窒息：是小儿心跳、呼吸骤停的主要直接原因；②突发意外；③喉梗阻；④胃食管反流；⑤心脏疾病；⑥药物中毒及过敏；⑦电解质及酸碱失调，特别是高钾或低钾；⑧医源性因素。心跳呼吸骤停，首先是缺氧、CO_2 潴留致脑水肿；心跳呼吸停止后 4～6 分钟后可发生脑细胞死亡。

试题精选

新生儿心跳呼吸骤停的直接原因为

A. 窒息   B. 严重外伤   C. 心脏病

D. 电解质紊乱   E. 医源性损伤

答案：**A**。

附录 4-A　常见缩写的含义

1. AGA　　　　　　　　　适于胎龄儿

2. SGA　　　　　　　　　小于胎龄儿

3. LGA　　　　　　　　　大于胎龄儿

4. ORS 液　　　　　　　口服补液盐

5. RSV　　　　　　　　　呼吸道合胞病毒

6. VSD　　　　　　　　　室间隔缺损

7. ASD　　　　　　　　　房间隔缺损

8. TOF　　　　　　　　　法洛四联症

9. CPR　　　　　　　　　磷酸激酶

10. CK-MB　　　　　　　心肌同工酶

11. SLDH　　　　　　　　乳酸脱氢酶

12. FDP　　　　　　　　　1，6- 二磷酸果糖

13. Hb　　　　　　　　　血红蛋白

14. MCV　　　　　　　　红细胞平均容积

15. MCH　　　　　　　　红细胞平均血红蛋白量

16. MCHC　　　　　　　红细胞平均血红蛋白浓度

17. SI　　　　　　　　　　血清铁

18. TIBC　　　　　　　　总铁结合力

19. SF　　　　　　　　　　血清铁蛋白

20. FEP　　　　　　　　　游离原卟啉

21. TS　　　　　　　　　　转铁蛋白饱和度

22. ASO　　　　　　　　　抗链球菌溶血素 "O"

23. AIDP　　　　　　　　急性感染性脱髓鞘性多发性神经炎

24. AMAN　　　　　　　急性运动轴性神经炎

25. AMSAN　　　　　　急性感觉运动轴神经炎

26. ADHD　　　　　　　注意缺陷多动障碍

27. JRD　　　　　　　　　儿童风湿性疾病

28. ATP　　　　　　　　　三磷酸腺苷

29. CoA   辅酶 A

30. PaO_2 动脉氧分压

31. $PaCO_2$ 动脉二氧化碳分压

附录 4-B　实验室检查正常值

1. 正常新生儿体重　　　　　　　2500 ～ 4000g
2. 新生儿呼吸频率　　　　　　　40 ～ 44 次 / 分
3. 新生儿心率　　　　　　　　　120 ～ 140 次 / 分
4. 新生儿体温　　　　　　　　　36.4 ～ 37.2℃
5. 足月儿血清胆红素　　　　　　<205.2μmol/L
6. 早产儿血清胆红素　　　　　　<257μmol/L
7. 正常血清总钙　　　　　　　　2.25 ～ 2.75μmol/L
8. 血清离子钙　　　　　　　　　1.13 ～ 1.23μmol/L
9. 血磷浓度　　　　　　　　　　1.45 ～ 2.1μmol/L
10. 新生儿收缩压　　　　　　　　60 ～ 70mmHg（8.0 ～ 9.3kPa）
11. 新生儿血小板　　　　　　　　（150 ～ 250）×10^9/L
12. 血清铁浓度　　　　　　　　　12.8 ～ 31.3μmol/L
13. 血清总铁结合力　　　　　　　17.90 ～ 71.60μmol/L
14. 婴儿排尿量　　　　　　　　　400 ～ 500ml/d
15. 血清白蛋白浓度　　　　　　　35 ～ 50g/L
16. 血胆固醇　　　　　　　　　　3.12 ～ 5.20mmol/L
17. 新生儿脑脊液压力　　　　　　30 ～ 80mmHg（0.29 ～ 0.78kPa）
18. 儿童脑脊液压力　　　　　　　80 ～ 200mmHg（0.69 ～ 1.96kPa）
19. 动脉氧分压　　　　　　　　　95 ～ 100mmHg
20. 动脉二氧化碳分压　　　　　　35 ～ 45mmHg
21. 血钾浓度　　　　　　　　　　3.5 ～ 5.5mmol/L

护理学（师）
基础知识模拟试卷

模拟试卷一

一、以下每一道考题下面有A、B、C、D、E五个备选答案。请从中选择一个最佳答案，并在答题卡上将相应题号的相应字母所属的方框涂黑。

1. 心力衰竭加重最多见的因素是
   A. 呼吸道感染
   B. 体力活动多
   C. 心律失常
   D. 输液过多过快
   E. 合并甲状腺功能亢进症

2. 引起慢性胃炎常见的细菌是
   A. 链球菌
   B. 克雷伯杆菌
   C. 霍乱弧菌
   D. 空肠弯曲菌
   E. 幽门螺杆菌

3. 面容枯槁，面色灰白或发绀，表情淡漠是
   A. 急性病容
   B. 慢性病容
   C. 危重病容
   D. 肢端肥大症病容
   E. 满月病容

4. 临床上可查到黄疸，血清总胆红素最少应超过
   A. 3.42μmol/L
   B. 10μmol/L
   C. 17.1μmol/L
   D. 26μmol/L
   E. 34.2μmol/L

5. 脑出血最常见的原因是
   A. 脑动脉炎
   B. 高血压
   C. 血液病
   D. 颅内动脉瘤
   E. 冠心病

6. 意识全部丧失，所有反射均消失的状态称为
   A. 嗜睡
   B. 昏睡
   C. 意识模糊
   D. 浅昏迷
   E. 深昏迷

7. 上消化道出血最常见的原因是
   A. 慢性胃炎
   B. 贲门黏膜撕裂综合征
   C. 消化性溃疡
   D. 卓-艾综合征
   E. 食管-胃底静脉曲张破裂出血

8. 导致肺癌发生的最重要危险因素是
   A. 真菌毒素
   B. 病毒感染
   C. 空气污染
   D. 吸烟
   E. 遗传因素

9. 呼吸衰竭的常见诱因是
   A. 肺部感染

B. 药物中毒

C. 镇静剂

D. 血压升高

E. 电解质紊乱

10. 成人急性上呼吸道感染最常见的病因是

A. 衣原体感染

B. 病毒感染

C. 真菌感染

D. 支原体感染

E. 细菌感染

11. 在碱性溶液中可使毒性增加的有机磷农药是

A. 敌百虫

B. 速灭磷

C. 氧乐果

D. 马拉硫磷

E. 甲基对硫磷

12. 甲状腺功能亢进症发病最主要机制是

A. 精神紧张

B. 细菌感染

C. 过度劳累

D. 自身免疫

E. 性激素

13. 慢性肾小球肾炎病因主要是

A. 急性肾炎转来

B. 变态反应

C. 病毒直接侵袭

D. 代谢因素

E. 遗传因素

14. 诊断系统性红斑狼疮的特征性依据是

A. 滑膜炎

B. 风湿小体

C. 结缔组织纤维蛋白样变性

D. 软骨炎

E. 苏木紫小体

15. 急性感染性多发性神经根炎危及生命的原因是

A. 吞咽困难

B. 呼吸麻痹

C. 血压升高

D. 四肢末端肌肉瘫痪

E. 手套样感觉消失

16. 1 型糖尿病发病机制是

A. 胰岛素抵抗

B. 吃糖过多短期内无法排出

C. 胰岛素分泌绝对不足

D. 空腹血糖调节受损

E. 胰高血糖素分泌过多

17. 心脏冲动的起源部位是

A. 结间束

B. 窦房结

C. 浦氏纤维

D. 希氏束

E. 左右束支及其分支

18. 原发性肾病综合征的主要病因是

A. 环境因素

B. 过敏因素

C. 免疫因素

D. 病毒感染

E. 真菌感染

19. 胸部触诊语颤增强见于

A. 肺气肿

B. 阻塞性肺不张

C. 气胸

D. 大量胸膜腔积液

E. 肺实变

20. 引起脉压增大的瓣膜病变是

A. 二尖瓣狭窄

B. 肺动脉瓣狭窄

C. 主动脉瓣狭窄

D. 二尖瓣关闭不全

E. 主动脉瓣关闭不全

21. 临床上 I 期愈合指的是
    A. 化脓性感染伤口的愈合
    B. 伤口组织的修复以纤维组织为主
    C. 非线性切口的愈合
    D. 虽无感染但属于延期愈合
    E. 无感染且呈线状瘢痕的愈合

22. 中厚皮片包括
    A. 表皮
    B. 表皮及极少量真皮
    C. 表皮及部分真皮
    D. 全层皮肤
    E. 表皮、真皮及部分皮下组织

23. 麻醉前使用抗胆碱类药物的主要作用是
    A. 减少呼吸道分泌物
    B. 抑制不良反射
    C. 利于后续麻醉
    D. 预防局麻药中毒
    E. 提高痛阈，增强麻醉镇痛效果

24. 对中心静脉压影响最小的因素是
    A. 血容量
    B. 肺动脉楔压
    C. 使用呼吸机
    D. 静脉回心血量
    E. 右心室泵血功能

25. 多系统器官功能衰竭中最常见的衰竭器官是
    A. 肝
    B. 心
    C. 脑
    D. 肺
    E. 肾

26. 关于肠内营养的护理措施不正确的是
    A. 营养液应现用现配，暂不用时置于
       4℃冰箱内保存，24小时用完

    B. 对胃排空迟缓的病人取半卧位，防止
       反流而误吸
    C. 输注前确定导管位置是否恰当
    D. 胃内残余量大于 100ml 时应暂停输注
    E. 管饲输注前后应冲洗管道，保持管道
       通畅

27. 正常成人 24 小时的尿量平均是
    A. 500ml
    B. 1000ml
    C. 1200ml
    D. 1500ml
    E. 2000ml

28. 引起丹毒的最常见致病菌是
    A. 金黄色葡萄球菌
    B. β- 溶血性链球菌
    C. 铜绿假单胞菌
    D. 白色念珠菌
    E. 炭疽杆菌

29. 严重挤压伤引起的肾衰竭属于
    A. 肾前性
    B. 肾后性
    C. 肾性
    D. 肾前性和肾性
    E. 肾性和肾后性

30. 引起破伤风的病菌属于
    A. 革兰染色阳性厌氧芽胞杆菌
    B. 无芽胞厌氧菌
    C. 无芽胞需氧菌
    D. 革兰染色阳性梭状芽胞杆菌
    E. 革兰染色阴性梭状芽胞杆菌

31. 腹外疝内容物中最常见的是
    A. 大网膜
    B. 阑尾
    C. 盲肠
    D. 乙状结肠
    E. 小肠

32. 良性肿瘤与恶性肿瘤的根本区别在于肿瘤的
    A. 肿块大小
    B. 细胞分化程度
    C. 生长速度
    D. 组织来源
    E. 疼痛程度

33. 胃癌发生肝转移最可能的转移途径是
    A. 淋巴转移
    B. 血运转移
    C. 直接蔓延
    D. 腹腔种植转移
    E. 门静脉系统转移

34. 引起急性脓胸最常见的致病菌是
    A. 结核杆菌
    B. 大肠埃希菌
    C. 肺炎球菌
    D. 金黄色葡萄球菌
    E. 铜绿假单胞菌

35. 反映出颅内压增高的客观体征是
    A. 头痛
    B. 呕吐
    C. 视盘水肿
    D. 视野缩小
    E. 头皮静脉怒张

36. 食管癌最好发的部位是食管的
    A. 颈部
    B. 胸部上段
    C. 胸部中段
    D. 胸部下段
    E. 腹部

37. 乳房淋巴液的输出途径不包括
    A. 胸骨旁淋巴结
    B. 胸大肌外侧淋巴管
    C. 锁骨上淋巴结
    D. 肝脏
    E. 肺脏

38. 急性阑尾炎早期上腹部及脐周痛是由于
    A. 内脏神经反射
    B. 胃肠道反射性痉挛
    C. 躯体神经反射
    D. 炎症刺激壁腹膜
    E. 阑尾穿孔

39. 闭合性损伤造成腹腔内出血常见的是
    A. 肠管破裂
    B. 肝脓肿破裂
    C. 急性胃穿孔
    D. 实质脏器破裂
    E. 大血管破裂

40. 胰腺外分泌产生的消化物质不包括
    A. 脂肪酶
    B. 磷脂酶
    C. 胰蛋白酶
    D. 弹力纤维酶
    E. 促胃液素

41. 目前我国广大育龄妇女易于接受的避孕措施是
    A. 长效避孕针
    B. 宫内节育器
    C. 短效口服避孕药
    D. 避孕套
    E. 皮下埋置缓释系统避孕药

42. 女性不孕症最常见的因素是
    A. 子宫因素
    B. 卵巢因素
    C. 输卵管因素
    D. 外阴阴道因素
    E. 内分泌因素

43. 产褥感染最常见的病原体是
    A. 大肠杆菌
    B. 葡萄球菌

C. 支原体

D. 溶血性链球菌

E. 梭状芽胞杆菌

44. 自然分娩后子宫颈内口关闭时间为产后

A. 2～3天

B. 4～5天

C. 1周

D. 2周

E. 3周

45. 正常受精部位在

A. 输卵管峡部

B. 输卵管壶腹部与峡部连接处

C. 卵巢

D. 子宫颈

E. 子宫腔

46. 继发性闭经是指月经停止至少

A. 5个月

B. 6个月

C. 18个月

D. 2年

E. 3年

47. 晚期流产是指流产发生于

A. 妊娠16周至不足20周

B. 妊娠12周至不足24周

C. 妊娠12周至不足32周

D. 妊娠12周至不足28周

E. 妊娠24周至不足36周

48. 妊娠高血压疾病最基本的病理变化是

A. 肾小动脉及毛细血管缺氧

B. 水钠潴留

C. 全身小动脉痉挛

D. 弥漫性血管内凝血

E. 周围血管阻力增大

49. 妊娠期血容量增加达高峰是在

A. 16～20周

B. 20～24周

C. 24～28周

D. 32～34周

E. 34～36周

50. 下列属于正常胎位的是

A. 枕右后

B. 骶右后

C. 枕左后

D. 枕左前

E. 枕右前

51. 疱疹性咽峡炎常见的病原体是

A. 鼻病毒

B. 流感病毒

C. 柯萨奇A组病毒

D. 腺病毒3型、7型

E. 合胞病毒

52. 鹅口疮的病原体为

A. 大肠埃希菌

B. 流感嗜血杆菌

C. 棒状杆菌

D. 白色念珠菌

E. 金黄色葡萄球菌

53. 引起夏季小儿腹泻的病原体主要是

A. 致病性大肠埃希菌

B. 埃可病毒

C. 轮状病毒

D. 虫媒病毒

E. 单纯疱疹病毒

54. 1岁小儿呼吸频率为每分钟

A. 40～44次

B. 30次

C. 24次

D. 22次

E. 20次

55. 目前我国围生期的时间规定是

A. 孕满 28 周至出生后 7 天
B. 孕满 30 周至出生后 7 天
C. 孕满 33 周至出生后 7 天
D. 孕满 35 周至出生后 7 天
E. 孕满 37 周至出生后 7 天

56. 人类维生素 D 的主要来源为
A. 母体 - 胎儿的转运
B. 配方奶粉
C. 母乳
D. 动物肝脏
E. 皮肤中的 7- 脱氢胆固醇

57. 新生儿的特殊生理状态不包括
A. 生理性黄疸
B. 新生儿假月经
C. 生理性体重下降
D. 粟粒疹
E. 新生儿体温升高

58. 早产儿易发生肺透明膜病的主要原因是
A. 肺泡壁表面张力增大
B. 肺毛细血管通透性下降
C. 黏蛋白附着形成透明膜
D. 肺泡缺乏表面活性物质
E. 潮气量和肺通气量减少

59. 下列关于新生儿颅内出血的描述，不正确的是
A. 大脑表面动脉撕裂常伴有脑实质出血
B. 颅内血管畸形
C. 产伤性颅内出血
D. 臀牵引等机械性损伤可导致硬膜下出血
E. 不适当地输入高渗液体可导致颅内出血

60. 婴儿平均每日每公斤体重所需水量为
A. 90ml
B. 100ml
C. 130ml

D. 150ml
E. 170ml

61. 小儿前囟过大或迟闭见于
A. 小脑畸形
B. 脑积水
C. 佝偻病
D. 呆小病
E. 极度消瘦者

62. 早产儿易发生低体温的原因是
A. 肌肉组织多
B. 皮下脂肪多
C. 棕色脂肪少，产热少
D. 汗腺功能旺盛
E. 体表面积小

63. 引发新生儿败血症最主要的病原菌是
A. 大肠埃希菌
B. 金黄色葡萄球菌
C. 铜绿假单胞菌
D. 脑膜炎双球菌
E. 流感嗜血杆菌

64. 极低出生体重儿是指新生儿出生体重不足
A. 1000g
B. 1200g
C. 1500g
D. 1600g
E. 2500g

65. 引起小儿急性肾小球肾炎最常见的病原体是
A. 溶血性链球菌
B. 金黄色葡萄球菌
C. 支原体
D. 衣原体
E. 真菌

66. 婴儿期后最常见的青紫型先天性心脏病是
A. 右心室肥厚

B. 房间隔缺损
C. 动脉导管未闭
D. 大动脉错位
E. 法洛四联症

67. 患者，男性，60岁。胃大部切除术后出现头晕、乏力、视物模糊、注意力不集中。查Hb90g/L。其贫血的原因是
A. 铁摄入不足
B. 铁丢失过多
C. 铁生成不足
D. 铁吸收不良
E. 铁需要量增加

68. 患者，男性，40岁。夜宴时饮酒过多，酒醉后突然腹部剧烈疼痛，恶心呕吐。急诊入观察室。确诊为急性胰腺炎，引发本病的发病机制是
A. 遗传因素
B. 免疫反应
C. 感染
D. 幽门螺杆菌
E. 自体消化

69. 患者，女性，30岁。煤炭取暖时出现呕吐，昏迷。经医生诊为急性一氧化碳中毒，其发病机制是
A. CO引起血液凝固性发生改变
B. CO破坏红细胞膜
C. 血红蛋白不能携氧
D. 气道通气受阻
E. 大脑受抑制

70. 患者，女性，30岁。已婚，经常抽烟喝酒，爱喝浓咖啡，不爱吃芹菜、香菜等食物。近半年来频发不明原因低热和关节疼痛，经医院检查疑是SLE，女性多患此病的重要诱因是
A. 与吸烟喝酒有关
B. 与饮食有关

C. 与女性激素有关
D. 与饮用咖啡有关
E. 与婚姻有关

71. 患者，男性，60岁。心前区压榨样疼痛伴濒死感，服硝酸甘油不缓解入院，诊断为广泛前壁心肌梗死。病人最易发生的心律失常是
A. 窦性心动过速
B. 窦性心动过缓
C. 房性心动过速
D. 房室传导阻滞
E. 快速室性心律失常

72. 患者，女性，25岁。左手食指不慎被切割离断，断指的保存方法是
A. 4℃生理盐水浸泡
B. 10%葡萄糖溶液浸泡
C. 伤口外用抗生素
D. 干燥，包裹，4℃左右冷藏
E. -4℃以下冷冻保存

73. 患者，男性，45岁。腰椎间盘突出症病史2年。近半年足外侧痛、触觉减退，足跖屈无力，受累的神经根为
A. 腰3神经根
B. 腰4神经根
C. 腰5神经根
D. 骶1神经根
E. 骶2神经根

74. 患者，男性，26岁。右前臂骨折，表现为持续性疼痛，进行性加重，皮肤苍白伴活动障碍。应首先考虑的并发症是
A. 脂肪栓塞综合征
B. 神经损伤
C. 创伤性关节炎
D. 缺血性肌挛缩
E. 骨筋膜室综合征

75. 患者，男性，52岁。门静脉高压病史多

年，病人的主要病理生理改变是

A. 肝大、门腔静脉交通支扩张、腹水

B. 脾大、腹水、门腔静脉交通支扩张

C. 腹水、门腔静脉交通支扩张、黄疸

D. 门腔静脉交通支扩张、脾大、肝大

E. 黄疸、肝大、脾大

76. 患者，女性，50岁。4年来排便后时常发现便纸带血，或粪便表面附血，无痛，医生诊断为内痔，其发生静脉曲张的血管为

A. 直肠上静脉丛

B. 直肠下静脉丛

C. 直肠上下静脉丛

D. 肛垫内静脉

E. 肛管静脉

77. 患儿，女，6月龄。单纯羊乳喂养，近日面色蜡黄，头发稀疏，少动懒言，表情呆滞。入院诊断为营养性巨幼红细胞性贫血，常见病因是

A. 铁摄入不足

B. 维生素 B_6 摄入不足

C. 维生素 C 摄入不足

D. 维生素 B_{12} 及叶酸供给不足

E. 葡萄糖-6-磷酸脱氢酶缺乏

78. 患儿，男，2岁。有室间隔缺损病史2年。3天前出现高热、咳嗽、咳痰、呼吸困难，门诊以"肺炎"收入院。查体：患儿全身严重青紫、精神差。该患儿出现青紫的主要原因是

A. 肺炎导致呼吸费力

B. 肺循环血流量减少

C. 肺炎致肺循环血流量增多

D. 肺动脉高压致血液右向左分流

E. 室间隔缺损致血液左向右分流

79. 患儿，男，6岁。1周前出现发热、咳嗽、流鼻涕等上呼吸道感染症状，近3日出现眼睑浮肿伴少尿，尿为浓茶色。诊断为急性肾小球肾炎。导致患儿发生本病最可能

的致病菌是

A. 乙型β溶血性链球菌

B. 甲型链球菌

C. 丙型链球菌

D. 无乳链球菌

E. 化脓性链球菌

80. 患者，女性，32岁。宫颈黏液分泌增多，变稀薄，拉丝度长，导致此种变化的激素是

A. 雄激素

B. 绒毛膜促性腺激素

C. 黄体生成素

D. 雌激素

E. 孕激素

81. 患者，女性，26岁。孕38周，产前检查在宫底可触及硬而圆且有浮球感的胎头，胎背在母腹右侧，胎心音在脐上右侧听到，其胎方位是

A. 枕左后位

B. 枕右横位

C. 骶左前位

D. 骶右前位

E. 肩左前位

82. 患者，女性，34岁。口服避孕药物进行避孕已3年，因上辅导班当晚漏服，护士告知补服时间为性交后

A. 4 小时内

B. 6 小时内

C. 36 小时内

D. 12 小时内

E. 48 小时内

83. 患者，女性，38岁。既往慢性宫颈炎，白带增多，定期复查行宫颈活体组织检查，病理结果为宫颈息肉，其病理变化为

A. 宫颈腺管口被鳞状上皮细胞所覆盖

B. 组织充血，宫颈水肿，腺体和间质增生

C.宫颈鳞状上皮脱落，柱状上皮覆盖

D.宫颈原始鳞柱状上皮交接部外移

E.宫颈管局部黏膜增生，向宫颈外口突出

二、以下提供若干组考题，每组考题共同使用在考题前列出的 A、B、C、D、E 五个备选答案。请从中选择一个与考题关系密切的答案，并在答题卡上将相应题号的相应字母所属的方框涂黑。每个备选答案可能被选择一次、多次或不被选择。

（84—86题共用备选答案）

A.脑出血

B.蛛网膜下腔出血

C.脑栓塞

D.脑外伤

E.癫痫

84.高血压动脉硬化导致

85.风心病房颤导致

86.先天性脑动脉瘤导致

（87—89题共用备选答案）

A.急性胃肠炎

B.上消化道大出血

C.肝性脑病

D.胰腺炎

E.胃炎

87.不洁食物导致

88.坚硬食物导致

89.高蛋白饮食导致

（90—92题共用备选答案）

A.肠扭转

B.肠系膜血栓形成

C.急性弥漫性腹膜炎

D.慢性铅中毒

E.肠瘘

90.下列属于机械性肠梗阻发病原因的是

91.下列属于痉挛性肠梗阻发病原因的是

92.下列属于麻痹性肠梗阻发病原因的是

（93—94题共用备选答案）

A.氮芥

B.甲氨蝶呤

C.紫杉醇

D.长春新碱

E.黄体酮

93.属于抗代谢类抗癌药的是

94.属于细胞毒素类抗癌药的是

（95—96题共用备选答案）

A.使颅骨最低点接近或达到坐骨棘水平

B.胎头沿骨盆轴前进的动作

C.能使枕额径变为枕下前囟径

D.使胎头的矢状缝和中骨盆及出口前后径一致

E.恢复胎头与胎肩的垂直关系

95.俯屈

96.内旋转

（97—98题共用备选答案）

A.12小时内

B.2～3天

C.4～5天

D.5～6天

E.7～8天

97.新生儿第一次排出胎粪时间为出生后

98.新生儿生理性黄疸开始出现时间为出生后

（99—100题共用备选答案）

A.腹壁反射

B.提睾反射

C.咽反射

D.吸吮反射

E.腱反射

99.出生时存在，以后逐渐消失的反射是

100.出生时存在，终身都不消失是

模拟试卷二

一、以下每一道考题下面有 A、B、C、D、E 五个备选答案。请从中选择一个最佳答案，并在答题卡上将相应题号的相应字母所属的方框涂黑。

1. 与慢性肾衰竭临床表现有关的原因是
   A. 血糖过多
   B. 代谢产物潴留
   C. 血锌过少
   D. C 反应蛋白过多
   E. 血清淀粉酶过多

2. 甲状腺功能亢进症的主要原因是
   A. 应激
   B. 细菌感染
   C. 遗传因素
   D. 自身免疫
   E. 血吸虫病

3. 在我国，肝硬化的主要病因是
   A. 胆汁淤积
   B. 病毒性肝炎
   C. 慢性酒精中毒
   D. 肝豆状核变性
   E. 胃溃疡

4. 不符合稳定型心绞痛特点的是
   A. 发作性胸骨后压榨性疼痛
   B. 疼痛可伴有濒死感
   C. 疼痛多数持续在 15 分钟以上
   D. 放射至左上肢尺侧
   E. 常于劳力负荷增加时发作

5. 阻塞性肺气肿的病因及发病机制不包括
   A. 由慢性支气管炎演变
   B. 职业粉尘
   C. 营养不良
   D. 长期吸烟

E. 抗蛋白酶增多

6. 房颤心电图的典型表现是
   A. 大小、形态及规律不一的 f 波替代窦性 P 波，QRS 波形态正常，R-R 间歇不等
   B. QRS 波群与 T 波消失，呈现完全不规律的波浪状曲线
   C. 3 种以上形态的 P 波，PR 间期各不相同，心室律不规则
   D. 心房活动呈现规律的锯齿状扑动波，QRS 波形态正常，心室律规则或不规则
   E. QRS 波提前出现，T 波与 QRS 波方向相反，心率规则或略不规则

7. 社区获得性肺炎中常见的是
   A. 立克次体肺炎
   B. 肺炎链球菌
   C. 军团菌肺炎
   D. 病毒性肺炎
   E. 真菌性肺炎

8. 腹部柔韧感提示
   A. 溃疡性结肠炎
   B. 克罗恩病
   C. 消化性溃疡出血
   D. 结核性腹膜炎
   E. 肝硬化腹水

9. 短暂性脑缺血发作的主要病因是
   A. 脑动脉粥样硬化
   B. 栓子引起脑动脉闭塞
   C. 先天性血管畸形
   D. 脑血管痉挛
   E. 锁骨下动脉盗血综合征

10. 引起 II 型呼吸衰竭最常见的诱因是
    A. 过度劳累

B. 精神刺激

C. 呼吸道感染

D. 吸烟

E. 环境变化

11. 咳大量脓痰静置后分 3 层的疾病是

 A. 支气管扩张

 B. 支原体肺炎

 C. 葡萄球菌肺炎

 D. 慢性支气管炎

 E. 支气管哮喘

12. 成人缺铁性贫血的主要病因是

 A. 慢性腹泻

 B. 胃大部切除术

 C. 慢性失血

 D. 免疫因素

 E. 生物因素

13. 肾小球滤过膜损伤、通透性增加时可引起

 A. 多尿

 B. 少尿

 C. 夜尿多

 D. 蛋白尿

 E. 尿频

14. 呼气性呼吸困难的病因是

 A. 气管异物

 B. 气管阻塞

 C. 肺部炎症

 D. 小支气管痉挛

 E. 大气道的狭窄

15. 慢性胃窦炎的主要病因是

 A. 幽门螺杆菌感染

 B. 长期服用非甾体类抗炎药

 C. 口腔、咽部的慢性感染

 D. 深度 X 线照射

 E. 长期精神紧张

16. 中暑发生的原因不包括

A. 高温

B. 湿度 < 60%

C. 通风不良的环境从事重体力劳动

D. 强热辐射

E. 机体热适应能力下降

17. 已证明与白血病发病有密切关系的病毒是

 A. DNA 病毒

 B. 埃博拉病毒

 C. 肝炎病毒

 D. 乙脑病毒

 E. C 型 RNA 病毒

18. 原发性肾病综合征的主要发病机制是

 A. 遗传因素

 B. 过敏因素

 C. 免疫因素

 D. 病毒感染

 E. 细菌感染

19. 肾盂肾炎的最常见感染途径是

 A. 上行感染

 B. 血行感染

 C. 淋巴管感染

 D. 直接感染

 E. 接触感染

20. 系统性红斑狼疮属于

 A. 自身免疫性疾病

 B. 代谢性疾病

 C. 细菌感染性疾病

 D. 真菌感染性疾病

 E. 衣原体感染性疾病

21. 提示哮喘病人病情严重的情况是

 A. 心率增快

 B. 胸腹反常运动

 C. 出现奇脉

 D. 发绀

 E. 哮鸣音减弱或消失

22. 消化性溃疡病人出现黑便，估计其每日出血量至少为
    A. 10ml
    B. 25ml
    C. 50ml
    D. 75ml
    E. 100ml

23. 低渗性缺水丢失的是
    A. 水为主
    B. 钠为主
    C. 氯为主
    D. 镁为主
    E. 磷为主

24. 挤压面部"危险三角区"疖最严重并发症是
    A. 感染发热
    B. 易引起颅内海绵状静脉窦炎
    C. 并发脓毒血症
    D. 疼痛
    E. 易扩散为急性蜂窝织炎

25. 下列不属于术前用药的是
    A. 镇静催眠药
    B. 抗胆碱能药
    C. 静脉麻醉药
    D. 镇痛药
    E. 抗组胺药

26. 静脉补钾时，在500ml液体中加入10%氯化钾的最高剂量是
    A. 3ml
    B. 5ml
    C. 15ml
    D. 25ml
    E. 30ml

27. 关于感染性休克，下列叙述正确的是
    A. 以继发革兰阳性杆菌的感染为主
    B. 又称外毒素性休克
    C. 又称内毒素性休克
    D. 主要由心功能不全引起
    E. 先控制感染，再纠正休克

28. 浅Ⅱ度烧伤的深度可达
    A. 表皮浅层
    B. 真皮浅层
    C. 真皮全层
    D. 骨骼
    E. 肌肉

29. 急性排斥反应一般出现在
    A. 36 小时
    B. 48 小时内
    C. 1 个月内
    D. 2 个月内
    E. 术后 5 日到 6 个月

30. 嵌顿疝和绞窄疝的根本区别是
    A. 疝囊有无压痛
    B. 疝块大小
    C. 疝囊内有无渗液积累
    D. 有无肠梗阻
    E. 疝内容物有无缺血坏死

31. 颅内压增高时不会出现的是
    A. 周围血管扩张
    B. 脉搏缓慢
    C. 呼吸深慢
    D. 脉压增大
    E. 收缩压增高

32. 不属于肿瘤的是
    A. 粉瘤
    B. 黑色素瘤
    C. 淋巴瘤
    D. 尤文瘤
    E. 精原细胞瘤

33. 引起急性脓胸最主要的原发病灶是
    A. 肺脓肿

B. 肝脓肿

C. 急性化脓性阑尾炎

D. 败血症

E. 自发性食管破裂

34. 继发性腹膜炎最常见的致病菌是

　　A. 肺炎球菌

　　B. 变形杆菌

　　C. 溶血性链球菌

　　D. 大肠埃希菌

　　E. 铜绿假单胞菌

35. 甲亢术前药物准备最主要的目的是

　　A. 减轻过敏反应

　　B. 减少腺体充血

　　C. 减少术中出血

　　D. 预防甲状腺危象

　　E. 改善睡眠状况

36. 急性胰腺炎最突出的症状是

　　A. 腹痛

　　B. 恶心，呕吐

　　C. 黄疸

　　D. 发热

　　E. 意识障碍

37. 属于肿瘤二级预防的是

　　A. 病后恢复

　　B. 积极治疗癌前病变

　　C. 手术

　　D. 戒烟

　　E. 接种疫苗

38. 股疝易嵌顿，主要是因为

　　A. 妊娠

　　B. 肥胖

　　C. 股管解剖特点

　　D. 咳嗽

　　E. 运动过量

39. 成人颅内压增高是指颅内压持续高于

A. 60mmH$_2$O

B. 90mmH$_2$O

C. 120mmH$_2$O

D. 150mmH$_2$O

E. 200mmH$_2$O

40. 原发性气胸多见于

　　A. 老年人

　　B. 孕妇

　　C. 肥胖症

　　D. 婴幼儿

　　E. 瘦高体型男性青壮年

41. 乳腺癌最高发位置是

　　A. 内下象限

　　B. 内上象限

　　C. 外下象限

　　D. 外上象限

　　E. 乳晕区

42. 急性阑尾炎早期上腹部及脐周疼痛是属于

　　A. 内脏性疼痛

　　B. 牵涉性疼痛

　　C. 躯体性疼痛

　　D. 放射痛

　　E. 反跳痛

43. 肝脏基本的结构功能单位是

　　A. 肝细胞

　　B. 肝小叶

　　C. 肝蒂

　　D. 肝右叶

　　E. 肝左叶

44. 下列不属于原发性下肢静脉曲张病因的是

　　A. 静脉壁薄弱

　　B. 瓣膜发育不良

　　C. 长期从事负重工作

　　D. 盆腔肿瘤压迫髂外静脉

　　E. 慢性咳嗽

45. 异位妊娠最常见的发生部位
   A. 宫颈
   B. 腹膜
   C. 阔韧带
   D. 卵巢
   E. 输卵管

46. 正常妊娠 13 周以后孕妇体重平均每周增加
   A. 150g
   B. 350g
   C. 750g
   D. 500g
   E. 650g

47. 产褥期变化最大的器官是
   A. 乳房
   B. 盆底组织
   C. 输卵管
   D. 子宫
   E. 卵巢

48. 病理检查可见绒毛结构的疾病是
   A. 宫颈癌
   B. 卵巢癌
   C. 侵蚀性葡萄胎
   D. 绒毛膜癌
   E. 葡萄胎

49. 与子宫肌瘤发生有关的因素是
   A. 早婚早育，性生活紊乱
   B. 免疫因素
   C. 体内雌激素水平过高
   D. 病毒感染
   E. 多产史

50. 适宜滴虫生长的阴道 pH 是
   A. 3.7～4.8
   B. 4.4～5.0
   C. 5.2～6.6
   D. 6.6～7.9
   E. 7.8～8.2

51. 外阴局部损伤易形成血肿的部位是
   A. 前庭大腺
   B. 小阴唇
   C. 大阴唇
   D. 尿道口
   E. 阴道前庭

52. 产后出血指阴道出血超过 500ml，出血时间为胎儿娩出后
   A. 36 小时内
   B. 8 小时内
   C. 24 小时内
   D. 12 小时内
   E. 48 小时内

53. 常以性激素分泌紊乱为首发症状，为低度恶性的卵巢肿瘤，多发于 45～55 岁妇女，可诊断为
   A. 成熟畸胎瘤
   B. 颗粒型细胞瘤
   C. 卵巢囊瘤
   D. 交界性浆液性囊腺瘤
   E. 黏液性囊腺癌

54. 由苍白螺旋体感染所致的疾病是
   A. 淋病
   B. 梅毒
   C. 萎缩性阴道炎
   D. 盆腔炎
   E. 艾滋病

55. 婴儿易发生溢乳的主要原因是
   A. 胃呈水平位
   B. 胃容量小
   C. 胃蠕动弱
   D. 幽门括约肌发育差
   E. 贲门括约肌松弛

56. 引起秋季小儿腹泻最常见的病原体是
   A. 金黄色葡萄球菌
   B. 大肠埃希菌

C. 埃可病毒

D. 轮状病毒

E. 单纯疱疹病毒

57. 小儿出生后有生理性体重下降，恢复至出生时体重的时间是

A. 1～2 天

B. 3～6 天

C. 7～10 天

D. 11～14 天

E. 15～21 天

58. 新生儿破伤风的主要感染途径是

A. 胎盘

B. 皮肤

C. 脐带

D. 血液

E. 消化道

59. 儿童生长发育的顺序性为

A. 由协调到不协调

B. 由远到近

C. 由细到粗

D. 由低级到高级

E. 由复杂到简单

60. 护士发现婴儿上腭中线和齿龈切缘上常有黄白色小斑点，应给予的护理措施是

A. 不必处理

B. 涂西瓜霜

C. 手术切除

D. 涂制霉菌素

E. 用针头挑破

61. 足月新生儿生理性黄疸出现的时间是

A. 12 小时内

B. 24～48 小时

C. 48～72 小时

D. 4～5 天

E. 5～6 天

62. 婴儿的头围与胸围大致相等的月龄是

A. 6 个月

B. 9 个月

C. 10 个月

D. 12 个月

E. 13 个月

63. 婴幼儿尿路感染最常见的感染途径是

A. 血源感染

B. 上行感染

C. 下行感染

D. 皮肤感染

E. 邻近器官蔓延

64. 小儿高热惊厥常见的病因是

A. 脑膜炎

B. 颅内占位性病变

C. 颅外感染

D. 癫痫

E. 中毒

65. 6 个月至 6 岁小儿血红蛋白正常值的低限是

A. 70g/L

B. 80g/L

C. 90g/L

D. 100g/L

E. 110g/L

66. 关于麻疹流行病学特点的描述，不正确的是

A. 患儿是唯一的传染源

B. 主要通过呼吸道传播

C. 发病高峰在 7～9 月份

D. 病后获得持久免疫

E. 合并肺炎时出疹前 5 天至出疹后 10 天均有传染性

67. 患者，女性，20 岁。因与家人争执后服敌敌畏 100ml，出现恶心，多汗，流涎，瞳孔缩小，肌肉颤动等表现。其发病机制是

A. 促使乙酰胆碱失活
B. 谷丙转氨酶不足
C. 促使胆碱酯酶失活
D. 去甲肾上腺素过多
E. 血清淀粉酶过多

68. 患者，男性，62岁。风心病伴二尖瓣狭窄病史6年，伴心房颤动5年。1小时前无明显原因突然出现意识障碍来诊。最可能的原因是
A. 心肌梗死
B. 预激综合征
C. 心排出量减少，脑供血不足
D. 心房血栓脱落，脑栓塞
E. 脑血栓形成

69. 患者，女性，40岁。诱发慢性肾小球肾炎的因素不包括
A. 妊娠
B. 劳累
C. 呼吸道感染
D. 肾毒药物
E. 心脏早搏

70. 患者，男性，69岁。以慢性支气管炎并发慢性阻塞性肺气肿入院。于一阵干咳后突感左上胸剧烈尖锐性刺痛，出现明显呼吸困难，听诊左肺呼吸音明显减弱。应考虑为
A. 自发性气胸
B. 急性心肌梗死
C. 呼吸衰竭
D. 肺脓肿
E. 肺栓塞

71. 患者，男性，50岁。乙肝病史20年。今进食后突然呕血700ml。查体：右上腹部压痛，腹水征（＋），肝质硬，体积变小，边缘不规则，表面有小结节。病人呕血最可能的原因是
A. 胆道出血

B. 消化性溃疡
C. 肝癌结节破裂出血
D. 急性糜烂性胃炎
E. 胃底－食管静脉曲张破裂

72. 患者，男性，29岁。火灾事故大面积烧伤后立即入院。查体：全身约35%的面积为大小水疱，血压偏低。病人的主要病理生理改变是
A. 休克
B. 高热
C. 抽搐
D. 肝功能衰竭
E. 感染

73. 患儿，女，7岁。主诉3天前右中指被竹签刺伤疼痛就诊。查体：右中指红肿明显，原刺伤部位中间发白，手指无法弯曲，体温38℃。最可能的诊断是
A. 气性坏疽
B. 破伤风
C. 腱鞘炎
D. 甲沟炎
E. 指头炎

74. 患者，女性，30岁。车祸急诊入院，诊断胸部损伤，多根多处肋骨骨折，出现反常呼吸，原因是
A. 疼痛
B. 胸壁软化
C. 开放性气胸
D. 闭合性气胸
E. 张力性气胸

75. 患儿，女，7岁。背部脓肿切开后为脓稠、黄色、无臭味的脓液。最有可能感染的细菌是
A. 大肠埃希菌
B. 金黄色葡萄球菌
C. 肺炎克雷伯菌

D. 铜绿假单胞菌

E. 肺炎链球菌

76. 患者，女性，25 岁。颅脑外伤手术后转入 ICU。心电监护仪器突现心电机械分离心电图，应立即进行

A. 应用大剂量抗生素

B. 静脉输液

C. 人工呼吸

D. 胸外按压

E. 气管切开

77. 患者，女性，30 岁。患有不孕症，夫妇双方检查：男方精液检查结果无异常，女方连续测定基础体温呈单相型。该病人不孕的原因是

A. 自身免疫

B. 阴道炎症

C. 卵巢无排卵

D. 子宫内膜内分泌不良

E. 慢性输卵管炎

78. 患者，女性，23 岁。初孕妇，妊娠 28 周。近日自感头晕头痛，产检时发现血压 158/110mmHg，尿蛋白（＋＋），水肿（＋＋）。诊断为重度子痫前期。其基本的病理变化是

A. 水肿

B. 蛋白尿

C. 高血压

D. 全身小动脉痉挛

E. 宫腔内张力过高

79. 患者，女性，33 岁。体检时发现可疑子宫肌瘤，到医院就诊。妇科检查：子宫处可扪及有蒂与子宫相连球状物，质地较硬。此病人的子宫肌瘤最可能是

A. 肌壁间肌瘤

B. 黏膜下肌瘤

C. 浆膜下肌瘤

D. 子宫颈肌瘤

E. 腹膜腔肌瘤

80. 患者，女性，35 岁。孕 30 周，因胎动感觉不清 5 天入院，经人工破膜及催产素点滴娩出一死婴，随即开始出现大量阴道出血，经人工剥离胎盘及使用宫缩剂后仍无法止血，无凝血块。其出血原因可能是

A. 软产道损伤

B. 胎盘残留

C. 产妇精神过度紧张

D. 子宫肌壁损伤

E. 凝血功能障碍

81. 患者，女性，26 岁。初产妇，既往月经正常，末次月经为 2009 年 5 月 24 日，预产期是

A. 2010 年 2 月 1 日

B. 2010 年 2 月 18 日

C. 2010 年 2 月 28 日

D. 2010 年 3 月 3 日

E. 2010 年 3 月 18 日

82. 患儿，女，出生后 5 天，母亲在为换尿片时发现其阴道流出少量血性分泌物。作为护士应给予的正确解释为

A. 阴道损伤所致

B. 阴道炎所致

C. 阴道结膜肿胀所致

D. 阴道腺未成熟所致

E. 出生后母体雌激素影响中断所致

83. 小儿的乳牙已萌出 18 颗，测量头围 48cm，可估计其年龄为

A. 3 岁

B. 2 岁

C. 16 个月

D. 13 个月

E. 10 个月

二、以下提供若干组考题，每组考题共同使用在考题前列出的 **A、B、C、D、E** 五个备选答案。请从中选择一个与考题关系密切的答案，并在答题卡上将相应题号的相应字母所属的方框涂黑。每个备选答案可能被选择一次、多次或不被选择。

（84—85题共用备选答案）
 A. 雄激素
 B. 雌激素
 C. 生长激素
 D. 胰岛素
 E. 肾素

84. 特发性血小板减少性紫癜发病的相关因素是
85. 系统性红斑狼疮发病的相关因素是

（86—87题共用备选答案）
 A. 急性糜烂出血性胃炎
 B. 食管 - 胃底静脉曲张
 C. 胆道出血
 D. 消化性溃疡
 E. 卓 - 艾综合征

86. 上消化道出血最常见的原因是
87. 上消化道大量出血最常见的原因是

（88—89题共用备选答案）
 A. 硫糖铝
 B. 克拉霉素
 C. 阿莫西林
 D. 法莫替丁
 E. 奥美拉唑

88. 属于最强的胃酸分泌抑制剂是
89. 属于保护胃黏膜的药物是

（90—92题共用备选答案）
 A. 压头试验阳性
 B. 随病情加重可发生自上而下的神经元

性瘫痪
 C. 一过性脑缺血
 D. 无明显症状
 E. 进行性加重可出现休克症状

90. 属于椎动脉型颈椎病临床表现的是
91. 属于神经根型颈椎病临床表现的是
92. 属于脊髓型颈椎病临床表现的是

（93—95题共用备选答案）
 A. 呕吐频繁
 B. 呕吐物无色透明
 C. 血性呕吐物
 D. 腹泻
 E. 有少量排便排气

93. 不完全性肠梗阻的临床表现是
94. 高位肠梗阻的临床表现是
95. 绞窄性肠梗阻的临床表现是

（96—98题共用备选答案）
 A. 妊娠 24 周以前分娩
 B. 妊娠满 28 周不满 37 周分娩
 C. 妊娠满 34 周不满 40 周分娩
 D. 妊娠满 37 周不满 42 周分娩
 E. 妊娠 42 周以后分娩

96. 早产
97. 过期产
98. 足月产

（99—100题共用备选答案）
 A. 金黄色葡萄球菌
 B. 单纯疱疹病毒
 C. 白色念珠菌
 D. 衣原体
 E. 支原体

99. 单纯疱疹性口腔炎的病原体是
100. 鹅口疮的病原体是

模拟试卷三

一、以下每一道考题下面有 A、B、C、D、E 五个备选答案。请从中选择一个最佳答案，并在答题卡上将相应题号的相应字母所属的方框涂黑。

1. 系统性红斑狼疮的诱发因素是
   A. 寒冷
   B. 吸烟
   C. 过度疲劳
   D. 阳光照射
   E. 饮酒

2. 风湿性心瓣膜病并发心律失常，最常见的是
   A. 一度房室传导阻滞
   B. 室性期前收缩
   C. 心室颤动
   D. 心房颤动
   E. 房性心动过速

3. 引起慢性呼吸衰竭最常见的病因是
   A. 肺血管病变
   B. 支气管 - 肺疾病
   C. 神经肌肉疾病
   D. 肺组织病变
   E. 胸廓与胸膜病变

4. 原发性肾病综合征的主要病因是
   A. 遗传因素
   B. 细菌感染
   C. 免疫因素
   D. 环境因素
   E. 病毒感染

5. 最常见的无高危因素的医院获得性肺炎的病原体是
   A. 支原体
   B. 肺炎链球菌
   C. 铜绿假单胞菌
   D. 大肠埃希菌
   E. 衣原体

6. 与原发性癫痫的发生有关的因素是
   A. 脑寄生虫病
   B. CO 中毒
   C. 脑血管病
   D. 肝性脑病
   E. 遗传因素

7. 与消化性溃疡发病相关的损害性因素中，占主导地位的是
   A. 幽门螺杆菌感染
   B. 胃十二指肠运动异常
   C. 非甾体类抗炎药
   D. 遗传
   E. 胃酸、胃蛋白酶

8. 慢性肾衰竭伴发心力衰竭的原因，一般不包括
   A. 水钠潴留
   B. 高血压
   C. 尿毒症性心肌病
   D. 消化道出血
   E. 严重贫血

9. 动脉粥样硬化的老年病人，无须限制的饮食是
   A. 高蛋白质食物
   B. 高动物脂肪食物
   C. 高糖食物
   D. 高钠食物
   E. 高钙食物

10. 肾盂肾炎最常见的致病菌是
    A. 金黄色葡萄球菌
    B. 大肠埃希菌
    C. 副大肠埃希菌
    D. 铜绿假单胞菌

E. 粪链球菌

11. 支气管哮喘反复发作的因素是
    A. 遗传因素
    B. 感染
    C. 吸入过敏原
    D. 气候变化
    E. 气道变应性炎症

12. 与 1 型糖尿病发病无关的病毒是
    A. 流感病毒
    B. 柯萨奇病毒
    C. 巨细胞病毒
    D. 腮腺炎病毒
    E. 脑炎心肌炎病毒

13. 与肝硬化病人出现持续性白细胞减少关系最大的是
    A. 脾功能亢进
    B. 营养吸收障碍
    C. 肝肺综合征
    D. 感染
    E. 腹水

14. 脑出血最常见的病因是
    A. 肺心病
    B. 高血压
    C. 脑动脉炎
    D. 颅内动脉瘤
    E. 血液病

15. 呼吸系统疾病最常见的症状是
    A. 咳嗽、咳痰
    B. 流涕
    C. 咯血
    D. 鼻塞
    E. 咽痛

16. 不符合心绞痛特点的是
    A. 发作性胸骨后压榨性疼痛
    B. 疼痛可伴有濒死感

C. 疼痛多数持续在 15 分钟以上
D. 放射至左上肢尺侧
E. 常于劳力负荷增加时发作

17. 以下哪类病毒性肝炎不会引起肝硬化
    A. 戊型肝炎
    B. 乙型肝炎
    C. 丙型肝炎
    D. 丁型肝炎
    E. 庚型肝炎

18. 痰呈黄色提示肺部感染的病原菌是
    A. 肺炎杆菌
    B. 副流感病毒
    C. 腺病毒
    D. 金黄色葡萄球菌
    E. 真菌

19. 冠状动脉粥样硬化性心脏病发生心绞痛的原因是
    A. 主动脉瓣狭窄
    B. 主动脉痉挛
    C. 冠状动脉狭窄
    D. 全身小动脉痉挛
    E. 肺动脉痉挛

20. 再生障碍性贫血属于
    A. 浆细胞疾病
    B. 粒细胞疾病
    C. 淋巴细胞疾病
    D. 造血干细胞疾病
    E. 出血性疾病

21. 长期无保护地接触 X 线可引起
    A. 血友病
    B. 骨脱钙
    C. 骨髓受抑制
    D. 巨幼红细胞性贫血
    E. 缺铁性贫血

22. 下列有机磷农药在碱性溶液中毒性增

强的是
- A. 敌百虫
- B. 乐果
- C. 对硫磷
- D. 甲拌磷
- E. 敌敌畏

23. 多器官功能障碍中，最常见的首发器官是
- A. 脑
- B. 心
- C. 肺
- D. 肾
- E. 脾

24. 破伤风病人在应用镇静药后集中采取护理措施的目的是
- A. 减少护士工作量
- B. 保证病人充足休息
- C. 利于病情恢复
- D. 减少刺激引起的抽搐
- E. 防止交叉感染

25. 关于休克造成的肺损伤描述，错误的是
- A. 毛细血管内皮损伤
- B. 损伤肺泡上皮细胞
- C. 肺泡过度膨胀
- D. 氧弥散障碍
- E. 肺不张

26. 人体在术后早期应激状态下出现的代谢改变是
- A. 高血钾
- B. 高血糖
- C. 低血糖
- D. 低血钾
- E. 胰岛素水平升高

27. 无形失水是指
- A. 肺排出的水
- B. 皮肤排出的水
- C. 在常态下呼吸与皮肤排水之和

- D. 肾排出的水
- E. 大肠排出的水

28. 人体细胞外液中主要的阳离子是
- A. 钠离子
- B. 钾离子
- C. 镁离子
- D. 氯离子
- E. 钙离子

29. 颅内压增高的客观征象是
- A. 头痛
- B. 呕吐
- C. 视盘水肿
- D. 神情淡漠
- E. 昏迷

30. 肺癌综合治疗中，主要的治疗方法是
- A. 化学治疗
- B. 放射治疗
- C. 手术治疗
- D. 中医中药
- E. 免疫治疗

31. 不属于腹外疝发生的常见原因是
- A. 便秘
- B. 妊娠
- C. 腹壁神经损伤
- D. 搬运重物
- E. 剧烈运动

32. 良性肿瘤与恶性肿瘤的根本区别是
- A. 肿瘤大小
- B. 细胞分化程度
- C. 生长速度
- D. 固定程度
- E. 病程长短

33. 急性腹膜炎后最常见的脓肿为
- A. 盆腔脓肿
- B. 纵隔脓肿

C. 肺脓肿

D. 膀胱脓肿

E. 脾周围脓肿

34. 与乳腺癌发生有直接关系的激素是

A. 甲状腺素

B. 孕激素

C. 雄激素

D. 雌酮

E. 泌乳素

35. 急性胰腺炎常见病因不包括

A. 经内镜逆行胰管造影检查

B. 代谢异常

C. 急性脂肪肝

D. 暴饮暴食

E. 药物或毒物作用

36. 闭合性损伤造成腹腔内出血的常见原因是

A. 肠管破裂

B. 胃出血

C. 大血管破裂

D. 实质性脏器破裂

E. 胰腺损伤

37. 尿道球部损伤的常见原因是

A. 骨盆骨折

B. 会阴部骑跨伤

C. 尿道器械检查

D. 锐器伤

E. 撞击或挤压伤

38. 胃癌最好发的部位是

A. 幽门区

B. 贲门小弯侧

C. 胃窦部

D. 胃底部

E. 胃体大弯侧

39. 血栓闭塞性脉管炎的病变部位是

A. 下肢中、小动静脉

B. 四肢浅静脉

C. 股动静脉

D. 肱动脉

E. 下腔静脉

40. 直肠肛管周围脓肿是指

A. 内痔合并感染所形成的脓肿

B. 外痔感染累及肛门所形成的脓肿

C. 直肠周围细菌感染形成的化脓感染性疾病

D. 肛门周围细菌感染所形成的化脓感染性疾病

E. 直肠肛管周围软组织内或其周围间隙感染所形成的脓肿

41. 临床多由于饱食后剧烈运动导致的肠道疾病是

A. 绞窄性肠梗阻

B. 肠扭转

C. 肠套叠

D. 粘连性肠梗阻

E. 痉挛性肠梗阻

42. 肛裂的好发部位是

A. 前正中线

B. 后正中线

C. 截石位3点

D. 截石位7点

E. 截石位11点

43. 空肠回肠的静脉血最终汇入

A. 下腔静脉

B. 上腔静脉

C. 门静脉

D. 髂内静脉

E. 髂外静脉

44. 以眩晕为主要症状的颈椎病属于

A. 脊髓型

B. 复合型

C. 神经根型

D. 交感神经型

E. 椎动脉型

45. 女性受孕的最佳时间是排卵后

    A. 12 小时内

    B. 72 小时内

    C. 6 小时内

    D. 18 小时内

    E. 60 小时内

46. 早期流产最主要的原因是

    A. 染色体异常

    B. 血型因素

    C. 生殖器异常

    D. 胎盘因素

    E. 免疫因素

47. 妊娠高血压综合征最基本的病理变化是

    A. 水肿

    B. 蛋白尿

    C. 全身小动脉痉挛

    D. 弥散性血管内凝血

    E. 肾小球滤过率下降

48. 妊娠期孕妇循环血量于孕 32 ～ 34 周显著增加，其恢复至正常水平的时间是

    A. 孕 34 ～ 40 周

    B. 产后 1 周内

    C. 产后 2 ～ 3 周

    D. 产后 3 ～ 4 周

    E. 产后 3 ～ 4 天

49. 胎儿窘迫的基本病理生理变化是

    A. 缺血缺氧引起的一系列变化

    B. 全身小动脉痉挛

    C. 底蜕膜出血

    D. 胎儿心血管系统功能障碍

    E. 脐带和胎盘异常

50. 妇科恶性肿瘤中死亡率最高的是

A. 卵巢癌

B. 子宫颈癌

C. 子宫内膜癌

D. 绒毛膜癌

E. 侵蚀性葡萄胎

51. 羊水栓塞多发生在

    A. 引产术中

    B. 钳刮术中

    C. 妊娠晚期流产

    D. 分娩期破膜后

    E. 产后 24 小时内

52. 子宫内膜不规则脱落的直接发病机制是

    A. 雌激素水平降低

    B. 黄体萎缩不全

    C. 黄体发育不良

    D. 促黄体生成素水平降低

    E. 孕激素水平降低

53. 正常骨盆入口平面前后径平均值是

    A. 9cm

    B. 11cm

    C. 12.75cm

    D. 13cm

    E. 13.5cm

54. 下列属于继发性闭经除外

    A. 运动性闭经

    B. 垂体性闭经

    C. 药物性闭经

    D. 输卵管性闭经

    E. 应激性闭经

55. 胎儿身体纵轴与母体身体纵轴平行者，占妊娠足月分娩总数

    A. 0.25%

    B. 2%

    C. 98%

    D. 97.75%

    E. 99.75%

56. 婴儿的呼吸类型是
    A. 腹膈式呼吸
    B. 腹式呼吸
    C. 胸式呼吸
    D. 潮式呼吸
    E. 蝉鸣样呼吸

57. 小儿出现生理性流涎常发生在
    A. 1～2 月龄
    B. 2～3 月龄
    C. 4～6 月龄
    D. 7～9 月龄
    E. 9～10 月龄

58. 咽 - 结合膜热的病原体是
    A. 腺病毒
    B. 柯萨奇病毒
    C. 虫媒病毒
    D. 单纯疱疹病毒
    E. 副流感病毒

59. 小儿急性上呼吸道感染最常见的病原体是
    A. 军团菌
    B. 寄生虫
    C. 病毒
    D. 支原体
    E. 立克次体

60. 新生儿保健重点应放在出生后
    A. 1 周
    B. 3 周
    C. 5 周
    D. 7 周
    E. 9 周

61. 小儿运动功能的发育中, 摇头出现的时间为
    A. 3 月龄
    B. 5 月龄
    C. 7 月龄
    D. 9 月龄
    E. 11 月龄

62. 出生后数月消失的神经反射是
    A. 提睾反射
    B. 腹壁反射
    C. 拥抱反射
    D. 吞咽反射
    E. 腱反射

63. 下列不属于新生儿寒冷损伤综合征的病因是
    A. 早产低体重
    B. 重症肺炎
    C. 母乳性黄疸
    D. 寒冷损伤
    E. 感染窒息

64. 小儿能发出两个单音, 如叫 "爸爸" 或 "妈妈" 的年龄是
    A. 3～5 月龄
    B. 6～7 月龄
    C. 7～8 月龄
    D. 10～12 月龄
    E. 1.5 岁

65. 婴儿化脓性脑膜炎脑膜刺激征出现较晚的原因是
    A. 脑膜炎症反应轻
    B. 神经系统发育不完善
    C. 血脑屏障功能差
    D. 囟门未闭所起的缓冲作用
    E. 颅内压增高不明显

66. 营养性缺铁性贫血患儿出现非造血系统表现的主要原因是
    A. 血红蛋白合成减少
    B. 血红素生成减少
    C. 红细胞合成减少
    D. DNA 合成障碍
    E. 含铁酶活性降低

67. 患者, 男性, 67 岁。身高 170cm, 体重 90kg。近 3 月来头痛、头晕、心悸、眼花、失眠, 查血压 160/110mmHg, 血脂增高, 葡萄

糖耐量异常。病人血压升高的机制最可能为

A. 肾素－血管紧张素－醛固酮系统失调

B. 舒张血管的物质生成减少

C. 交感神经系统活动亢进

D. 肾性水钠潴留

E. 胰岛素抵抗

68. 患者，女性，30岁。风湿性心脏病病史6年。护理检查：双颧及口唇发绀，心尖部可闻及局限性、低调、隆隆样的舒张期杂音。考虑该病人为

A. 二尖瓣狭窄

B. 三尖瓣关闭不全

C. 肺动脉瓣狭窄

D. 主动脉瓣关闭不全

E. 联合瓣膜病变

69. 患者，男性，57岁。急性肾衰竭无尿期，出现呼吸困难、头痛、恶心呕吐，心电图示T波高尖、Q-T间期延长。出现此状况的原因是

A. 低钾血症

B. 高钾血症

C. 高钠血症

D. 高钙血症

E. 酸中毒

70. 患者，女性，45岁。膝关节肿痛伴僵硬多年，诊断为类风湿关节炎。其发病机制是

A. 遗传因素

B. 感染因素

C. 吸烟

D. 寒冷

E. 自身免疫因素

71. 患者，男性，50岁。吸烟史30年。因为"胸痛、痰中带血1个月"入院。X线检查显示右肺上叶有一个不规则肿块。为明确诊断最可能的检查是

A. CT检查

B. 胸腔镜检查

C. 痰细胞学检查

D. 经胸壁穿刺活组织检查

E. 纤维支气管镜检查

72. 患者，女性，55岁。车祸入院，怀疑骨盆骨折。查体：面色苍白、腹痛，P124次/分、BP65/30mmHg，腹肌紧张、腹腔穿刺抽出不凝血，无小便。此时不恰当的处理是

A. 建立静脉通道

B. 立即手术治疗

C. 抽取血标本备血

D. 搬动病人拍X线片检查

E. 密切观察各项生命体征

73. 患者，女性，31岁。尿频3个月余，近日出现尿频加重伴尿急、尿痛和血尿。查体：尿酸，三次晨尿结核菌均为阳性，X线示左肾钙化，逆行肾盂造影示左肾肾盏变形，有空洞形成。右肾脏无异常。口服抗结核药3周后，经充分术前准备行左肾切除术。术后护理措施错误的是

A. 继续口服抗结核药物1个月

B. 给予病人高热量、高蛋白、易消化的饮食

C. 连续3天准确记录24小时尿量

D. 观察第一次排尿的时间、尿量及颜色

E. 避免过早下床

74. 患者，女性，35岁。工厂流水工人，今晨工作疏忽造成左手腕离断性损伤。对断肢的保存方法正确的是

A. 无须特殊处理

B. 无菌纱布包裹

C. 抗生素溶液冲洗断面

D. 干燥，包裹，4℃左右冷藏

E. 0℃以下低温冷冻保存

75. 患者，女性，50岁。近年出现左小腿发凉，间歇性跛行。应考虑为

A.腰椎间盘突出症

B.下肢深静脉曲张

C.下肢肌肉组织坏死

D.脉管炎局部缺血期

E.脉管炎营养障碍期

76. 患者，女性，34岁。胆石症病人，午餐后突发恶心、呕吐，上腹正中持续性刀割样痛，抽搐入院。查体：血淀粉酶680U/L，病人抽搐最可能的原因是

A.高血钙

B.低血钙

C.低血钾

D.高血钾

E.低血钠

77. 患者，女性，26岁。初产妇，孕32周。近日自感头晕、头痛，产检时发现血压162/112mmHg，尿蛋白（＋＋＋），水肿（＋＋），诊断为重度子痫前期。该病基本的病理变化是

A.肾小球通透性增加

B.毛细血管缺氧

C.胎盘绒毛退行性变

D.全身小动脉痉挛

E.宫腔内张力过高

78. 患者，女性，46岁。月经周期不规则1年余，持续时间长，经量增多。咨询避孕措施，应指导其选用

A.速效避孕药

B.长效避孕针

C.宫内节育器

D.安全期避孕

E.长效口服避孕药

79. 患者，女性，24岁。足月妊娠，孕1产1，因滞产行会阴侧切＋产钳术，产后10小时宫底上升达脐上，在宫底下方触及一囊性物，首先考虑的是

A.宫腔内积血

B.软产道裂伤缝合不彻底

C.胎盘残留

D.子宫肌壁损伤

E.卵巢囊肿

80. 患者，女性，29岁。妊娠20周，触诊胎头在腹部右侧，胎臀在腹部左侧，胎心在脐周听到。则其胎先露为

A.枕先露

B.肩先露

C.额先露

D.后囟先露

E.臀先露

81. 患儿，女，1个月。生后9天发现口腔黏膜出现小片状白色乳凝块样物，不痛，不易拭去。进食、精神尚可。引起该病常见的病原体是

A.埃可病毒

B.链球菌

C.金黄色葡萄球菌

D.柯萨奇病毒

E.白色念珠菌

82. 患儿，男，3岁。体重实测20kg，每日所需能量应较理想体重至少减少为

A.15%

B.25%

C.30%

D.40%

E.50%

83. 患儿，女，6岁。体重为23kg，较正常体重值

A.偏少1kg

B.增多1kg

C.偏少2kg

D.增多3kg

E.偏少3kg

二、以下提供若干组考题，每组考题共同使用在考题前列出的 A、B、C、D、E 五个备选答案。请从中选择一个与考题关系密切的答案，并在答题卡上将相应题号的相应字母所属的方框涂黑。每个备选答案可能被选择一次、多次或不被选择。

（84—85 题共用备选答案）

A. 胆碱酯酶活性受抑制

B. 碳氧血红蛋白在体内蓄积

C. 血清淀粉酶蓄积

D. 氧化还原过程加强

E. 副交感神经过度抑制

84. CO 中毒的机制是

85. 有机磷农药中毒的机制是

（86—87 题共用备选答案）

A. 原位移植

B. 异种移植

C. 同种异体移植

D. 同质移植

E. 异体异种移植

86. 同卵双胞胎姐妹间的器官移植属于

87. 两个陌生白种人间的器官移植属于

（88—90 题共用备选答案）

A. 伤侧胸部叩诊呈鼓音

B. 皮下气肿

C. 反常呼吸

D. 呼吸时可闻及吸吮样音

E. 连枷胸

88. 损伤性气胸病人共同的体征是

89. 高压性气胸病人独有的体征是

90. 开放性气胸病人特有的体征是

（91—92 题共用备选答案）

A. 骑跨伤

B. 挤压伤

C. 长期卧床

D. 骨盆骨折

E. 锐器伤

91. 尿道球部受伤的常见原因是

92. 尿道前列腺部受伤的常见原因是

（93—95 题共用备选答案）

A. 产后 10 天

B. 产后 3 周

C. 产后 2 周

D. 产后 6～8 周

E. 产后 6 周

93. 除胎盘附着处外，子宫腔表面内膜修复所需时间为

94. 正常产褥期的时间为

95. 产后子宫进入盆腔，在腹部摸不到宫底的时间为

（96—97 题共用备选答案）

A. 子宫肌瘤

B. 子宫颈癌

C. 子宫颈炎症

D. 卵巢恶性肿瘤

E. 妊娠滋养细胞肿瘤

96. 患病年龄呈现双峰状分布的肿瘤是

97. 可发生于任何年龄，死亡率为妇科恶性肿瘤之首的是

（98—100 题共用备选答案）

A. 会翻身

B. 会独坐

C. 会抬头

D. 会爬

E. 会独走

98. 正常 6 月龄小儿运动发育应达到的标准是

99. 正常 8 月龄小儿运动发育应达到的标准是

100. 正常 4 月龄小儿运动发育应达到的标准是

模拟试卷答案

模拟试卷一

1. A	2. E	3. C	4. E	5. B	6. E	7. C	8. D	9. A	10. B
11. A	12. D	13. B	14. E	15. B	16. C	17. B	18. C	19. E	20. E
21. E	22. C	23. A	24. B	25. D	26. D	27. D	28. B	29. C	30. A
31. E	32. B	33. B	34. D	35. C	36. C	37. E	38. A	39. D	40. E
41. B	42. C	43. D	44. C	45. B	46. B	47. D	48. C	49. D	50. D
51. C	52. D	53. A	54. E	55. A	56. E	57. E	58. D	59. A	60. D
61. C	62. C	63. B	64. C	65. A	66. E	67. D	68. E	69. C	70. C
71. E	72. D	73. D	74. E	75. B	76. A	77. D	78. D	79. A	80. D
81. D	82. D	83. E	84. A	85. C	86. B	87. A	88. B	89. C	90. A
91. D	92. C	93. B	94. A	95. C	96. D	97. A	98. B	99. D	100. C

模拟试卷二

1. B	2. D	3. B	4. C	5. E	6. A	7. B	8. D	9. A	10. C
11. A	12. C	13. D	14. D	15. A	16. B	17. E	18. C	19. A	20. A
21. E	22. C	23. B	24. B	25. C	26. C	27. C	28. B	29. E	30. E
31. A	32. A	33. A	34. D	35. D	36. A	37. B	38. C	39. E	40. E
41. D	42. A	43. B	44. D	45. B	46. B	47. D	48. C	49. C	50. C
51. C	52. C	53. B	54. B	55. E	56. D	57. C	58. C	59. D	60. A
61. C	62. D	63. B	64. C	65. E	66. C	67. C	68. D	69. E	70. A
71. C	72. A	73. E	74. B	75. D	76. D	77. C	78. D	79. C	80. E
81. D	82. E	83. B	84. B	85. B	86. D	87. B	88. E	89. A	90. C
91. A	92. B	93. E	94. A	95. C	96. B	97. E	98. D	99. B	100. C

模拟试卷三

1. D	2. D	3. B	4. C	5. B	6. E	7. A	8. D	9. E	10. B
11. E	12. A	13. A	14. B	15. A	16. C	17. A	18. D	19. C	20. D
21. C	22. A	23. C	24. D	25. C	26. B	27. C	28. A	29. C	30. C
31. C	32. B	33. A	34. D	35. C	36. D	37. B	38. C	39. A	40. E
41. B	42. B	43. C	44. E	45. A	46. A	47. C	48. C	49. A	50. A
51. D	52. B	53. B	54. D	55. E	56. A	57. C	58. A	59. C	60. A
61. A	62. C	63. C	64. C	65. D	66. E	67. E	68. A	69. B	70. E
71. E	72. D	73. A	74. D	75. D	76. B	77. D	78. C	79. C	80. B
81. E	82. C	83. D	84. B	85. A	86. D	87. C	88. A	89. B	90. D
91. A	92. D	93. B	94. E	95. A	96. B	97. D	98. B	99. D	100. A